肿瘤患者症状管理

主编 张 曦 牛 萌

科学出版社

北京

内 容 简 介

本书以症状管理理论为基石、以肿瘤患者常见症状管理为主线、以症状质量管理为保障，系统阐述了肿瘤患者症状管理理论及管理策略，丰富和拓展了肿瘤护理的内涵与外延。本书分上、中、下3篇，上篇对症状管理相关概念、发展与演变及研究现状进行了介绍，同时详细介绍了五大常见症状管理理论；中篇介绍了肿瘤患者常见的18种症状的护理管理，包括疼痛、癌因性疲乏、恶心呕吐、便秘、腹泻等；下篇以癌痛、恶心呕吐、中性粒细胞减少3种肿瘤患者的常见症状为例，介绍了如何从工作制度、管理流程、护士职责及护理质量评价等方面开展临床护理实践。

本书不仅可以作为肿瘤科护士的日常参考书，还可以用于肿瘤科护士的培训。

图书在版编目（CIP）数据

肿瘤患者症状管理 / 张曦，牛萌主编. -- 北京：科学出版社，2024. 12.
ISBN 978-7-03-079952-4

Ⅰ. R473.73

中国国家版本馆 CIP 数据核字第 2024P8F398 号

责任编辑：康丽涛 / 责任校对：张小霞
责任印制：肖　兴 / 封面设计：龙　岩

科 学 出 版 社 出版
北京东黄城根北街 16 号
邮政编码：100717
http://www.sciencep.com
三河市春园印刷有限公司印刷
科学出版社发行　各地新华书店经销
*
2024 年 12 月第 一 版　开本：787×1092　1/16
2024 年 12 月第一次印刷　印张：15 1/4
字数：344 000
定价：98.00 元
（如有印装质量问题，我社负责调换）

《肿瘤患者症状管理》编写人员

主　编　张　曦　牛　萌

副主编　李兆君　尚旭琴　梁立东　王学兰　张　红

编　者（按姓氏笔画排序）

马秀珍（宁夏医科大学总医院）

马嫒嫒（宁夏医科大学总医院）

王　荣（宁夏医科大学总医院）

王　莉（石嘴山市第一人民医院）

王永琦（郑州大学附属肿瘤医院）

王学兰（吴忠市人民医院）

王晓君（宁夏医科大学总医院）

牛　萌（宁夏医科大学总医院）

毛鸿琴（宁夏医科大学总医院）

刘爱娟（宁夏医科大学总医院）

江玥玥（宁夏回族自治区第五人民医院）

许　洋（复旦大学附属中山医院）

孙秋圆（宁夏医科大学）

杜　雪（宁夏医科大学总医院）

李兆君（宁夏医科大学）

杨　娜（宁夏医科大学总医院）

杨妹娜（宁夏医科大学）

杨玲玲（宁夏医科大学总医院）

张　红（固原市人民医院）

张　曦（宁夏医科大学总医院）

张月娟（宁夏医科大学总医院）

张凤萍（宁夏医科大学总医院）

张嘉怡（宁夏医科大学）

陈思羽（宁夏医科大学）

陈雪丰（巴彦淖尔市医院）

武雪婕（宁夏医科大学总医院）

尚旭琴（固原市原州区人民医院）

夏莉娟（宁夏医科大学总医院）

铁万琴（宁夏医科大学）

高慧玲（宁夏医科大学总医院）

郭　侠（宁夏医科大学总医院）

梁立东（银川市妇幼保健院）

梁晓艳（宁夏医科大学总医院）

鲍春燕（宁夏医科大学总医院）

潘　璐（宁夏医科大学）

前　　言

　　恶性肿瘤是严重威胁人类生存和社会发展的重大疾病，已经成为全球最严重的公共卫生问题之一。随着肿瘤诊断和治疗技术的不断创新与发展，患者的生存率逐年升高，但肿瘤患者从诊断、治疗到治疗结束后的康复阶段，均面临着疾病本身与疾病治疗引起的各种症状。这些症状具有个体差异性，会随着时间的推移动态变化，严重影响患者的预后和生活质量，加重患者的疾病负担。

　　国家卫生健康委员会等13个部门联合制定公布了《健康中国行动——癌症防治行动实施方案（2023—2030年）》，方案提出，到2030年，我国癌症防治体系进一步完善，危险因素综合防控、癌症筛查和早诊早治能力显著增强，规范诊疗水平稳步提升，癌症发病率、死亡率上升趋势得到遏制，总体癌症5年生存率达46.6%，患者疾病负担得到有效控制。因此，关注肿瘤患者的症状管理，给予其专业照护，预防或尽早解决其生理、心理和社会问题至关重要。

　　肿瘤科护士是促进肿瘤照护标准提升和改革的关键，是症状管理团队的重要成员，在症状管理中发挥着越来越重要的作用，承担着症状筛查与评估、干预措施落实、各方关系协调及对患者和家属的健康宣教和随访等职责。因此，提高肿瘤科护士症状管理能力，有助于提高肿瘤患者生存质量，进一步完善肿瘤专科整体护理及优质护理服务内涵，推动肿瘤科护理工作的开展。

　　本书以症状管理概念及理论为基础、以肿瘤患者常见症状的管理为主线、以症状质量管理为保障，对肿瘤患者的症状管理进行了全面介绍。通过介绍肿瘤患者症状管理相关内容，使肿瘤科护理人员了解症状管理相关概念、发展与演变，国内外研究现状；从不同视角对症状管理理论进行剖析；详细阐述肿瘤患者常见症状，以便于护理人员掌握肿瘤患者症状评估及护理管理；探讨肿瘤患者症状管理的质量控制，以便于护理人员明确开展症状管理应具备的能力，也可使护理管理者明确开展各类症状管理的工作制度、管理流程、护士职责及质量评价。

　　本书参编人员为医院护理管理者、临床护理专家、护理专业教师等，他们从事临床护理及护理管理工作多年，在护理管理研究领域具有丰富的经验，在繁忙的工作中抽出时间积极参与本书的编写，在此感谢各位编者的辛苦付出。

张　曦　牛　萌

2023年10月

目 录

上 篇

中 篇

下　　篇

上　篇

第一章　肿瘤患者症状管理概述

第一节　症状管理相关概念

一、症　　状

　　症状是指患病过程中机体内的一系列功能、代谢和形态结构异常变化所引起的患者主观异常感觉或某些客观病态改变。症状可以反映机体功能的改变，同时也是大多数患者最初就医的主要原因，医务人员可以通过症状判断患者的机体功能、治疗缺陷及后续治疗效果。症状具有 7 个特性，即位置、性质、时间、程度、环境因素、相关表现和影响因素等。

二、症　状　群

　　2001 年, Dodd 等首次提出恶性肿瘤患者症状群的概念并将其定义为 3 种或 3 种以上同时发生的症状，且症状之间彼此相关。2005 年，Kim 等指出症状群由 2 个或 2 个以上同时存在且相互关联的症状构成。2013 年，Aktas 认为症状群的定义应扩展至"相互关联且共同导致患者某种结局的症状对"。随着症状群定义的不断发展，目前对症状群的界定仍存在一定的争议，但已有研究者达成共识：症状群至少由 2 个症状组成，症状之间具有相关性，症状群之间相互独立。美国国立护理研究学会就症状群的研究方向达成共识，指出未来的研究可以从患者症状经历、症状群动态变化过程、病理生理学机制等角度定义症状群。

三、前　哨　症　状

　　Brown 等将前哨症状定义为：与症状群共同发生，是某症状群发生的指标或标志，可作用于对群内其他症状的评估。Brown 等通过对 196 例肺癌患者进行前瞻性的相关研究发现，疲乏、呼吸急促、咳嗽、疼痛和食欲缺乏是报道的患者最常见的症状，并且构成了一个症状群，而疼痛被认定为前哨症状。一项对 922 例晚期肿瘤患者进行的聚类分析研究，通过采用阳性预测值和阴性预测值来评估前哨症状，从而预测症状群内的其他症状，并将前哨症状定义为每个症状群内最普遍的症状。经过进一步研究表明，如果前哨症状出现，大于 50% 的可能出现其他的群内症状，但是前哨症状的缺失并不妨碍其他症状的出现。也就是说，症状群内的前哨症状不足以进行综合评估，当前哨症状消失时，非前哨症状也可能出现。这与 Kirkova 等一开始的预测不相符合。前哨症状可以被定义为一个症状群存在的标志，可以用来评价某一症状群内的其他症状。Kirkova 等研究发现，在女性肺癌患者手术后的一组症状群（厌食-咳嗽-呼吸困难-疲劳-疼痛），有 64% 的女性经历过上述全部症状，并且发现，其他 4 个症状的出现或缺失都与疼痛，即前哨症状的发生相关（$r=0.63$）。但是 Brown 等的研究只通过评估患病率来确定前哨症状和非前哨症状的相互关系是不够的，症状的严重程度和给患者带来的痛苦程度会影响症状群的构成，从而影响对症状的评估。同时，Brown 等还对此症状群与前哨症状进行了相关性分析，结果表明，疼痛的发生与症状群的发生存在最大的相关性，Brown 相信，前哨症状在临床实践中会是一个有用的评估指标。临床医护人员可以通过对前哨症状的评估为评估症状群中的其他症状提供线索。而 Kirkova 等则将前哨症状定义为一个症状群中最普遍的症状，他们通过分析症状的发生率得出前哨症状并得出难以用前哨症状来预测症状群中其他症状的存在，但他们在局限性中指出，仅用发生率来区别前哨和非前哨症状也许不是最好的方式，因为症状的严重程度和对患者的困扰程度会改变症状群的组成，从而影响评估结果。目前对前哨症状的研究并不多，故关于其定义各有说辞，尚未统一。如何去评估前哨症状及其是否能够对症状群内其他症状的预测产生作用尚需进一步研究。

四、症 状 管 理

症状管理是指为提高严重疾病或危及生命疾病患者的生活质量所提供的照护。由于疾病或治疗相关因素，肿瘤患者常会同时出现多种症状，有效的症状管理能够预防或尽早干预疾病与治疗带来的不良反应及心理、社会和精神问题，这与患者的生活质量、生存周期均密切相关。因此，规范、合理、有效地对症状进行管理势在必行。

五、肿瘤患者症状管理

肿瘤患者症状管理是指通过对肿瘤本身和肿瘤治疗所引起的各种不良症状进行干预和治疗，提高患者的生活质量和心理健康。肿瘤治疗通常会带来一系列的不良症状，如疼痛、恶心、呕吐、厌食、腹泻、便秘、疲劳、抑郁、焦虑等，这些症状会对患者的身体和心理健康产生负面影响，降低患者的生活质量。肿瘤患者症状管理的目标是缓解患者的不良症状，促进患者的身体和心理健康，提高患者的生活质量。症状管理可以通过非药物治疗和药物治疗来实现。非药物治疗包括心理治疗、物理治疗、按摩疗法、营养支持、放松疗法等，这些治疗可以缓解疼痛、恶心、疲劳等不良症状，同时也有助于促进患者的心理健康和提高其生活质量。治疗药物包括镇痛药、抗抑郁药、镇静剂等，这些药物可以帮助患者减轻不良症状，提高其生活质量。症状管理是多学科协作的过程，需要医生、药剂师、护士、营养师、物理治疗师、心理医生等多学科专业人员的共同努力，以便给予患者最佳的症状缓解和治疗支持。症状管理需要根据患者的症状和身体情况制订个体化的治疗方案，因此需要对患者进行全面的评估和管理。

第二节　肿瘤患者症状和症状群的发展与演变

一、症状与症状群的提出

（一）症状概念的提出

症状的发展史可以追溯到人类医学的起源。在古代，症状被视为神秘的现象，通常被归结为某种神灵或鬼魂的行为。随着时间的推移，人们开始尝试对症状进行更加理性和科学的解释和分析。在古希腊，医生开始对症状进行系统的分类和描述，并认为疾病的症状应该根据它们的表现和演化过程进行分类，从而更好地诊断和治疗疾病。在中世纪欧洲，对症状的解释逐渐变得更加精细。医学家开始使用观察、实验和解剖等方法来研究症状的起源和影响。他们将症状分为不同的类别，如精神障碍、神经疾病、肺部疾病等并对每一类症状进行了详细的描述和分析。到了近代，随着医学科学的迅猛发展，医学家们对症状的理解和治疗也有了重大的进展。现代医学学派开始将症状作为诊断和治疗疾病的关键指标之一。医学家们发明了各种各样的检查和诊断工具，如 X 线、MRI 等，以便更好地检测和分析症状的发展过程。同时，各种药物和治疗方法的出现，也为症状的缓解和治疗提供了更多的选择。

症状"symptom"在《韦氏词典》（Merriam-Webster Dictionary）中被定义为患者察觉到的疾病或身体功能失调的主观证据，《现代汉语词典》将症状解释为有机体因发生疾病而表现出来的异常状态，这一描述具有一定的消极性和主观性。症状一词在护理文献和护理记录中就被频繁提及，是一个多维的、复杂的主观现象，反映了个体生物、心理、社会的功能和感知的变化。患者的症状经历（或称症状体验）包括症状发生和症状困扰，前者指症状发生的基本情况，如症状的频率、持续的时间、严重程度等，后者指症状对患者身心造成的困扰、苦恼或痛苦等。患者经历的症状可以单独发生，也可以多个并存，严重影响患者的日常活动和生活乐趣。

（二）症状群概念的提出

症状群的概念最早是在心理学、精神学中提出的，后被引入医学，在医疗保健的多个领域里得以广泛使用，用于指导疾病的诊断和治疗，尤其是在疾病的病理生理机制尚不明确时。护理领域的症状群研究起始并集中于肿瘤患者的症状管理。Sarna 于 1993 年首次提出在肿瘤患者中存在多种症状并存的现象，随后学者们逐渐认识到肿瘤患者经历的多个并发症状存在相互作用，并且以不同的方式影响患者的治疗和预后。症状群概念最早于 2001 年由 Dodd 等提出，即 3 个或 3 个以上同时存在并彼此关联的一组症状，并且组内症状有或没有相同的病因或生物学机制。2004 年，Miaskowski 等研究发现，一个症状群内症状的强度和严重程度是相互关联的，并且有相同的病因和发生机制。2005 年，Kim 等进一步完善了症状群的概念，将其定义为由两个或多个同时发生并且相互关联的症状组成，群内症状较为稳定并且相对独立于其他症状群。症状群内的不同症状之间无须有相同的病因。同时，Kim 等还指出了"症状群"的 5 个属性，即症状间和症状群间的相关性、同发性、潜在多维性、稳定性、同源性等。2010 年，Molassiotis 等通过前瞻性实验研究得出关于症状群的新概念，即 2 个或 2 个以上与临床相关的、在特定的时间内相互联系但又各自有不同的特点的症状集合。经过十多年的发展历程，"症状群"的概念可归纳为理论的研究、结构的研究、集群模式的研究、干预和管理的研究，由于研究者们测量和评价方式的不同，各方对症状群的定义仍存在争议，但对症状群的研究已成为肿瘤护理研究的前沿领域。Miaakowaki 等指出，肿瘤患者的症状群管理将是肿瘤研究领域的重难点，围绕其开展的包括症状分类、影响因素、发生机制等研究，将对后续相关研究产生启示并为症状群管理方案的构建提供理论依据。

目前对于构成症状群内的症状数量尚未达成统一标准。最早提出的症状群内症状数量为 3 个或 3 个以上，而 Kim 等认为，症状群内症状数量为 2 个或 2 个以上，这两种标准的差异在于构成症状群内的症状的最少个数不同。近年来，陆续有研究表明疲乏-疼痛、恶心-呕吐、呼吸困难-咳嗽这样的"症状对"（symptom pair）也具有统计学意义，会对患者的生活质量和功能状态造成损害，这些"症状对"也可称为症状群。由此认为，对症状群的定义应包含"症状对"，这将有利于医务人员更全面地评估症状。此外，对于症状群内包含的症状数量的上限也存在争议。有研究指出，一个症状群内的症状数量为 2～11 个。Skerman 等通过探索性因子分析研究得出，症状群包含 6～14 个症状，并且指出在一个症状群内其症状数量可能没有上限。这可能是对症状群内各症状的数量和类型的统计方法的不同导致的，但是无限制的症状数量对于评估和识别症状群是不利的。有学者认为，用较少的症状更有利于临床症状的评估和管理，通过相关性分析得到症状群内的相关性最高的症状即为核心症状（如体重减轻在营养症状群中和悲伤在情绪症状群中），并且核心症状在时间上具有稳定性。一个症状群内的症状数量越多，这个症状群在时间上越不稳定。因此，Molassiotis 等认为，如果一个症状群内的各症状具有很高的相关性，那么可以用核心症状来定义和限定该症状群，这样也有利于对后续症状的评估和干预措施的实施及评估。目前对于核心症状的研究文献非常有限，从这一领域的研究可以看出，核心症状（或典型症状）越来越受到重视。核心症状是经过时间的推移一直出现在同一症状群内的症状，是一个理想的评估工具中不可或缺的一部分，对症状群的干预措施评估也有重要意义。

二、症状与症状群的生物学机制

随着症状群研究体系的发展和完善，为更好地理解症状群的表达，研究者已从多角度、多阶段的主观症状群调查切入多模式、多技术的潜在生物学机制探索，以寻找症状群治疗和干预的新靶点。识别症状群关联的生物标志物和认知症状群的生物学成因是精准、有效缓解症状群的必要条件。2017 年，美国国立卫生研究院症状群管理专家达成共识：作用机制的研究是症状群未来研究方向之一，旨在发现症状群的生物学标志物，为症状群的靶向治疗和精准护理奠定理论基础。目前，肿瘤症状群的研究主要集中在对症状群的识别及影响因素的分析，对症状群机制学的研究较少，相关研究发现，症状群的发生可能与炎性细胞因子、病毒、外周血细胞、激素等有关。

（一）炎症细胞因子

症状群的发展归因于炎症细胞因子浓度的增加，炎症细胞因子触发患者症状群可能的机制如下：①炎症细胞因子能够激活色氨酸-犬尿氨酸代谢通路的吲哚胺 2,3-双加氧酶（indoleamine 2,3-dioxygenase，IDO）。IDO 在炎症细胞因子如干扰素-c（interferon-c，IFN-c）的刺激下优先将色氨酸转化为犬尿氨酸。同时，IFN-c 诱导人巨噬细胞中的 GTP-环水解酶Ⅰ（GTP cyclohydrolase Ⅰ）形成并释放新蝶呤，这个过程可能使色氨酸的可用量减少从而导致 5-羟色胺（5-HT）和褪黑素的合成减少。作为神经递质 5-羟色胺前体的色氨酸分解增加可能会导致 5-羟色胺形成减少或犬尿氨酸神经毒性代谢物的积累，从而引发抑郁和疲劳。另一种解释是，色氨酸沿着犬尿氨酸途径降解产生了作为 N-甲基-D-天冬氨酸（NMDA）受体激动剂（如喹啉酸和 3-羟基犬尿氨酸）或拮抗剂（如犬尿酸）的化合物，导致谷氨酸能神经传递的改变，这可能是触发抑郁和疲劳的必要条件。②炎症细胞因子影响神经元的生长和存活。炎症细胞因子导致氧化应激，破坏情绪相关脑区的胶质细胞，如前额叶皮质和杏仁核。炎症细胞因子诱导的谷氨酸失调可导致兴奋性毒性，从而减少神经营养因子（如脑源性神经营养因子）的产生，而神经营养因子的功能通常是促进神经元修复、保护神经细胞和促进神经细胞生长。③炎症细胞因子还能刺激 HPA 轴，抑制下丘脑-垂体-甲状腺（HPT）和性腺（HPGA）轴及生长激素（GH）的释放，过度的炎症和交感神经系统的持续激活是抑郁和疲劳发生的一个重要原因。

1. 白细胞介素（interleukin，IL）　　最初是由白细胞产生的分泌型蛋白或信号分子，在免疫细胞的成熟、增殖和免疫调节中发挥重要作用。研究发现，IL-6 是"疼痛和（或）疲乏、抑郁/焦虑、睡眠障碍"症状群的生物标志物。Ji 等发现，与轻度的"疼痛-疲乏-抑郁-睡眠障碍"症状群相比，住院肿瘤患者 IL-6 在中-高度症状群中高度表达。魏婷婷等研究发现，IL-6 与肺癌患者"焦虑-抑郁-疲乏-睡眠障碍"症状群呈正相关（$P<0.05$）。

除 IL-6 外，IL-1RA、IL-4、IL-5、IL-7 可能也是肿瘤"疼痛、食欲缺乏、疲乏和（或）睡眠障碍"症状群的生物标志物。Paulsen 等发现，IL-1RA 与晚期肿瘤患者"疼痛-食欲缺乏-疲乏"症状群中的疲乏相关。Wang 等对 30 例造血干细胞移植患者进行纵向研究，发现移植后 30 天，患者"疼痛-食欲不振-疲乏-困倦-口干-睡眠障碍"症状群的严重性与 IL-6 和可溶性肿瘤坏死因子受体Ⅰ（sTNF-RⅠ）有关。Starkweather 等在报道中指出将乳腺癌患者"疼痛-疲乏-抑郁-睡眠障碍"症状群进行分类，若按症状群综合得分进行分类，患者体内的 IL-6 和 IL-7 在高分组和低分组具有显著性差异；若按照临界值进行分类，仅 IL-7 在高分组和低分组具有统计学意义；若按中分位进行分类，IL-4 和 IL-5 在高分组和低分组均具有统计学意义。

2. C 反应蛋白（C-reactive protein，CRP）　　是目前使用最广泛的炎症标志物，是由肝产生的一种急性时相蛋白，可受 IL-6 的调控。Laird 等指出 CRP 为晚期肿瘤患者"疼痛-厌食-呼吸困难-疲乏"症状群的生物标志物。Lyon 等发现化疗前 7 天 CRP 与乳腺癌患者"抑郁-焦虑-疲乏-睡眠障碍"症状群相关。Chan 等发现血液恶性肿瘤患者的疾病行为群

（疲乏-睡眠不安-苦恼-困倦-食欲缺乏-口干-疼痛-悲伤）与降钙素原和 CRP 之间存在显著相关性。Barry 等却指出 CRP 与肿瘤恶病质患者（$n=654$）的"疼痛-抑郁-疲乏"症状群不具有相关性。以上结果提示，受肿瘤类型和肿瘤分期的影响，CRP 与症状群的研究结果也可能不一致。因此，未来研究可采用纵向研究、扩大样本量和肿瘤研究类型，进一步研究 CRP 与症状群的相关性。

3. 肿瘤坏死因子（tumor necrosis factor，TNF）　是一种能使肿瘤发生出血和坏死的细胞因子，在调节适应性免疫、杀伤靶细胞和诱导细胞凋亡等过程中发挥重要作用。Kwekkeboom 等发现较高水平的 TNF-α 与更高的"疼痛-疲乏-睡眠障碍"症状群严重程度相关，表现为对患者日常生活的影响更明显。除以上文献外，目前尚未查阅到 TNF 与肿瘤症状群的其他研究报道，因此两者之间的关系还需要进一步确认。研究指出，症状的产生与促炎和抗炎细胞因子失衡有关，但是目前对症状群发生机制的研究主要集中在对炎症细胞因子的研究，而对抗炎细胞因子与症状群相关性的研究很少。因此，未来研究可探索抗炎细胞因子在症状群中的作用机制。

（二）病毒

病毒感染可诱导活性氧的产生，从而引发慢性炎症，诱导肿瘤的发生，导致患者出现各种症状。国外学者 Jaremka 等对 200 例治疗后 2 个月到 3 年的乳腺癌患者进行心理调查发现，具有孤独感的患者体内巨细胞病毒的数量与"疼痛-疲乏-抑郁"症状群呈正相关。

（三）外周血细胞

外周血细胞可能为肿瘤症状群的生物学标志物。例如，接受化疗的白血病患者的血小板和红细胞均与能量不足症状群、心理症状群和神经损害症状群具有相关性；肺癌化疗患者的白细胞和血小板均与"疼痛-疲乏-睡眠紊乱"症状群呈显著负相关（$r=-0.474$，$r=-0.270$，$P<0.001$）。此外，嗜酸性粒细胞的升高与肝胆癌患者的"疼痛-疲乏-抑郁"症状群有关，可能与肿瘤治疗引起白细胞、红细胞和血小板的降低，导致患者出现感染、出血、免疫力下降等有关，从而加重患者原有症状或诱导患者产生新症状。嗜酸性粒细胞是具有多种功能的白细胞，其浸润数量可能与肿瘤血管生成、淋巴转移和复发等有关，可进一步加重患者症状。因此，通过观察外周血细胞值的变化可以间接评估症状群的严重程度，为护理人员及早进行症状群干预提供参考。

（四）激素

神经内分泌免疫机制可能与症状群的发生密切相关，它通过下丘脑-垂体-肾上腺轴和交感神经系统，促进机体释放血清素、多巴胺、去甲肾上腺素等激素，导致患者出现疼痛、抑郁、疲乏等症状。Thornton 等对晚期乳腺癌患者进行横断面研究（$n=104$），发现激素水平可能是"疼痛-抑郁-疲乏"症状群的危险预测因素。此外，通过控制疾病和人口统计学因素的影响，采用潜变量分析发现，患者体内的神经内分泌水平能有效地反映"疼痛-抑郁-疲乏"症状群的严重性。

肿瘤症状群生物学标志物的研究正在逐步开展，但是受到了诸多因素的影响：一是由于症状评估工具和症状群识别方法的不同，以及症状作为患者的主观感受，易受环境和情绪等因素的影响，致使不同研究中症状群内症状构成类型和数量存在差异，症状群生物学标志物的检测结果也不一致；二是肿瘤症状群生物学标志物的检测结果还受到标本来源、标本采集时间和方法、标本储存方法、研究对象身体状况等的影响。因此，未来对于症状群生物学标志物的研究，首先应构建症状群评估工具。其次，可以采用大数据方法和多中心合作来收集、储存、检测和分享肿瘤患者的症状群及生物学标志物信息，采用纵向研究方法，分析症状群随时间变化的特点。最后，建立症状群的动物模型，通过分子生物学技术，如蛋白印迹技术、蛋白芯片技术、流式细胞术等，全面检测与症状群发生密切相关的细胞因子。通过以上方法，实现对肿瘤患者症状群的识别及与症状群相关的生物标志物的全面检测，为实施症状群管理奠定实践基础。

三、症状的筛查与评估

对症状群进行有效的管理，可减轻患者症状和预防病情加重，最大限度地提高患者生活质量，降低其病死率。全面评估症状是有效管理的前提，选择有效的评估工具是进行症状评估与症状群识别的首要环节和基础。此外，由于各种量表编制的侧重不同，其针对的评估对象、评估时间、评估次数等都有相应的要求，如果只是简单地套用或者叠加，可能导致护理实践的局限，仅可反映部分真实情况，直接影响症状群的研究结果，不利于形成科学的症状干预策略。目前肿瘤症状评估工具包括普适性量表、普适性量表特异性模块和特异性量表。普适性量表是指适用于所有肿瘤患者的评估工具，因其缺乏针对性，研究者在普适性量表的基础上增加了单种肿瘤的核心症状，构成了普适性量表特异性模块。特异性量表是指针对单个症状或单种肿瘤出现的多种症状而研制的评估工具，其敏感度高于其他评估工具。

（一）安德森症状评估量表

安德森症状评估量表（M. D. Anderson symptom inventory，MDASI）是由美国安德森癌症中心于 2000 年研制的，目前已被翻译成 29 种语言，适用于大多数肿瘤患者。2004 年 Wang 等将其翻译为中文版，包括 13 个核心症状条目、6 个症状困扰程度条目，均采用 0～10 分评分法，得分越高，表示症状和困扰越严重。该量表总的克隆巴赫（Cronbach）α 系数为 0.800，具有良好的信效度。MDASI 评估方法简洁，易被不同文化层次的患者所接受，在肿瘤患者中应用较广泛。最近 MDASI 妇科恶性肿瘤围手术期模块已被汉化，具有较高的信效度（见附表 1）。

（二）埃德蒙顿症状评估系统

埃德蒙顿症状评估系统（Edmonton symptom assessment system，ESAS）是由加拿大埃德蒙顿市姑息照护项目发展而来的症状自评量表，主要用于姑息照护或临终关怀机构的晚期肿瘤患者，包括 10 个条目，按 0～10 分对患者症状严重程度计分，0 分代表无症状，10 分代表症状最严重。中文版由 Dong 等汉化，Cronbach α 系数为 0.720。该量表测量内容相对较简单，且侧重于对心理症状的评估，无法全面反映患者整体健康水平。只能作为临床评估的一部分时才能达到良好的症状管理要求，其运用相对较少（见附表2）。

（三）记忆症状评估量表

记忆症状评估量表（memorial symptom assessment scale，MSAS）是 Portenoy 等在 1994 年研制出的一个多维度、多症状评估工具，共计 32 个条目。其中，24 个条目从患者过去 7 天症状发生率、频率、严重程度及困扰程度 4 个方面评估，其余 8 个条目从症状发生率、严重程度及困扰程度 3 个方面评估。此量表采用 Likert 4 级、5 级评分标准。因其较高的内部一致性（Cronbach α 系数介于 0.820～0.880）和内容广泛性（包含肿瘤患者常见的 32 个症状），此量表在症状群研究中运用更多。但由于语言及文化的差异，MSAS 多用于美国、英国等发达国家肿瘤症状群研究中。为了提高其临床实用性，Cheng 等将其汉化，且证明了该量表对于中国肿瘤患者具有较高的内部一致性和可行性。该量表已被多个国家翻译和改编，包括中文版、韩文版、西班牙语版等。该量表的优点：①内容全面且易于理解。②经过重测信度检验，有较高的信效度。缺点：①该量表共 32 个条目对症状进行评估，耗时较长，患者难以完成，特别是对于化疗期的患者，因化疗的副作用使患者原有症状加重或出现新的症状，患者应答难度较高。②该量表计分规则复杂，增加了评估难度，降低了临床实用性。③该量表评估患者过去 1 周内的症状，可能存在回忆偏倚。

因此在原有基础上，学者们又研究出了记忆症状评估量表简表（memorial symptom assessment scale-short form，MSAS-SF）和记忆症状评估量表短表（the condensed memorial symptom assessment scale，CMSAS）。2008 年 Lam 等将此量表进行汉化形成了中文版记忆症状评估量表简表，在 256 例肿瘤患者中进行检测，其 Cronbach α 系数为 0.850～0.910。2011 年 Manitta 等在一家三级医院使用 MSAS-SF 评估 180 例血液恶性肿瘤患者的症状，发现大多数患者存在缺乏能量、感到担忧、睡眠困难、嗜睡、口干和感到悲伤等症状（见附表3）。

（四）症状困扰量表

症状困扰量表（symptom distress scale，SDS）作为肿瘤特异性的症状评估工具，主要是用于评估慢性疾病患者（多为肿瘤患者），以回应过去 1 周机体自身的感觉。该量表包含 13 个项目，其中疼痛、乏力、恶心等 11 个项目为症状困扰水平，另外 2 个项目则为恶心、疼痛的发生频率。此量表的局限性在于：原始量表以肺癌患者为测试对象，因此其内容不足以涵盖其他肿瘤种类及由于治疗差异导致的症状困扰。近年来，很多学者将此量表运用于乳腺疾病的研究，同样证实其良好的可行性。因此，对于症状群研究方向为肺癌、乳腺癌的学者来讲，SDS 也是一个不错的选择。

症状群评估量表数量众多，但纵观其临床运用可发现：以上量表并非单一出现在试验研究中，单一症状评估量表常伴随症状群评估量表同时出现。Chan 等将乏力、焦虑量表与机体功能量表相结合，用于判定以上症状的严重程度及对机体功能的影响。另外，评估工具的运用是了解肿瘤患者症状的发生频率、严重程度、困扰程度的基础，但由于以上评估量表全部由国外机构研发，且由于语言、文化习惯的差异导致国内肿瘤症状群的研究相对滞后，在未来研究中，将不同的测定工具翻译为不同语言或根据各自的文化背景和价值体系开发适合我国患者的量表，以及检验工具的等价性、实用性仍是我们研究的重点（见附表4）。

（五）欧洲癌症研究与治疗组织生活质量测定量表

欧洲癌症研究与治疗组织生活质量测定量表（european organization for research and treatment of cancer quality of life questionnaire core 30，EORTC QLQ-C30）是 Aaronson 等于 1993 年研制的生活质量核心自评量表，用于肿瘤患者评估，目前已在国际上通用，包括 15 个维度 30 个条目。除生活质量中 2 个条目采用 1~7 分评分法（1 分表示特别好，7 分表示特别差），其余均采用 Likert 4 级评分法（1 分表示"没有"，4 分表示"非常"）。该量表已被翻译成 85 种语言，目前我国应用较多的是万崇华等汉化的中文版 EORTC QLQ-C30。程金湘应用中文版 EORTC QLQ-C30 评估神经胶质瘤患者功能和症状负担并检验其信效度和反应度，结果显示该量表的 Cronbach α 系数为 0.834。该量表的优点：①评估内容全面，包括功能、症状、全球健康相关质量、单项评估等。②已被翻译成 54 种语言，在多项临床试验中采用。③满足测量可靠性、有效性、反应性和敏感性要求。④量表完成平均时间约为 11 分钟，大多数患者不需要帮助。缺点：评估症状时须与其他量表联合使用，不具有特异性（见附表 5）。

（六）健康调查简表

健康调查简表（the MOS36-item short form health survey，SF-36）是由美国新英格兰医学中心健康研究所开发的一份自我报告问卷，用于评价患者整体健康情况，包括总体健康、躯体功能、躯体角色功能、躯体疼痛、精力、社会功能、情绪角色功能、心理健康 8 个维度，共 36 个条目。总分为 0~100 分，采用标准评分法计算生理和心理总评分，评分越高表明患者功能越好。李鲁等汉化版本 Cronbach α 系数为 0.750~0.870，具有良好的信效度。该量表的优点：①条目简单易于理解。②多维度评估患者的症状，提供整体健康情况。缺点：①该量表适用于所有患者，缺乏特异性。②该量表较为关注患者生理和心理症状表现，适用范围存在局限性（见附表 6）。

（七）癌症治疗功能总体评价量表

癌症治疗功能总体评价量表（functional assessment of cancer therapy-general，FACT-G）的系列量表是 Cella 等于 1993 年研制的肿瘤治疗功能评价系统。FACT-G 旨在评估患者与肿瘤相关的生命质量，包括生理状况、社会/家庭状况、情感状况、功能状况 4 个维度，共 27 个条目。所有条目采用 Likert 5 级评分法（0 分表示"一点也不"，5 分表示"非常"）。FACT-G 总分范围是 0~108 分，其中，情感健康条目总分范围是 0~24 分，其余 3 个条目总分范围是 0~28 分。FACT-G 中文版严格按照量表翻译，万崇华等学者将 FACT-G 量表翻译为中文，量表的 Cronbach α 系数大于 0.800。该量表的优点：①设计规范标准，条目适中，曾被用于神经胶质瘤幸存者的研究，5 分钟便可完成。②满足了肿瘤临床试验的大部分要求，具有简洁性、可靠性、有效性和对临床变化的反应性。缺点：该量表没有突显该人群疾病特异性,须进一步修订,研究适用于我国不同病种肿瘤患者的特异症状评估工具(见附表7)。

(八)鹿特丹症状自评量表

鹿特丹症状自评量表(the Rotterdam symptom checklist,RSC)包含34项肿瘤患者近3天或近一周在临床研究中可能出现的症状,程度主要用"根本没有、有一点儿、有一些、有很多"来回答。此量表的优点是可以根据不同病种增加或删减条目,项目较全面并且有程度词来描述,但问卷内容较多,且患者在回答问题时对程度的描述不易理解(见附表8)。

以上评估工具均不是特异性量表,测量时间各异,可能研究结果会有一定的局限性。为了更有效地、可持续性地进行症状管理,对症状群的纵向研究也是其关键组成部分,通过识别肿瘤患者症状群及群内症状动态变化的特征,探索其发展趋势及健康轨迹。把握症状群的内在关联和时序变化规律,更有利于前瞻性地在不同疾病阶段进行个体化干预。

四、症状群的识别与提取

症状群管理的前提是确定症状群内症状的组成。因研究对象、调查时机、测评工具及界定标准等不同,不同研究得出的肿瘤患者症状群类别及群内症状组成有所差异。症状群常见的识别方法有两种,分别是预设肿瘤症状群(proposed cancer symptom clusters)和统计确定肿瘤症状群(statistically determined cancer symptom clusters)。预设肿瘤症状群是基于临床经验事先假定几个症状为一个症状群,数量一般不超过5个,且这些症状在以往的研究中被证明有临床相关性,如恶心-呕吐症状群,随后再进行数据分析,常用的分析方法是相关性分析和多元回归分析,而统计确定肿瘤症状群则相反,其采用的是一种数据驱动的方法,事先并不对可能的症状群做出假设,而是根据获得的数据,采用统计学分析得出症状群,最常用的是聚类分析和因子分析法。

(一)预设肿瘤症状群

为明确症状群的存在,研究者在事前预设症状群的组成,群内所包含症状主要凭借直观假设或通过临床观察而确定,通常为最常见的、最令人困扰的、共存的症状。此方法通常只涉及一个症状群,且群内症状数目不多,大多包含2~3个。不足之处为可能会漏掉未被包含在预设的症状群内但对患者具有重要意义的一些症状。此方法常选用各单症状多维度的测评工具、综合性测评工具中的单症状条目或采用质性访谈方法收集症状相关信息。

1. 采用症状评估工具确立症状群 研究者采用症状评估工具收集患者症状信息后,通过分析预设症状之间的关联性,如相关性、共存性、症状中介作用、症状交互作用等,确立预设症状群的存在。该方法的优点是可确立症状的相关性,利于阐释其共同的病因。

2. 采用质性访谈方法确立症状群 根据患者对多组症状群的体验,通过文字提炼确立症状群。例如,Lopez 等为确立妇科肿瘤患者对多种症状的主观体验,采用质性研究方法确定患者的症状群,采用内容分析方法分析文字的意义。症状群确认的标准为有2例以上的患者同时出现至少 2 种有关联的症状，研究得出患者存在 4 个症状群：即疲乏、失眠、疼痛、抑郁、虚弱症状群；脱发、视觉改变、躯体意象、角色紊乱、焦虑症状群；恶心、食欲下降、味觉改变、胃肠功能紊乱（腹泻或便秘）、体重改变、情绪困扰症状群；手足麻木、坐立不安、失眠、抑郁症状群。同时，质性研究可以探索相关症状的广度和复杂性。例如，相关研究纳入了由于化疗引起恶心症状的肿瘤患者进行半结构化访谈，分析访谈数据后发现恶心症状与其他生理和心理症状密切相关，包括干呕、呕吐、厌食、消化不良、味觉变化、头晕、腹胀、反流、无法集中注意力、疲劳等，研究人员认为，控制恶心不能单纯依靠止吐药，还需要治疗特定的群集症状，以共同改善患者正在经历的恶心。例如，Molassiotis 等为探讨肺癌患者对呼吸困扰症状群（咳嗽、气促、疲乏）的体验及所感知的困扰，凭借对肺癌患者及其主要照顾者的 4 次半结构访谈，提炼了 3 个主题：患者的症状体验具有多维性、症状存在动态变化性及症状相互关联。定性研究方法可以提供症状群研究中包含的最佳症状数量的有用信息，定性访谈和焦点小组是其中的主要策略。定性研究在罕见肿瘤患者中评估特定症状时十分有用。此外，随着新的肿瘤治疗方法的出现，这些定性方法也是必要的，如新的靶向治疗和免疫治疗药物的使用，现有的评估工具可能无法反映与新治疗方式相关的最常见症状。

（二）统计确定肿瘤症状群

研究者不事先设立症状群，而是采用多症状测评工具了解患者的症状出现情况，运用统计学方法提取肿瘤症状群，研究结果通常包含多个症状群，且群内症状数目常多于 4 个。此方法的优点是可提示群内的症状之间存在着共同的病理生理学基础，有一定的临床应用性。然而，由于目前研究者选用的统计学方法及症状群界定标准并不统一，通过此方法确立症状群的临床意义还有待进一步研究。此方法常选用多症状测评工具收集症状相关信息，在此基础上通过不同统计学方法提取肿瘤症状群或通过质性研究方法文字提取肿瘤症状群。

1. 常用的肿瘤症状测评工具　记忆症状评估量表、埃德蒙顿症状评估系统、安德森症状评估量表、症状困扰量表、鹿特丹症状自评量表等。

2. 常用统计学方法　多种统计方法均可用于确认症状群，现阶段没有公认的最适用的统计分析方法。最常用的统计学方法主要有因子分析法、主成分分析法及聚类分析法。从理论上来说，因子分析法及聚类分析法适合症状群的确立，但对于指导症状群的管理而言，因子分析法较聚类分析法更适用。

（1）因子分析法：是探索症状群时最常用的统计分析方法。这是一种从分析多个原始指标的相关关系入手，找到支配这种相关关系的有限且不可观测的潜在变量（公因子）并用这些潜在的变量来解释原始指标之间相关性的多元统计分析方法。因子分析法从原始变量（各症状）的相关性出发，使变量间的相关程度能够尽可能地被公因子（症状群）所解释。Chen 等为验证症状群的存在，对 151 例肿瘤患者进行调查，使用因子分析法对相关系数大于 0.4 的症状条目进行分析，得出 3 个症状群：疾病症状群、消化道症状群、情绪症状群，3 个因子可解释总变异量的 50.24%，各症状群的 Cronbach α 系数为 0.650～0.880，条目之间 Pearson 相关系数为 0.430～0.560（$P<0.01$）。因子分析法能够挖掘出有共同潜

在原因而相互关联的多种症状，但不足之处为需要较大样本量，并且对最终结果的解释有一定的主观性。

（2）主成分分析法：也称主分量分析法，是因子分析中的一种变量提取方法，是将多个变量通过线性变换以选出较少数重要变量的一种多元统计分析方法。将关系密切的数个解释变量（症状）缩减为几个主成分（症状群），这些主成分可以以最大变异量解释原有的多数自变量，进而用萃取后的主成分作为新的预测变量。Fan 等在探索晚期肿瘤患者症状群时采用了主成分分析法，得出晚期肿瘤患者存在 3 个症状群：①食欲缺乏、恶心、感觉健康状况差及疼痛症状群；②疲乏、嗜睡、呼吸短促症状群；③焦虑、抑郁症状群。上述 3 个症状群可解释总变异量的 62%，症状群的 Cronbach α 系数为 0.670～0.770，公因子方差得分范围为 0.410～0.820。Breland 等应用贝克焦虑量表对慢性阻塞性肺疾病患者焦虑症状进行测评，通过主成分分析法进行症状群探索，结果显示，麻木或刺痛、感到发热、出汗（不是因暑热冒汗）3 个条目没有进入任何主成分而予以删除，其余 18 个条目可分为 4 个主成分，即 4 个症状群：一般躯体困扰（头晕、晕厥、摇晃、腿部颤抖、心悸或心率加快）、害怕（惊吓、害怕快要死去、恐慌、害怕发生不好的事情、害怕失控）、紧张不安（心神不定、手发抖、紧张、不能放松）、呼吸相关困扰（窒息感、消化不良或腹部不适、脸发红、呼吸困难）。

（3）聚类分析法：是根据数据本身结构特征对数据进行分类的方法，它可以按照距离的远近将数据分为若干个类别，但在症状群研究领域，研究者更倾向于将患者按症状经历特征进行聚类。Walsh 等为确定晚期肿瘤患者中是否存在症状群，对 922 例肿瘤患者进行调查，选出患者中发生频率高于 15%的症状条目进行聚类分析来确认症状群，发现该组患者存在 7 个症状群：疲乏（食欲缺乏、恶病质）症状群、神经心理症状群、上消化道症状群、恶心及呕吐症状群、呼吸消化症状群、衰弱症状群、疼痛症状群。聚类分析是一种探索性的技术，可用于发现具有相似症状体验及症状特征的潜在患者群体或依据症状在患者中所体现的相似性将症状分组。此方法的优势是可用于小样本研究，局限性主要表现在聚类结果的主观性上，变量（症状）究竟被聚为几类，由研究者依据其学科知识和经验来确定。

（4）潜在类别分析法：是用于肿瘤症状群亚组识别的一种新方法，属潜在类别模型的一种，主要处理连续性显变量。潜在类别分析法利用内在的潜在类别变量（群）来解释外显的类别变量（症状）之间的关系，使外显变量之间的关系经过潜在类别变量估计后，能够维持其局部独立性。该方法的基本假设：对各外显变量各种反应的概率分布可以由少数互斥的潜在类别变量来解释，每种类别对各外显变量的反应选择都有特定的倾向。与主成分分析法、聚类分析法、因子分析法中将症状进行分组不同，潜在类别分析法是将研究对象进行分组，即根据个体在外显变量中的数据来判断个体的潜在类别分类并了解各个类别在整个群体中所占的比例。这种基于概率模型分类的方法可以给研究对象的分类提供更科学的方法，不但可以使划分的类别间的差异最大、类别内的差异最小，也可以使用客观指标去检验分类的准确性和有效性，还可以从个体化的角度更好地审视研究对象，更客观地揭示问题的本质。在使用潜在类别分析法时，数据需要满足以下两个条件：①变量呈多元正态分布；②变量之间相互独立。

近年来，潜在剖面分析法在心理学、社会学、医学等领域的应用越来越广泛。国外多个研究采用潜在剖面分析法对肿瘤患者症状群进行分类，如在 Dodd 等的纵向研究中，研究人员对 187 例接受生物治疗的肿瘤患者经历的症状群进行分类，T1 期分析得出 5 个亚组，T2 期分析得出 3 个亚组，并且在每个阶段，高水平组都伴有较低的功能状态和生活质量。Illi 等采用潜在剖面分析法对肿瘤患者症状群进行分类，同时探讨了症状类型和炎症基因的关系。此外，有研究表明，潜在剖面分析法是根据各个拟合指标选择的最优模型，但所需要的样本容量不能少于 200 人。Christensen 等对慢性阻塞性肺疾病（COPD）患者的 32 个症状进行了调查，对发生率≥40%的 14 个症状进行潜在类别分析，根据分析结果将患者分为高、中、低症状组并探讨不同分组之间人口统计学特征、疾病特征及生活质量的差异。Dirksen 等应用潜在类别分析对前列腺癌患者化疗前和化疗后的一般症状和治疗相关症状进行分析以确定患者亚组，在开始化疗前确定如下 4 个亚组：弹力组，基本没有报道症状；调整组，重度治疗相关症状，轻度失眠、抑郁和焦虑；困扰组，持续性报道大多数症状；危急组，重度疲乏、抑郁和焦虑，没有治疗相关症状。化疗后弹力组和调整组的分组结果基本一致，困扰组有重度疼痛、失眠、抑郁及尿道和胃肠道症状。Chen 等根据术前精神疲乏、躯体疲乏、睡眠紊乱、焦虑、抑郁这 5 个症状的严重程度将乳腺癌患者分为 4 个亚组，并探索 4 个亚组患者术后 2 年生活质量的差异性。确定的 4 个亚组：低程度症状组；低疲乏、中度情绪障碍组；中等程度症状组；中度疲乏、高度情绪障碍组。结果发现，术后 2 年，中度疲乏、高度情绪障碍组患者的生活质量明显低于另外 3 组，这表明乳腺癌患者术前的症状严重程度对患者术后远期的生活质量有预测作用，应在术前对患者症状进行评估，对症状严重的患者进行干预，以期提高患者术后远期生活质量。王琪等采用潜在类别分析发现缺血性脑卒中住院患者可分为“内湿+血瘀”组、“痰+血瘀”组、“血瘀”组、“多种症候”组 4 个组，4 组患者各症候的发生率及随时间的变化趋势不同，揭示了缺血性脑卒中的病机本质、对于指导临床中医药干预有实际意义。潜在类别分析是将患者按照症状体验进行分类的科学方法，但应注意，在应用此方法时，应排除没有分组意义的症状（即发生率过低或过高的症状）。目前对于发生率过高没有明确界定，而对于发生率过低，经文献回顾发现，应针对疾病常见的症状或发生率≥40%的症状进行分析。

综上所述，目前对于症状群的探索性研究并没有统一的方法，同一对象、同一数据应用不同的方法进行研究其结果也不尽相同。Wong 等采用主成分分析法、聚类分析法、因子分析法 3 种统计学方法对脑转移肿瘤患者症状群进行探索，结果表明，虽然 3 种分析方法确定的症状群个数不尽相同，但是症状群的组成趋于一致。黄娟指出，应该根据研究目的来确定研究的方法，如果解释变量之间的相关性、分析数据结构，因子分析法提供的结果更精准；如果希望通过少量变量来总结、解释数据，则应选择主成分分析法。Skerman 等认为，因子分析法更适合应用于对症状群的研究，聚类分析法会因使用方法的不同而得到不同的结论。总之，因子分析法应用于症状群探索更具优越性，而潜在类别分析法通过对研究对象进行分组，将症状和具体对象相关联，为提供更有针对性的管理创造了便利条件。

第三节　肿瘤患者症状管理研究现状

一、国外肿瘤患者症状管理研究现状

美国国立卫生研究院（National Institutes of Health，NIH）研究表明，当前医疗技术突飞猛进，但症状管理进展明显落后。当前肿瘤患者的相关症状研究多属于描述性研究，运用症状管理及肿瘤症状护理干预措施的研究相对较少。美国国立综合癌症网络（National Comprehensive Cancer Network，NCCN）的生存指南为肿瘤生存者提供了一般性医疗保健和肿瘤及其治疗可能带来的长期和（或）迟发不良反应管理的基本框架。指南为肿瘤本身和肿瘤治疗的常见后遗症提供了筛查、评估和治疗建议，适用于为成年发病的肿瘤幸存者在治疗结束后提供医疗保健服务的专科和初级保健医务人员。Cleve 等运用症状管理理论（symptom management theory，SMT）对白血病患儿癌因性疼痛的纵向研究进行指导，结果发现，SMT 可用于描述性研究、实验室研究和质性研究。Mock 等采用个性化运动方案对48 例接受治疗的乳腺癌患者进行干预，结果显示，个性化运动方案对患者的疲乏、情感及生活质量均具有影响。有学者运用心理疏导、适当的运动锻炼及针灸按摩等方法对患者进行症状管理，结果发现，该综合症状管理方法能够明显地降低患者的症状体验，减轻患者的痛苦，提高患者的生活质量。另外，有文献对癌因性疼痛和疲乏等症状提出了护理干预措施，如健康教育、睡眠指导、有氧运动、营养指导和社会支持等。上述护理干预措施均须采用客观的评估工具进行调研，在经过临床验证及系统分析后才可以推广应用。现阶段症状管理研究正发生着较大变化，从症状的横断面到纵向研究，从以往单一症状到目前对症状群的研究，从肿瘤的常规护理到以"症状"为中心的护理干预等。

（一）将目标聚焦在症状群的管理

Cleedand 等认为，探讨症状群内几种症状的共同病原学机制，有利于降低由同一种机制引发的相关症状。重视症状群的管理，可以提高症状管理的效率，优化干预过程，用最少的人力、物力、财力进行最有效的症状管理。根据关注症状的不同，可分为针对单一症状的干预、针对多个症状的干预及针对症状群的干预。针对单一症状的干预最为常见，其中又以疲劳、疼痛、便秘等症状为主，集中在乳腺癌、肺癌等人群。针对多个常见的并发症状，主要是基于经验对肿瘤患者常见的同时发生的几个症状进行干预，如对抑郁和疲劳的干预，对肺癌患者的呼吸困难、疲劳、焦虑的干预，对疼痛、疲劳和睡眠困难的干预，对化疗患者恶心、呕吐、黏膜炎和手足综合征的干预。

多数症状群研究局限在对症状群的鉴别，常采用因子分析法、主成分分析法、聚类分析法对肿瘤症状做分类或探索性的研究，找出同类的共性或不同类的差异。例如，在对化疗患者的研究中，较为一致的有上消化道症状群、疲劳-嗜睡症状群等。有学者提出，症状群管理将会提高症状管理的效率，简化干预过程，提高资源利用率，即用最少的人力、物力进行最有效的症状管理。如果一个症状群内的症状有共同的病原学机制，以病原学机制为目标的治疗可能减轻所有的症状，如治疗血钙过高可以减轻便秘和意识模糊。另外，同样的治疗方法可被用于多种症状，如地西泮可以治疗焦虑和睡眠障碍。在选择管理策略时应该考虑到症状群内所有症状，一种治疗的不良反应可能会引起或加剧另一种症状，如使用阿片类药物治疗疼痛可以造成或加剧便秘和意识模糊。如果实施一种干预可解决多种症状，就可以简化治疗过程，降低治疗相关的不良反应。

（二）重视非药物疗法在肿瘤患者症状管理中的作用

美国肿瘤护理学会指出，现阶段症状管理的策略已经发生了变化，正在从传统的医疗手段到多元化、多学科的联合作用，从单一的控制症状向预防症状发生转变。肿瘤患者常用的非药物疗法有营养调理、认知行为疗法（cognitive-behavioral therapy，CBT）、心理暗示疗法、运动疗法和其他的补充替代医学疗法等。

1. 认知行为疗法　行为治疗最早由 Lazarus 于 1958 年提出，强调训练患者外在的行为以提高治疗效果。认知治疗是 Beck 于 1963 年提出的用于解决抑郁症的短期疗法，强调患者内在的自我管理。到 20 世纪 70 年代，出现了 CBT，其干预的有效性得到诸多研究证实。例如，Given 等对比护士运用认知行为干预和自动语音系统教育信息干预的方法发现，对晚期乳腺癌患者，前者具有显著效果。Faithfull 等对 22 例前列腺癌患者进行干预，使尿路症状明显改善，情绪困扰和尿路功能障碍缓解，提示干预对患者生活质量有积极的作用。

2. 能量疗法　即谨慎地、有计划地管理个体的能量资源。目的是平衡疲劳时的休息和活动，包括治疗性触摸、电磁疗法等。Barsevick 等对化疗患者采用随机对照试验，试验组采取能量疗法干预，对照组采用营养干预，结果显示，试验组疲劳改善或症状没有加剧人数比对照组多 10%，疲劳加重人数比对照组少 15%。

3. 补充替代医学疗法　美国国立综合癌症网络（NCCN）在 1998 年提出补充替代医学疗法，研究人员开始关注肿瘤症状管理对患者生理、心理、社会功能及生活质量的影响。Lim 等将 20 例晚期肿瘤患者随机分为接受针灸治疗组和护士领导的支持性照护组，结果显示针灸治疗组依从率为 90%，支持性照护组为 80%，针灸治疗组每次症状得分下降 22%，支持性照护组下降 14%。

（三）强调多学科团队在肿瘤患者症状管理中的作用

随着医学模式由生物医学模式转变为生物-心理-社会医学模式，以及症状管理理论的发展，症状管理从药物管理向非药物管理和与药物管理相结合转变。肿瘤患者的症状管理团队也不再局限于医生和护士的组合。目前典型的症状管理跨专业团队包括内科医师、护士，以及药剂师、物理治疗师、语言治疗师和职业治疗师、社会工作者、营养师和精神科执业护士，根据干预方法和环境条件的不同，增减团队成员，如 Wilkes 等在澳大利亚农村地区开展肿瘤患者居家症状管理，家庭照顾者也作为管理成员。

值得注意的是，护士在症状管理团队中担任非常重要的角色，在症状管理过程中发挥着越来越重要的作用。Brown 在 2003 年将肿瘤症状管理作为护理工作的重点方向。护士是症状管理团队的重要组成部分，承担症状评估、落实具体的症状管理措施、协调团队及对患者进行健康教育的职责。肿瘤专科护士在症状管理中的优势尤为明显。Coleman 等研究表明，在肿瘤症状管理中，如化学治疗、放射治疗相关症状等管理上，专科护士的管理结局明显优于非专科护士，并且患者对专科护士的满意度较非专科护士有明显的提高。由此可见，在症状管理的发展中，专科护士发挥了巨大的作用。

（四）与互联网结合及在延续护理中的应用

与互联网结合及在延续护理中的应用可拓展症状管理的发展空间。Maguire 等提出，在强调降低平均住院日及门诊时间的情况下，开发网络技术的症状管理系统（advanced symptom management system，ASMS），可使医护人员在医院直接监测化学治疗患者出院后的情况并及时对其进行症状管理。

二、国内肿瘤患者症状管理研究现状

随着医学的进步和发展，肿瘤治疗的方式也越来越丰富，包括手术、化学治疗（简称化疗）、放射治疗（简称放疗）、内分泌治疗、靶向治疗和发展迅速的免疫治疗。在临床实施中如何避免或减轻可能的不良反应成为重要的一环，临床护理工作者开始关注症状管理。国内的症状管理已经起步，研究以探索肿瘤症状、影响因素、相关性为主，纵向研究较少。研究对象主要为乳腺癌患者、肺癌患者、大肠癌造口患者等。有学者对大肠癌造口患者在造口术后 15 天、1 个月、3 个月 3 个时间点进行研究显示，患者症状存在动态变化，可能是化疗、手术等治疗方式的延续效应所导致。韩燕红对第 1 周期、第 3 周期、第 5 周期化疗后的肺癌患者进行调查，结果显示，各周期化疗均承担较严重的化疗相关性症状负荷，症状严重程度随化疗周期呈增加趋势，功能状况呈降低趋势，各个治疗阶段治疗相关性症状负荷越严重者，其功能状况越差。姚利等调查 249 名肺癌化疗患者在首次化疗前、第 1～6 次化疗后 1 周 7 个时间点的癌因性疲乏状况，结果显示：肺癌首次化疗患者癌因性疲乏发生率为 44.9%～50.4%。疲乏程度以轻度为主，随着化疗进行，疲乏程度呈现上升趋势，第 4 次化疗后疲乏程度最严重。职业、居住方式、家庭人均月收入、体重指数（BMI）、慢性病（如高血压）、咳嗽情况、呕吐情况、红细胞计数在不同化疗阶段是肺癌化疗患者癌因性疲乏的影响因素（$P<0.05$）。张玉波等学者评估直肠癌患者放化疗前、放化疗 1 周、放化疗 3 周及放化疗结束时的腹痛、腹泻、里急后重感、血便情况，结果显示，与放化疗前相比，放化疗 1 周、放化疗 3 周、放化疗结束时患者腹痛、腹泻、里急后重感均加重，并且随着放化疗时间的延长各症状逐渐加重（$P<0.05$）；放化疗各个时间点患者血便情况无明显差异（$P>0.05$）。

目前，我国肿瘤患者症状管理干预方法大多源于国外，也有部分干预方法结合了我国文化背景，我国也在非药物干预方法的管理方面进行了探索和尝试，发布了规范化的教育培训文件，制订了相关的标准、指南。总的来说，大多数研究者从临床实践经验角度出发，提出了一系列的肿瘤症状管理措施，如针对癌因性疼痛、癌因性疲乏提出了采用三阶梯镇痛方案、健康教育、加强护士专科培训、有氧运动指导、睡眠指导、营养指导和社会支持等护理措施；针对便秘提出了健康教育、适当运动指导、定时排便指导、饮食指导和心理干预等方法；针对恶心、呕吐症状提出了健康教育、饮食配合和基础护理等护理措施。上述护理干预措施须采用客观的评估工具进行临床对照试验的验证后，再进行推广应用。也有学者开展了护理干预措施临床对照试验，进一步验证了护理干预措施的科学性及有效性。梁燕等针对肿瘤患者癌因性疲乏的干预效果进行调查分析，结果提示应用系统的护理干预方法能有效降低患者的疲乏程度。张瑜等在老年胃癌患者化疗期间进行"一对一"个体心理干预研究显示，干预组患者的焦虑、孤独得分及情绪总分表现出明显的下降趋势，患者焦虑状态得以有效缓解。李亚玲等对乳腺癌患者进行了护理干预研究，结果显示，指导患者写疲乏日记，进行心理疏导、健康教育、有氧运动指导、药膳饮食指导可以消除或缓解患者疲乏。Lai 等对确诊 1 年以内的肺癌患者呼吸困难症状进行了调查和干预，结果显示对呼吸困难的管理主要采取患者主动避免诱因和中医治疗的方法。

对于症状群的研究尚处于探索阶段，缺乏系统性研究。Chen 等应用安德森症状评估量表和医院焦虑抑郁评价量表调查了台湾一所治疗中心的 151 例肿瘤患者，该研究应用主成分分析法发现了疾病、胃肠道症状和情绪反应这三个症状群，得出当患者出现疼痛或疾病进展时疾病症状群的中位数得分高，化疗患者胃肠道症状群中位数得分高。香港学者Carmen 将气促、疲劳、焦虑作为晚期肺癌患者的一个症状群并探索了这三个症状的定义，并且提到当前的卫生保健服务缺乏对这些症状的有效评估和护理干预。有学者提出，当多种症状同时存在时，"交叉"干预的策略较针对性的症状干预能更大限度地缓解患者的症状负担，存在更高的效率优势。例如，晚期肿瘤患者通常会出现焦虑、睡眠障碍、抑郁、疲乏等一系列症状并呈现集群形式，若此时只关注疲乏和抑郁的相关性，使用哌甲酯进行干预，会因为药物的中枢神经兴奋作用致使失眠症状加重。故在选择干预方法时应考虑到症状的集群现象，以免适得其反。随着症状管理理论的不断完善和生物-心理-社会医学模式的转变，传统的药物症状管理逐渐被多学科联合管理所替代，非药物疗法因其疗效和经济优势而被广泛接受。心理教育本属于精神疾病的标准治疗方案，现已被引入肿瘤患者症状管理范畴，旨在为患者实践自我管理提供知识技能储备和强化心理建设。该治疗方法在改善肿瘤患者症状群方面效果可观，可归纳为心理咨询/治疗、信息支持、行为疗法、社会支持及其他 5 种方法。随着医疗需求的持续增加及现代通信设备的飞速发展，信息支持的方式也呈现出多样化的趋势。国内研究人员冯芳茗等以症状管理理论为框架，针对化疗相关消化道症状群，对 46 例肿瘤患者由个体授课、团体讲座及电话随访支持实现"知　识-技能-支持"症状管理方案，病例对照结果显示患者消化道症状体验、功能状态及生活质量均有改善。症状群的管理依旧是今后的研究方向和热点，而基于症状群机制的相关研究仍存在较大的空白，这也是症状群干预研究的基础。多种模式相结合的干预组合多样，可由多种单一的干预方法整合而成。肿瘤症状群干预性研究将症状群的研究成果转化为实际的干预手段，能切实地解决患者的多重症状困扰，改进和优化干预策略，这将是症状管理领域必然的研究趋势。目前的研究存在许多不足。首先，"症状群干预"界定不明确。其次，干预模式的选择存在差异，根据是否对症状群结构进行预先设定可将干预模式分为预设式干预和探索式干预两种。预设式干预是通过文献回顾或研究者的临床经验，事先确定几种常见症状组成一个症状群，通过相关性检验来验证症状间的内在联系并对其进行干预和评价。该方法症状针对性强，大多能获得正性的结果，但其在症状选择方面存在主观性。探索式干预法是将症状群作为分析计划中的一部分，在基线时采集各种症状并进行聚类分析，然后评价干预对于症状群的影响。该方法的优点是对于患者症状的识别更全面，但通常会出现多个症状群，而被识别的症状群不一定是患者最常见或最迫切需要被解决的症状，其临床意义有待解释，故干预过程缺乏针对性，不能获得最佳疗效。因此，这两种方式有待进一步研究。最后，对症状群干预疗效的评价指标也未达成共识。在未来的临床工作中，护理人员应当熟悉特定治疗人群的症状群，当症状发生时进一步评估共同发生的症状及相关症状。针对症状群的干预，应在深化对症状群的机制研究和症状群演变形态的基础上，开启新思路，探寻各种症状干预措施的合理利用，从而达成患者"症状负担最小化、生活质量最优化"的护理目标。

综上所述，明确症状群概念中尚存在争议的因素，如构成症状群的症状数目、群内症状之间的关系等，严谨的概念阐述是症状群理论研究的根基，因此必须建立一个公认的统一的概念标准，探索适合国内人群特点的统一的症状群评估工具。目前国内没有自己研制的症状群评估工具，虽然研究人员对国外的几种症状评估量表进行了汉化和信效度、敏感性、反应性检验，但文化差异很难纠正，并且研究发现使用不同的量表对肿瘤患者进行症状评估所得到的症状群是有差别的，因此要研制出适合中国国情的统一的癌症患者症状群评估量表。建议开展症状/症状群的纵向研究，探索症状/症状群在疾病进展和治疗过程中的演变形态，帮助医护人员更好地掌握患者的情况，以便于及时准确地对症状进行有效干预。探索高效的症状群干预模式，针对主要症状的简单干预模式和针对多种症状的综合干预模式，是目前学者们初步设想的两种干预模式，需要进一步比较研究，探索出具有较高效率的干预模式，从而更好地对肿瘤患者症状群进行管理。

第二章 肿瘤患者症状管理理论

"症状"一词可以追溯到其拉丁起源"synthoma",并在 17 世纪得到广泛使用。最初症状和体征并没有被区分开,直到 19 世纪,体征与症状被区分开来,体征被描述为可以通过观察者的感觉确定的改变,症状被描述为受影响部分功能的变化。目前,症状管理研究中使用的理论框架或概念模型主要包括症状管理理论(symptom management theory,SMT)、不悦症状理论(unpleasant symptom theory,UST)、症状体验模型(symptom experience model,SEM)、症状的时间体验模型(symptom experience in time model,SETM)等,其中以 SMT 在临床中应用最为广泛(表 2-1)。

表 2-1 症状管理研究中使用的理论框架或概念模型概况

理论	研究	目的	条件和(或)应用	局限性
症状管理理论	The University of California, San Francisco, School of Nursing, Symptom Management Faculty Group (1994)	描述干预框架内表达的单个或多个症状。三个基本维度:症状体验、症状管理、症状结果	疼痛(骨关节炎) 老年医学 重症监护/重症监护室 产后疼痛/产后口渴 神经系统疾病 睡眠+妊娠 胃肠道手术 足部+多动症 癌症(成人) 胸外科 囊性纤维化 远程医疗/健康	(1)变量分为多个类别 (2)缺乏对多种症状的评估 (3)缺乏症状的相互关系 (4)难以评估症状随时间的进展变化(即缓解或加重)
不悦症状理论	Elizabeth R. Lenz (1995)	描述了影响症状体验的 3 个先行因素:生理、心理、情境。可能包括单个或多个症状和症状群	慢性肾病——作为症状群	(1)前因和结果类别定义不明确 (2)缺乏对症状缓解或加重的考虑 (3)无干预成分
症状体验模型	Terri S. Armstrong (2003)	综合模型,包含来自其他症状模型/理论的概念,考虑多种症状及其对结果的影响和相互作用	提供症状的发生及困扰,并产生症状感知。该模型中包括人口统计学资料、疾病和个人特征	(1)不涉及随时间变化的问题 (2)未纳入干预措施

续表

理论	研究	目的	条件和（或）应用	局限性
症状的时间体验模型	Henly，et al.（2003）	综合模型，包含来自其他症状模型/理论的概念	在时间背景下考虑症状体验，有 4 个时间假设，即时钟/日历时间、生物/社会时间、感知时间和超越时间	（1）时间的概念仍然是抽象的 （2）不评估症状/症状群的相互作用
症状管理的动态模型	Brant，et al.（2010）	旨在解决症状的复杂性、同时发生的症状、症状相互作用及症状随时间推移的纵向轨迹	常用于：①肿瘤人群；②症状轨迹形成；③症状群	不涉及患者-家庭-提供者/护士的互动
症状体验模型（修订版）	Terri S. Armstrong，et al.（2014）	该模型的更新包括评估症状随时间的变化和自我管理方法	将症状视为一个整体，通过对症状之间的关联性进行研究，可以更好地理解疾病本质，检查与疾病/治疗中症状的发生和严重程度相关的纵向数据	不涉及患者-家庭-提供者/护士的互动
美国国立卫生研究院症状科学模型	Cashion AK，et al.（2015）	旨在指导症状科学研究人员使用组学和生物信息学策略识别症状的生物学相关性	通过与疾病相关的组学关注症状，被应用于与各种病症/疾病相关的症状	（1）对于非基础研究的症状管理研究人员来说不易调整 （2）在缺乏经过验证的生物标志物的情况下，临床和医疗保健系统转化实施困难
症状管理的动态模型（修订版）	Brant，et al.（2016）	修订以纳入症状随时间的变化	常用于：①肿瘤人群；②症状轨迹形成；③症状群	不涉及患者-家庭-提供者/护士的互动

第一节　症状管理理论

　　症状管理理论是从加州大学旧金山分校的症状管理模型（SMM）发展而来的。加州大学旧金山分校护理学院症状管理小组曾负责多种疾病研究项目，包括糖尿病、心脏病、慢性阻塞性肺疾病、慢性疼痛和肿瘤。1994 年由 UCSF 护理学院创建症状管理模型，在经过两次更新后，于 2008 年正式更名为 SMT。

一、理　论　来　源

　　症状是触发人们寻求医疗救治及保健的最常见原因。许多有症状管理需求的人迫切想要学习症状管理的方法，以及辨别症状所处阶段及选用的症状管理方法是否合适。同样，由于很少有经过验证的症状管理模型，医疗提供者很难制订可应用于急性护理和家庭护理环境的症状管理策略。传统治疗过程中，医生专注于发现和治疗症状的根本原因，以便开始有效的治疗。但如果找到病因是进行症状管理的唯一重点，患者可能不得不忍受症状。此外，相关研究已经发现，仅寻找病因的患者在实现疾病控制方面通常是无效的。相比之下，护士传统上试图帮助患者和家属应对他们所存在的症状，虽然这是很有价值的，但它的全面性有待考量，无法有效地指导患者采取综合的策略来减轻症状。

综上所述，需要从更广泛的角度来看待症状管理。当根本原因和症状同时得到控制时，患者更有可能继续接受治疗并从医疗专业人员的专业知识中受益。当没有使用综合的症状管理方法时，患者通常依赖于自己或其他非专业人员的建议。当这种情况发生时，就有严重症状未被报告或管理不当的风险。

二、理论发展过程

人类学、社会学和心理学研究已经发展出了相关的模型，这些模型描述了疾病发作之前、发作期间和发作之后发生的事情，其局限性在于这几类模型通常只涉及症状管理的一个方面，如评估，或者他们专注于治疗疾病而不是控制症状。此外，这些模式普遍基于护理环境中的传统医患关系。几乎没有为试图制订和实施居家管理症状策略的患者和护士提供指导，而在这个过程中患者的慢性症状常被忽视，缺乏对慢性症状长期管理的重视。

20多年来，护士们一直对自我护理模式感兴趣。Orem提出的自我护理模式描述了护士如何帮助患者满足自我护理的必要条件。Sorofman、Tripp-Reimer、Lauer和Martin的症状自我护理模型描述了一个人对症状或症状识别、症状评估、咨询、治疗考虑、治疗实施和症状结果的反应，所提出的模型旨在通过包括症状体验、综合症状管理策略和症状结果来确保症状管理的全面。使用该模型对症状管理进行系统化将为进一步的研究提供方向。

迄今为止，大多数关于症状的研究都是针对单一症状的，如疼痛或疲劳，或者针对恶心和呕吐等相关症状。虽然通过这种方法使研究人员对一些症状有了深入的了解，但实际应用中需要一种通用的症状管理模型，用于指导对各种疾病和条件引起的各种症状的护理和研究。

三、理 论 内 容

症状管理的概念模型建议将症状视为反映一个人生物-心理-社会功能、感觉或认知变化的主观体验。相反，体征是指任何表明疾病的异常，可由另一个人检测到，有时也可由患者检测到。在临床实践中，症状和体征都会引起患者和医疗保健提供者的注意。例如，疲劳可能是患者寻求帮助的症状，但正是心动过缓的迹象促使临床医生进行心脏检查，体征和症状提供了医学诊断的基本参数。在我们的模型中，主要关注症状，因为这些主观体验通常会造成患者最大的痛苦。

SMT既作为中域理论，同时又可作为过程导向理论，它以一种经验现象为起点，从中提取出可以得到验证的假设并通过数据来验证。相比之下，SMT有以下优势：①不仅能指导单一症状管理，也能指导症状群的研究。②更加具体、全面地呈现了有效的症状管理所需要囊括的各个要素及各个要素相互间的联系。③从 3 个维度呈现了个体的症状（群）体验，可帮助研究人员获取关于症状的更全面的信息。④症状管理策略的几大要素的描述可帮助医护人员发展和评价干预措施。⑤"依从性"为评价干预措施的影响提供解释。⑥各概念间的关系明确，并且可测量。⑦体现了症状管理是一个动态的过程。

（一）核心概念组成

SMT 是基于症状管理的基础提出的理论模式。SMT 指出，有效的症状管理必须包括3 个最基本的组成部分：症状体验（symptom experience）、症状管理策略（symptom management strategies）和管理效果（outcomes）。三者相互关联、相互影响，管理效果取决于症状管理策略和患者的症状体验结局，同时管理效果也会影响患者的症状体验和症状管理策略的制订。

（二）理论假设

SMT 共提出 6 个论题：①研究对象所有的症状均须管理。②当症状管理对象（如婴儿、脑梗死失语患者等）不能进行自我表达时，可以由其主要照顾者代为陈述。③症状管理对象可以是群体、个体、家庭及工作环境。④症状评估应基于症状管理对象的个人经验和个人陈述，并且以患者的主诉作为最重要的标准。⑤当症状管理对象有发生某些症状的危险时，应在危险发生之前就预先实施干预策略。⑥症状管理是一个不断进行改变的过程，并且会伴随个体的变化而变化。

1. 症状体验 包括症状感知（perception）、症状评价（evaluation）和症状反应（response）。症状感知就是患者能够主观感受到的不适感、异常感觉或病态改变，如机体是否感到疼痛等。症状评价是指患者描述症状发生的部位、原因、频率、严重程度等及症状对情绪、生活的影响。症状反应是指由症状引起的身体及心理等一系列的变化。上述三者之间是相互影响的。因此，了解它们的关系是进行有效症状管理的基础。

2. 症状管理策略 是指基于理论框架或循证护理，在某个时间阶段内研究者在研究地点通过采取一系列干预模式或方法来阻止或减慢研究对象症状的出现的方法。展开来讲，研究者和临床医护人员在设计和制订症状管理策略时应该考虑 8 个问题（6w2h），即谁来实施（who）、管理的时间（when）、实施对象（whom）、实施场所（where）、干预策略的内容（what）、实施目的（why）、实施方法（how）、实施频率（how much）。

3. 症状结局 即症状改善引起的患者结局指标的改变。SMT 指出了与症状改变相关的10 个结局指标，即症状状态、自我照护能力、经济状况、发病率和合并症、病死率、生存质量、健康服务利用率、情绪状态和功能状态，其中症状状态是核心。Miaskowski 等学者提出，在实际应用中，为避免评估各结局指标对患儿及其家庭造成的负担，需要对结局指标的数量进行限制，只需选择与研究密切相关的 1 个或几个指标。症状结局：在该模型中，与症状体验相关的结果被概念化为 10 个多维指标，财务状况可能也会影响症状结果，因为一个简单的事实是，患者个人没有财力来支付最理想的症状管理方法。例如，一种有效控制症状的药物可能对一些患者来说是不现实的，因为它的成本很高。如果一个人没有钱支付，而他的医疗保险公司也无法支付这些费用，那么可能有必要依赖其他治疗策略。

SMT 的示意图还描述了模型组件之间的关系，这些关系没有明确的解释。护理科学的维度在模型图中以重叠的椭圆表示，但是示意图未表明这些维度中变量之间的关系。由于SMT 是一个交互式迭代模型，因此其组件之间的方向关系更难预测。双向箭头说明了存在关系并指导预测理论组成部分之间的关系（图 2-1）。

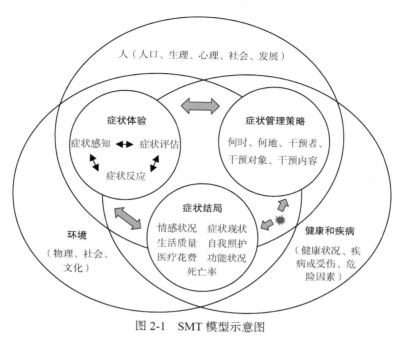

图 2-1　SMT 模型示意图

四、理论在肿瘤患者中的应用

　　症状管理中心的研究者使用该模型在研究、教育和临床实践中开发了症状管理的综合方法。然而，即使在这个早期发展阶段，该模型也为各种症状的研究提供了一个框架。症状管理中心研究者最感兴趣的是与肿瘤疾病和治疗相关的症状，与哮喘和慢性阻塞性肺疾病相关的呼吸困难，以及与心血管疾病、月经和生育相关的症状。症状管理中心研究者还致力于开发症状管理诊所，其中的实践是基于该模式的。有学者已经在大学的门诊护理中心为年轻女性建立了一个研究者诊所，该模型的各个方面目前正在他们的临床工作中应用。下一阶段将是以肿瘤为重点的症状管理诊所。

　　在以往的研究中，有研究者选择 SMT 中的症状体验和结果两个维度来了解疲乏、疼痛和睡眠不足组成的症状群对功能状态的影响，得出医护人员应该意识到症状群及其对患者功能状态的协同效应。也有学者将 SMT 作为研究框架来干预精神分裂症患者的幻听症状，通过使患者了解幻听症状、学习和练习各种分散注意力的技能来管理该症状，取得了良好的效果。国外研究组使用 SMT 来引导白血病患儿癌痛的纵向研究并指出 SMT 可指导描述性研究、实验性研究和质性研究。此外，多个研究也指出 SMT 是研究肿瘤患儿及其家庭有用的框架，分析和评价了该理论在儿科肿瘤及其他慢性病护理中的适用性并得出SMT 具有引导护理研究和实践来改善肿瘤患儿症状的潜能。

第二节　不悦症状理论

不悦症状理论是由美国护理科学院院士 Elizabeth Rlenz 为领导的团队于1995年首次提出并于 1997 年修订，是症状学研究常用在护理领域中的理论之一，用于评估患者面对一系列不愉悦和不舒适的症状时的身体和心理反应。

一、理 论 来 源

不悦症状理论源于 Pugh 和 Gift 在分别撰写北美临床护理中关于乏力与呼吸困难的内容时延伸的对症状情况的探讨。在乏力和呼吸困难的影响因素、症状表现等诸多方面观点的冲击下，作者开始假设是否有一种模式能够帮助护理人员理解症状并进行有效管理。不悦症状理论的主要假设认为症状是个体在家庭与社会等不同环境中出现的一种主观体验。不同疾病、不同个体的症状之间存在诸多共同点。该理论尝试通过不同症状的共同影响因素，帮助护理人员更好地理解不同情况下的症状管理，提供制订有效干预措施所需要的相关信息以预防不悦症状及不良结果的发生。

二、理论发展过程

Lenz 等专家共同参与下通过对临床观察、症状相关研究的文献回顾和研究者相互之间的经验分享，于 1995 年首次提出不悦症状理论并于 1997 年提出该理论的新版，补充了对症状的描述及症状过程的复杂性及症状间的相互作用。因此，不悦症状理论是在症状的相关研究成果及理论分析的基础上整合而得出的中域理论。目前不悦症状理论是在肿瘤患者症状群研究中使用频率最高的理论，该理论最早应用于围产期疲劳、慢性阻塞性肺疾病和哮喘的呼吸困难患者。

三、理 论 内 容

此理论由症状（symptoms）、症状的影响因素（influential factor）和症状结果（consequences or performance）三方面构成，可分析制约维度、症状、表现结果三者中的相关性。症状是核心，两个或以上同时发生的症状可能彼此促进，呈倍增趋势。生理、心理、情景因素会影响症状体验，症状体验包括症状的性质、严重度、持续时间和困扰度。结果变量包括功能、认知、生理表现（图 2-2）。

（一）症状

症状是指个体在家庭和社会等不同环境中出现的一种不愉快的主观体验，如疼痛、乏力、呼吸困难等，当机体出现了这些不愉悦的症状时，说明个体的正常功能受到了影响，健康受到了威胁。不同疾病、不同个体的症状虽然性质和程度存在差异，但具备 4 个共同的维度：严重度、困扰度、时间、特征。

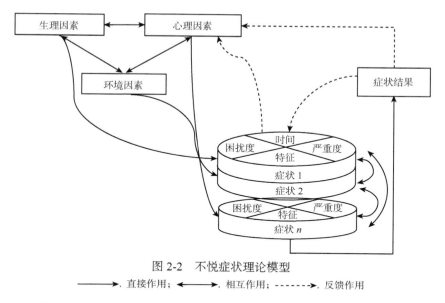

图 2-2 不悦症状理论模型

────► . 直接作用；◄────► . 相互作用；──────► . 反馈作用

（二）症状的影响因素

1. 生理因素 包括患者的解剖结构、生理、遗传、疾病相关和治疗相关的各个变量（如年龄、性别、营养状态、睡眠、体能状况、结构异常、并发症、疾病发展阶段等）。

2. 心理因素 包括情感变量（如焦虑、抑郁、愤怒等）和认知变量（如个体对疾病的了解程度、应对方式等）。

3. 环境因素 包括社会环境因素（如工作、家庭、社会支持等）和物理环境因素（如温度、湿度、光线等）。

这三种因素之间可以相互作用，共同影响个体对症状的感知，并且相互作用的影响程度会因其他因素的加入而发生改变。因此，不能将症状的出现简单视为生理功能的改变，不同的个体即使出现相同的症状，受其生理因素、心理因素和环境因素等多方面的影响，个体的主观症状感受也不同。

（三）症状结果

个体经历症状后的结果或预后，主要表现为个体的功能活动（如健康状况、日常生活能力、社会活动与人际互动等）与认知活动（如精神集中能力、思考能力及解决问题的能力等）的改变。个体的症状结果与经历的症状数量及严重程度有关，即经历的症状越多、越严重，个体的功能、认知表现越差，生命质量越低。三大因素可以影响症状，症状可以影响结果变量，结果变量又可以影响三大因素，从而进一步影响症状。通过对症状、症状影响因素及表现结果三个核心概念的解释，整体把握单个症状或症状群的特点，为临床护理工作中制订有效可行的症状干预方法提供了新的思路和理论基础。

四、理论在肿瘤患者中的应用

不悦症状理论应用广泛，如利用理论提供的症状维度，开发精确的临床症状测评工具。由于不悦症状理论超越了特定症状的概念，因此能够启发研究人员思考影响症状的共同因素，采用最少的策略干预多种症状。该理论将患者当作整体，通过识别潜在的影响因素和后果，为护理诊断和干预提供框架。

目前，不悦症状理论作为理论框架已被运用于疲乏症状研究及症状评估编制量表中，涉及的疾病主要包括肝癌、乳腺癌、肺癌、慢性阻塞性肺疾病、心力衰竭、结直肠癌等。有学者在探讨症状群与生活质量的关系时，运用该理论确定了自我效能在后半路径的作用模型。国外学者在探讨乳腺癌患者的社会支持、癌因性疲乏和生活质量的关系时，运用该理论建立了影响因素（社会支持）-症状（癌因性疲乏）-症状结果（生活质量）的结构方程模型。

第三节　症状体验模型

Terri S. Armstrong 是得克萨斯大学休斯敦分校护理学院的博士生和临床助理教授，也是得克萨斯大学安德森癌症中心的神经肿瘤学护士。Terri S. Armstrong 使用 Walker 和 Avant 概述的框架对症状体验的概念进行了分析，并明确定义、开发模型、提供相关应用案例。

一、模　型　来　源

"体验"一词最早出现在 14 世纪，被定义为直接观察或参与作为知识基础的事件；构成个人生活的意识事件；个人遇到或经历的事情；直接感知事件或现实的过程。Rhodes 和 Watson 在讨论恶心和呕吐的症状体验模式时，将"症状体验"一词与症状发生和症状困扰的概念联系起来，并将症状体验定义为患者对症状发生和困扰的感知和反应。

然而，正如 Haberman 和 McClement、Woodgate 和 Degner 所说，症状的发生和感知强度通常与痛苦无关。Haberman 鼓励研究人员采用以意义为中心的方法来评估总体症状体验的性质，并进一步将这种体验定义为"症状体验是症状发生频率、强度及痛苦的感知综合体，是从主观的感觉中获得具有意义性、多维性和动态性感知的一个过程"。这个定义具有一定的局限性，因为症状具有乘法的性质，它没有考虑到两种及两种以上症状发生时他们之间如何相互影响。

二、模型发展过程

2003 年 Armstrong 综合了症状管理理论和不适症状理论及 Rhodes 的研究成果提出症状体验理论模型。Rhodes 和 Watson 确定了影响症状体验的三类变量，包括生理、心理和情境因素并认为这些因素会影响症状并受到症状的影响。

该理论模型认为，症状体验是症状频率、强度、困扰度和症状含义的感知，症状具有乘法性质，可以是其他症状发生发展的催化剂。同时，该理论提供了症状体验的完整定义，包括前因、属性、过程和结果，并首次将症状群纳入理论模型，但其局限性在于某些变量界定不够清晰，如情绪被看作结局变量或症状，也没有描述干预措施和症状纵向变化。

2014 年，Armstrong 以纵向时间因素的角度对其症状体验模型进行扩展更新，包括评估症状随时间的变化和自我管理方法。从长远来看，该模型可以对长期经历的症状进行不同的评估。例如，对一线治疗副作用仍可耐受的症状可能不再适用于接受三线治疗的同一患者。

三、模 型 内 容

Terri S. Armstrong 将症状体验定义为对症状产生和表达时发生的频率、强度、痛苦和意义的感知。该模型提供了症状体验及其组成部分的模型，各种因素相互作用，在个体中产生症状。模型主体是症状，患者自评每种症状的频率、严重度和困扰度。结局指标包括疾病适应、生活质量、情绪、功能状态、疾病进展和生存（图 2-3）。

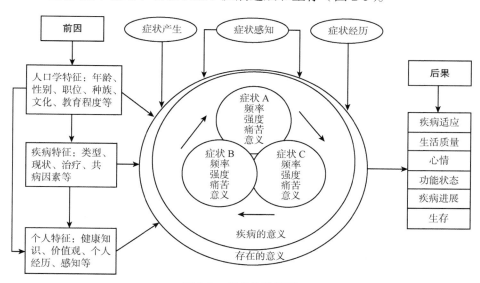

图 2-3 症状体验模型

该模型指出症状间相互影响可使患者症状感受呈倍增的趋势。症状体验的感知成分包括症状的频率、强度、痛苦和意义。人们感知身体或精神痛苦程度的能力被认为受到各种因素影响，包括年龄、社会经济水平、文化、家庭角色、教育、健康知识、价值观和过去的经历。在传统观念下，人们对症状体验的感知是模糊的。Terri S. Armstrong 发现患者特征（如个体、疾病和人口统计学变量）及症状表达对他们的影响可能会改变这种理解。因此对症状的感知可能因个体而异。症状的表现或后果被描述为功能和认知活动的变化，包括对疾病的适应、生活质量、情绪、功能状态、疾病进展和生存（图2-4）。

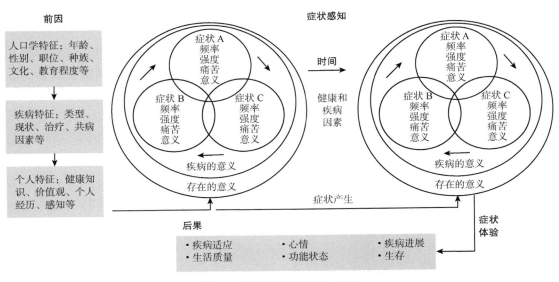

图 2-4　症状体验模型（2014）

为确定症状进展史，Terri S. Armstrong 提出疾病/治疗时期与症状发生和严重程度的纵向数据是必不可少的，并且应包括对潜在生物相关性的收集。前期基线数据可用于开发临床和基因组预测模型并确定途径和治疗靶点，这有可能改善相关症状。随着时间推移，症状收集和潜在生物相关性或途径预测都允许对症状发生和症状严重程度进行建模并揭示潜在途径。如果确定了生物靶点，治疗可以在症状出现之前或症状变得严重之前进行，从而可能会随着时间的推移改变症状的进程并代表一种新的症状管理途径，揭示了纵向研究对症状研究的进步来说是不可或缺的（图2-5）。

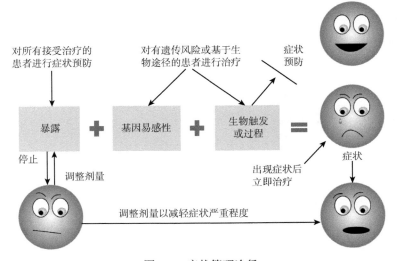

图 2-5　症状管理途径

四、模型在肿瘤患者中的应用

案例一：一名患有右颞叶胶质母细胞瘤的 26 岁男子，描述了他的癫痫发作情况。"我又闻到了化学气味，所以我想，癫痫发作又来了。我坐在地板上，试着保持冷静。当我醒来时，得知发作持续了大约两分钟。'还不错。'我对自己说。这是一周来的第一次！我知道我会有一次，因为我昨天化疗太累了。"

案例二：一名患有右颞叶胶质母细胞瘤的 64 岁女性，已经一年没有癫痫发作了。在和女儿购物时，她先是闻到了一种化学气味，然后全身癫痫发作，持续了大约两分钟。她在去医院的路上在救护车上醒来。"哦，天哪，我知道肿瘤又回来了，我该怎么办？现在我不能开车了，我怎么去上班呢？"当患者到达急诊室时，她无法控制地抽泣着。一周后，她右侧肢体仍然虚弱，没有回到工作岗位，也拒绝参加即将到来的家庭聚餐。

尽管两名患者都有相同的诊断，经历了相同的癫痫发作，但每次癫痫发作的感知体验都非常不同。两名患者的癫痫发作都受到其人口统计学、疾病和个人因素的影响，这些因素导致症状对患者的意义不同。"案例一"突出了乘法的本质，他提出治疗带来的疲劳通常会导致癫痫发作。事实上，与"案例二"相比，癫痫发作的意义可能会减弱。症状的后果不仅受到其发生和痛苦特征的影响，还受到其对感知意义的影响。这一点在上述两个案例中患者在感知意义和对生活事件的影响方面的差异表现得较明显。

第四节　症状的时间体验模型

症状的时间体验模型（SET）由明尼苏达大学护理学院副教授 Susan J. Henly 博士于 2003 年提出，SET 理论包括时间维度的解释、影响症状的设计、测量和数据分析等。

一、模　型　来　源

时间通常被认为是一个不可逆的非空间连续体，事件通过它流动，但它的确切性质已被证明是令人困惑的。时间是物理系统研究中的一个基本变量。哲学家们一直纠结于时间的概念化、含义，提供了关于时间的共同信念的简要概述，其中许多可能显示出对症状体验方面的潜在假设："困难时期，不要再来了"；"时间站在我这边"；"时间飞快"；"没有时间像现在这样的了"；"基本的东西随着时间的流逝而适用"；"不要浪费时间，因为这就是生命的构成。"

时间治疗干预理论是指治疗术后疼痛的时间治疗干预（CIPP）理论，由观察疼痛强度和疼痛反应后，因个体生物功能而异的时间结构管理。内部生物节律的影响和外部环境因素对疼痛的影响经验是公认的。该理论模型本身显示了一个序列事件，从识别来源开始，到症状经历（手术创伤）及其进展认知与评价，到病理药理机制，以及随后的结果（疼痛状态）。该模型以个体生物相联系逻辑时间结构提出了进入的途径干预产生的结果。因此时间为基础的生物学渗透以显式的方式进行 CIPP。

二、模型发展过程

SET 理论概述了症状体验和症状管理过程的发生序列。与症状体验相关的社会时间在频率、持续时间和周期性方面的结构仍有待描述。其中，症状管理理论为理解症状、设计和验证症状管理策略、评估结果提供了理论框架，该模型更侧重于对症状策略的选择；不悦症状理论更侧重于评估症状体验及其如何影响功能；症状体验模型提示要重视症状群的鉴别和干预；症状的时间体验模型提示在症状体验和症状管理中应重视纵向研究。SET 提倡在症状研究中引入时间维度，提倡纵向研究。该理论认为在症状经历和症状管理这些时间依赖性现象中，需要明确时间的意义。

时间意义和转化的潜力症状经验和症状管理过程被分为时钟-日历时间、生物-社会时间、意义时间和感知时间。引发症状体验的突发事件发生在时钟-日历时间、生物社会时间和感知时间。事件及其在症状体验中的展开是积极的或消极的，有限的或无尽的。及时的意义可能会被完全意识到（例如，被告知癌症诊断的人提问："我有多少时间？"）或者可能潜伏在潜意识或无意识之中。时间意义有助于将症状作为症状体验和症状管理流程的转换潜力。SET 理论的时间轴强调了症状体验和症状管理过程的时间方面的中心性。作为内在时间展开的反映，时间在所有症状情境中都是突出的。时间是决定症状体验模式的一个因素，它可以作为症状体验的输入，或者作为症状管理过程的输出，也可能是干预措施的一个组成部分。生物-社会时间是指生活事件在时钟-日历时间上的有节奏的重复。生物时间是内在的，而社会时间是外部的和相互作用的。生物节律是可重复的内部事件，从亚细胞结构到整个生物体都遵循生物节律。生物节律或个体的生理时间结构，用周期持续时间、振幅和峰值时间来描述，所有这些都是时钟-日历时间的功能。几乎所有的生理系统都存在节律性波动，由此产生的个体生物时间结构将影响患者的疼痛体验，可用于提供更有效的疼痛症状管理。在 SET 理论中一个生物时间维度表明，生物时间结构也可能与其他症状体验和症状管理方案相关。

三、模　型　内　容

SET 理论模拟了表现和感知症状和相关症状管理流程的作为事件的时间序列。时间的 4 个维度：时钟-日历时间、生物-社会时间、感知时间、超越时间。SET 理论模型以时间序列展现症状和相关症状管理过程，将症状发生过程看作计算机程序，包括输入、决策点、操作、重点。SET 中影响因素在不悦症状理论的基础上增加了护理学的基本概念——人、环境和健康。症状评估包括感知、时间、困扰、严重度、性质。如果症状被认为是严重、不适、不明确的，患者即寻求帮助或自我进行干预；反之，患者可以解决，但是如果症状持续存在，这个过程就返回到感知-时机-痛苦-强度-质量（perception，timing，distress，intensity，quality）的处理过程。

SET 模型使用计算机程序作为隐喻来识别字符与特征症状相关的事件。SET 理论包括输入、决策点、操作起始点和终点。输入是启动信息系统。平行四边形和六边形分别描绘了新的和存在的信息来源。决策点是对可能采取的行动进行判断。这些决策点被描绘成菱形和返回 SET 模型中的“是”或“否”。操作在方形中是认知，情感和行为作用于或转换成输入。椭圆端点显示系统输出，揭示操作和决策影响输入系统的信息。箭头的指向代表输出顺序。SET 模型中包含的事件结合了 TUS、SMM 和 CIPP 理论的选定方面。事件发生的顺序与一个连续的、不对称的时间轴并置，时间轴从一个突发事件向前流动（图 2-6）。

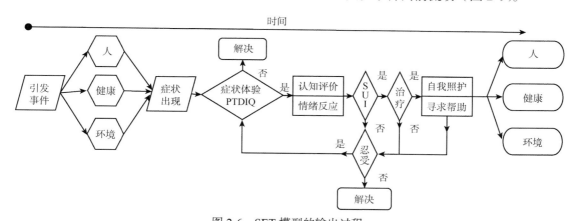

图 2-6　SET 模型的输出过程
PTDIQ：感知-时机-痛苦-强度-质量；SUI：严重的、不适的、突发的

过程初步输入阶段 A 的诱发事件和症状的出现构成了输入。症状体验是由病理过程（如癌症、哮喘、感染、心脏病）、疾病治疗或预防目的的故意伤害（如手术或免疫）或意外伤害（如在滑冰练习中跌倒）引起的。现有的症状可能会提示出现新的症状，如当 2 型糖尿病的诊断及其改变生活方式的治疗方案先于抑郁症时。对症状的预期也可能是一种诱发事件，如当斋戒时对饥饿和干渴的预期。

在 SET 模型中，短暂的、轻微的、常见的症状从被忽视到被解决。具有明显强度、持续性或质量的症状会及时让位于认知评估、情绪反应或两者。认知评估和情绪反应（由经历症状的个人或家人、朋友或附近的其他人）可能同时发生，并通过对严重性、不愉快、可解释性和可治疗性的影响，将不愉快的感觉转变为行动或非行动。明显的症状被认为不是严重的、不愉快的或可解释的，但这并未持久解决。对于被判断为无法解释、严重或无法忍受的症状，应考虑进行诊断和治疗。持续的症状会引发一个反馈回路，以进一步考虑时间、痛苦、强度和质量。在 SET 模型中，症状管理工作是影响目标症状的操作。如果管理方案有效，该症状将不再持续下去并得到解决。如果症状在管理方案实施后持续存在，则通过症状体验启动另一个反馈回路。

操作和决策对系统中输入的信息的影响由 SET 模型中的端点捕获。当症状减轻或消除时（即无意识注意就能消失，不经治疗就能解决或患者对治疗有反应），症状体验就会得到解决。该模型还将个人、环境和健康状况作为终点（即症状体验和症状管理过程影响个人、环境和健康状况及症状本身的各个方面）。

四、模型在肿瘤患者中的应用

SET 的优点在于可及时观察症状变化并予以干预,但对于某些变量的定义也不够清晰,4 个时间假设抽象复杂,没有考虑症状间的相互影响和症状群,也没有提及自我护理或症状管理的策略。定性和定量的研究方法可能有助于提供关于症状体验和症状管理过程的时间方面的新知识。日记可以提供症状和症状管理活动的日常记录并允许表达情绪反应和认知评估,包括对时间的感知和经验的时间意义。应灵活地选择定量设计,以优化时间信息(关于随时间变化的症状经历、症状管理过程的实施和结果),评估 SET 理论中提出的事件序列。

第五节　症状科学模型

美国国立卫生研究院(NIH)是美国最高水平的主要医学与行为学研究机构,初创于 1887 年。该院任务是探索生命本质和行为学方面的基础知识并充分运用这些知识延长人类寿命,以及预防、诊断和治疗各种疾病和残障。该院在近几十年取得的研究成果极大地改善了人类的生命健康状况。

美国国家护理研究所(national institute of nursing research,NINR)是 NIH 的 27 个研究所之一。联邦政府对护理研究的支持可以追溯到 1946 年,当时联邦政府在公共卫生服务局设立了护理司。1985 年的健康研究扩展法案,创建了 NIH 的国家护理研究中心(national center for nursing research,NCNR)。1993 年,随着 NIH 振兴法案的签署,NCNR 被提升为 NIH 研究所(NINR)。NINR 的使命是领导护理研究,以解决紧迫的健康挑战并为实践和政策提供信息,优化健康并促进未来的健康公平。NINR 认为,护理研究是释放护理力量和潜力的关键,利用护理的优势及该学科固有的独特知识和观点,可以使所有人受益。NINR 共分为两个部门:国家情报局校内研究部和校外科学计划部门(DESP)。校内研究部目前的重点是开展研究工作,将对健康决定因素进行多层次理解(从社区层面到实验室),并多层次和转化研究等领域相结合。与 NINR 的其他研究组合一样,这种科学方法利用护理学科的独特能力来解决人们的生活和生活条件以改善健康,达到健康公平。校外科学计划部门通过监督支持 NINR 研究、培训的赠款、合同的政策和管理,为 NINR 的校外研究和 NINR 提供服务。

一、模　型　来　源

在 NIH 下属的 NINR 内建立的校内研究计划(intramural research programme,IRP),在为下一代护理专家提供症状科学培训的环境中进行基础和生物行为症状科学研究。NINR-IRP 通过前沿研究,确定与各种疾病相关症状的潜在行为和分子机制。该计划的总体目标是开发新的临床干预措施来缓解这些症状。最近，NINR 科学家开发了一种新模型，即 NIH 症状科学模型（symptom science model，SSM），为 NINR-IRP 内进行的研究提供支撑，并且有可能为 NIH 和校外研究企业提供信息。症状科学模型在设计治疗和管理疾病的干预措施时纳入表型和"组学"数据。在接下来的 10 年中，NINR-IRP 准备扩大和维持一个独特而充满活力的创新症状科学研究和培训计划，其工作重点将是开发和评估管理症状的新干预措施，从而减轻症状负担并减轻其对健康和生活质量的影响，总体目标是培养一支创新、多样化并能够引领护理科学未来的科学劳动力队伍，通过症状科学的进步来改善健康结果。他们在量化主观症状体验和测量健康状况及治疗常见的症状和后遗症的生物学、生理学和"组学"基础方面拥有专业知识。这种专业知识对于持续的科学进步和创新至关重要，因为新发现需要整合行为和生物学数据及开发模型来预测、治疗、管理疾病和治疗症状。该模型旨在指导症状科学研究，最初用在 NINR-IRP 内，但更广泛地应用于 NIH 和校外研究界的症状科学。

二、模型发展过程

原始版 SSM 是护士科学家用来评估症状生物学相关性的被广泛引用的概念模型，在 SSM 2.0 修订过程中，NINR 开发了更大的研究所和中心间的合作，扩大了全球护理研究培训，使得合作者专业领域更广泛并开发了生物样本库。2017 年，NINR 国家护理研究咨询委员会（NACNR）会议的开放部分，提出了修改原始 SSM 并纳入其他概念元素和主题，以使其成为更广泛适用的建议（NACNR 2019）。人们一致认为，症状科学应扩展到既确保与更广泛的护理界的相关性，又确保与新兴医疗保健趋势和科学运动保持一致。包括支持大数据分析的人工智能和机器学习平台、健康社会决定因素、以患者和家庭为中心的症状体验，以更好地指导症状自我管理，确保与人口健康和政策框架的相关性。

三、模 型 内 容

症状科学模型描述了症状科学的调查序列，从复杂的症状、后遗症或症状群开始，用生物学和临床数据确定其表征，然后应用基因组和其他发现方法来阐明治疗和临床干预的目标。该模型从症状的呈现开始，症状经历表型表征，然后识别生物标志物，最终予以临床应用，从而减轻和改善症状。

例如，肾移植受者在移植后可能会出现体重极度增加。当医疗保健提供者得知体重增加可能导致糖尿病、高血压、心血管疾病或肾功能进一步恶化等不良后果后，可能会开发和订制干预措施，以预测、预防和（或）治疗该患者群体的体重增加。为了对移植后的体重增加进行表型分析，研究人员可以收集临床和生物标志物数据，如体重的纵向测量，相关的代谢标志物及有关行为和心理健康状况（如抑郁症）的标准化报告，这些报告之前与体重增加有关。然后，通过进行生物、生理、组学分析来检查新型表型，以改进预测或防止移植后体重增加的生物标志物、途径和条件的发现。最后组学数据与临床和行为信息相结合，最终指导适宜的临床应用和精准医疗，以减轻、改善和预防症状。在 NINR-IRP 中，该模型目前正用于指导研究及为科学培训计划提供框架。

2022 年，该组织通过评估最常用的症状管理理论和模型确定原始 NIHSSM 中的概念差距。修订后的 SSM 2.0 共有 7 个概念元素，其中新增加了 3 个概念：健康的社会决定因素、以患者为中心的经验及政策和人口健康。此外，生物标志物被修改为生物行为因子。具体内容如下。

（1）健康的社会决定因素

1）概念：人们出生、成长、生活、工作和衰老的条件，包括卫生系统。

2）示例：一般社会经济文化环境和背景支持系统，在社区层面获得与文化相关的支持，包括教育水平、健康素养、语言障碍、医疗保健服务等。

（2）以患者为中心的体验

1）概念：在患者与医疗保健系统的一系列互动中，提供尊重和响应个体患者偏好、需求和价值观的护理，并确保以患者的价值观指导所有的临床决策。

2）示例：社区、家庭、团体、诊所、医疗保健系统中的患者环境、目标、信念、观点、价值观和原则（患者、家庭满意度），以及与患者和家人的对话和接触；以患者为中心和以家庭为中心的症状自我管理、自我效能、个人医疗保健决策等。

（3）政策和人口健康

1）概念：一种将人群视为整体（包括环境和社区健康背景）的方法。

2）示例：美国卫生系统法规和监管政策、政策改革、伦理；用于预测分析建模的数据科学；计算机科学公共卫生结果服务提供模式（即高需求-高成本）；弱势群体、边缘化和服务不足的人群等。

（4）生物行为因子

1）概念：使用基因组学、生理学和其他临床实验室数据来识别和完善可靠、有效的生物标志物，用于检测和监测身体和行为症状，以了解其与人类疾病的关系。

2）示例：生物样本库中的临床数据、生理因素、生物因素；心理、行为和认知因素；人工智能、机器学习和大数据；遗传学、基因组学、表观遗传学；临床患者安全等。

（5）复杂症状

1）概念：个人注意到或经历的急性或慢性疾病和损伤的迹象，对身体、心理和社会功能具有可衡量的影响。当多种症状同时出现、与其他症状表现出协同作用和（或）涉及触发因素、可预测性、聚类和时间分量等中介现象时，症状很复杂。

2）示例：受影响的器官系统定义症状的质量、性质、机制和严重程度；发病和可预测性触发因素；功能状态症状聚集；同时出现症状负担、症状消退等。

（6）表型特征

1）概念：症状表型（即个体可观察到的特征，如身高、体重）的特征，受基因型和环境成分的影响，包括饮食、文化、运动等生活方式因素。

2）示例：护士、执业护士、护理人员观察到的患者症状和行为；自我报告的症状；临床记录和护理协调（仪器开发、问卷调查和访谈清单）；通用数据元素；环境选择和暴露；生活习惯；健康稳态；生活质量；功能状态和性能等。

（7）临床应用

1）概念：在临床研究和实践环境中使用症状科学应用程序，确定患者群体，以检查治疗性临床干预、意义和治疗效果。

2）示例：转化研究和转化护理科学；精准健康和临床数据隐私和保密；不良事件评估和报告；干预治疗；使用结构化症状科学结果测量等（图 2-7）。

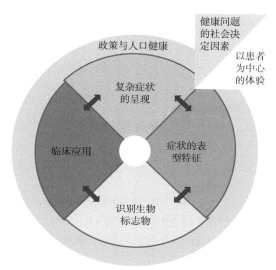

图 2-7　症状科学模型 SSM 2.0

四、模型在肿瘤患者中的应用

护士可以使用修订后的 SSM 2.0 进行症状科学研究，以支持少数民族、服务不足和脆弱社区对使用拯救生命的疫苗的犹豫不决；了解急性感染后持续性新型冠状病毒感染的长期症状管理；了解急性和慢性疼痛管理与阿片类药物滥用和成瘾的危机交汇点；通过人口健康视角了解新型冠状病毒感染对精准医疗/健康的影响；确保症状科学进展在国内和全球有风险的地理区域传播和实施。护士还可以使用 SSM 2.0 以患者为中心的体验症状管理方法和治疗来促进社会健康，以及制订更广泛的社区和政策干预措施，以确保向世界各地的弱势群体和少数民族人口公平分配疫苗。

参 考 文 献

陈东亮，王媛飞，陆晓敏，等，2023. 症状科学模型在慢性病护理中的应用进展及启示[J]. 中华护理杂志，58（6）：751-757.

陈鑫容，常承婷，杨婕，等，2023. 胃癌患者围术期症状群的研究进展[J]. 护理学报，30（1）：33-36.

程金湘，2013. 胶质瘤患者健康相关生命质量研究[D]. 西安：第四军医大学.

段晓磊，徐燕，朱大乔，等，2013. 癌症症状管理理论和实践的研究进展[J]. 中华护理杂志，48（6）：564-566.

高敏，孟晓静，李翔，等，2023. 神经胶质瘤病人症状群评估工具研究进展[J]. 护理研究，37（4）：645-649.

韩燕红，孙新，饶贞丽，等，2022. 肺癌患者化疗相关性症状变化及与功能状况的相关性研究[J]. 护理学杂志, 37（13）: 22-25.

李华玉, 时萧寒, 李峰, 2023. 炎症细胞因子与癌症患者症状群关系的研究进展[J]. 现代肿瘤医学, 31（6）: 1148-1152.

李鲁, 王红妹, 沈毅, 2002. SF-36 健康调查量表中文版的研制及其性能测试[J]. 中华预防医学杂志, 36（2）: 38-42.

林栋美, 孟利敏, 尹西西, 等, 2019. 癌症症状群生物学标志物研究进展[J]. 赣南医学院学报, 39（11）: 1109-1113.

邱娴, 徐丽华, 2009. 不悦症状理论及其应用现状[J]. 护理研究, 23（20）: 1787-1789.

石丹, 李铮, 2018. 症状群研究进展[J]. 护理研究, 32（1）: 13-17.

宋丽君, 2022. 基于患者报告结局的肺癌患者症状负担和症状群研究[D]. 沈阳: 中国医科学院.

万崇华, 陈明清, 张灿珍, 等, 2005. 癌症患者生命质量测定量表 EORTC QLQ-C30 中文版评介[J]. 实用肿瘤杂志, 20（4）: 353-355.

万崇华, 孟琼, 汤学良, 等, 2006. 癌症患者生命质量测定量表 FACT-G 中文版评介[J]. 实用肿瘤杂志, 21（1）: 77-80.

王菲菲, 孟利敏, 曾小青, 等, 2023. 成人白血病患者症状群评估工具的研究进展[J]. 护士进修杂志, 38（1）: 23-28.

王语嫣, 吴静, 李楠楠, 等, 2020. 癌症病人症状群干预策略的研究进展[J]. 护理研究, 34（2）: 273-278.

文翠菊, 路潜, 丁玥, 等, 2013. 癌症症状群方法学研究进展[J]. 中华护理杂志, 48（7）: 645-647.

吴海霞, 吴茜, 陈静娟, 等, 2021. 结直肠肿瘤患者基于症状管理理论的个案管理实践[J]. 护理学杂志, 36（19）: 28-31.

肖益萍, 李琼, 2016. 癌症症状管理的研究进展[J]. 解放军护理杂志, 33（17）: 34-37.

姚利, 吴燕, 袁洋, 等, 2022. 肺癌化疗患者癌因性疲乏变化轨迹及其影响因素的纵向研究[J]. 中国临床医学, 29（5）: 795-802.

翟莹莹, 杨烜, 周文琴, 2019. 癌症患者症状群概述及管理措施研究现状[J]. 护理学报, 26（1）: 32-35.

张玉波, 李慧青, 2022. 直肠癌患者新辅助放化疗期间生活质量及局部症状的纵向研究[J]. 中国肛肠病杂志, 42（8）: 32-34.

Aktas A, 2013. Cancer symptom clusters[J]. Curr Opin Support Palliat Care, 7（1）: 38-44.

Armstrong TS, 2003. Symptoms experience: a concept analysis[J]. Oncol Nurs Forum, 30（4）: 601-606.

Armstrong TS, 2014. 2013 Special topics conference: peaks and pitfalls in longitudinal studies of symptom outcome data[J]. Nurs Outlook, 62（5）: 305-312.

Brown JK, Cooley ME, Chernecky C, et al, 2011. A symptom cluster and sentinel symptom experienced by women with lung cancer[J]. Oncol Nurs Forum, 38（6）: E425-E435.

Cashion AK, Grady PA, 2015. The national institutes of health/national institutes of nursing research intramural research program and the development of the national institutes of health symptom science model[J]. Nurs Outlook, 63（4）: 484-487.

Cella DF, Tulsky DS, Gray G, et al, 1993. The Functional Assessment of Cancer Therapy scale: development and validation of the general measure[J]. J Clin Oncol, 11（3）: 570-579.

Chan CW, Lee PH, Molassiotis A, et al, 2020. Symptom clusters in postchemotherapy neutropenic fever in hematological malignancy: associations among sickness behavior symptom cluster, inflammatory biomarkers of procalcitonin and C-reactive protein, and febrile measures[J]. J Pain Symptom Manage, 59（6）: 1204-1211.

Chan CW, Richardson A, Richardson J, 2011. Managing symptoms in patients withAdvanced lung cancer during radiotherapy：results of a psychoeducational randomized controlled trial[J]. J Pain Symptom Manage，41 （2）：347-357.

Chen E，Nguyen J，Cramarossa G，et al，2011. Symptom clusters in patients with lung cancer：a literature review[J]. Expert Rev Pharmacoecon Outcomes Res，11（4）：433-439.

Comerford D，Shah R，2019. Ambulatory approach to cancer care. Part 2：the role of nurses and the multidisciplinary team and safety[J]. Br J Nurs，28（4）：S20-S26.

Cook O，McIntyre M，Recoche K，et al，2017. Experiences of gynecological cancer patients receiving care from specialist nurses：a qualitative systematic review[J]. JBI Database System Rev Implement Rep，15（8）：2087-2112.

Craft LL，VanIterson EH，Helenowski IB，et al，2012. Exercise effects on depressive symptoms in cancer survivors：a systematic review and meta-analysis[J]. Cancer Epidemiol Biomarkers Prev，21（1）：3-19.

Dempsey L，Orr S，Lane S，et al，2016. The clinical nurse specialist's role in head and neck cancer care：United Kingdom National Multidisciplinary Guidelines[J]. J Laryngol Otol，130（S2）：S212-S215.

Dodd MJ，Miaskowski C，Paul SM，2001. Symptom clusters and their effect on the functional status of patients with cancer[J]. Oncol Nurs Forum，28（3）：465-470.

Dolan EA，Paice JA，Wile S，2011. Managing cancer-related pain in critical care settings[J]. AACN Adv Crit Care，22（4）：365-378.

Dong ST，Costa DS，Butow PN，et al，2016. Symptom clusters in advanced cancer patients：an empirical comparison of statistical methods and the impact on quality of life[J]. J Pain Symptom Manage，51（1）：88-98.

Doong SH，Dhruva A，Dunn LB，et al，2015. Associations between cytokine genes and a symptom cluster of pain，fatigue，sleep disturbance，and depression in patients prior to breast cancer surgery[J]. Biol Res Nurs，17（3）：237-247.

Given CW，Given BA，Sikorskii A，et al，2010. Deconstruction of nurse-delivered patient self-management interventions for symptom management：factors related to delivery enactment and response[J]. Ann Behav Med，40（1）：99-113.

Henly SJ，Kallas KD，Klatt CM，et al，2003. The notion of time in symptom experiences[J]. Nurs Res，52（6）：410-417.

Hodge FS，Itty TL，Cadogan MP，et al，2012. "Weaving Balance into Life"：development and cultural adaptation of a cancer symptom management toolkit for Southwest American Indians[J]. J Cancer Surviv，6（2）：182-188.

Ji YB，Bo CL，Xue XJ，et al，2017. Association of inflammatory cytokines with the symptom cluster of pain，fatigue，depression，and sleep disturbance in Chinese patients with cancer[J]. J Pain Symptom Manage，54（6）：843-852.

Kirkova J，Aktas A，Walsh D，et al，2010. Consistency of symptomclusters in advanced cancerJ. Am J Hosp Palliat Care，27（5）：342-346.

Kwekkeboom KL，Tostrud L，Costanzo E，et al，2018. The role of inflammation in the pain，fatigue，and sleep disturbance symptom cluster in advanced cancer[J]. J Pain Symptom Manage，55（5）：1286-1295.

Lee EQ，Muzikansky A，Drappatz J，et al，2016. A randomized，placebo-controlled pilot trial of armodafinil for fatigue in patients with gliomas undergoing radiotherapy[J]. Neuro Oncol，18（6）：849-854.

Lenz ER，Pugh LC，Milligan RA，et al，1997. The middle-range theory of unpleasant symptoms：an update[J]. ANS Adv Nurs Sci，19（3）：14-27.

Lenz ER，Suppe F，Gift AG，et al，1995. Collaborative development of middle-range nursing theories：toward a theory of unpleasant symptoms[J]. ANS Adv Nurs Sci，17（3）：1-13.

Mahalakshmi P，Vanisree AJ，2015. Quality of life measures in glioma patients with different grades：a preliminary study[J]. Indian J Cancer，52（4）：580.

Miaskowski C，Barsevick A，Berger A，et al，2017. Advancing symptom science through symptom cluster research：expert panel proceedings and recommendations[J]. J Natl Cancer Inst，109（4）：253.

Miaskowski C，Dodd M，Lee K，2004. Symptom clusters：the new frontier in symptom management research[J]. J Natl Cancer Inst Monogr，（32）：17-21.

Molassiotis A，Wengström Y，Kearney N，2010. Symptom cluster patterns during the first year after diagnosis with cancer[J]. J Pain Symptom Manage，39（5）：847-858.

Skerman HM，Yates PM，Battistutta D，2012. Cancer-related symptom clusters for symptom management in outpatients after commencing adjuvant chemotherapy, at 6 months, and 12 months[J]. Support Care Cancer，20（1）：95-105.

Song BC，Bai J，2021. Microbiome-gut-brain axis in cancer treatment-related psychoneurological toxicities and symptoms：a systematic review[J]. Support Care Cancer，29（2）：605-617.

Ståhl P，Fekete B，Henoch I，et al，2020. Health-related quality of life and emotional well-being in patients with glioblastoma and their relatives[J]. J Neurooncol，149（2）：347-356.

Ward Sullivan C，Leutwyler H，Dunn LB，et al，2018. A review of the literature on symptom clusters in studies that included oncology patients receiving primary or adjuvant chemotherapy[J]. J Clin Nurs，27（3-4）：516-545.

Ware JE Jr，Sherbourne CD，1992. The MOS 36-item short-form health survey （SF-36）. I. Conceptual framework and item selection[J]. Med Care，30（6）：473-483.

Woods NF，Cray LA，Mitchell ES，et al，2018. Polymorphisms in estrogen synthesis genes and symptom clusters during the menopausal transition and early postmenopause：observations from the Seattle midlife women's health study[J]. Biol Res Nurs，20（2）：153-160.

中　篇

第三章 肿瘤患者疼痛管理

第一节 疼痛概述

疼痛是肿瘤患者最常见且难以忍受的症状之一,其发生率在初诊患者中约为 25%,在晚期患者中为 60%~80%,中至重度患者的疼痛占 38%。国际疼痛学会(international association for the study pain,IASP)已明确疼痛是继血压、脉搏、呼吸、体温之后的第五生命体征,疼痛作为肿瘤患者的主要症状,已经在生理、心理、精神和社会等多方面影响着患者及其家庭成员的生活质量,所以疼痛管理质量与患者的生活质量密切相关。如何有效控制癌痛一直是临床上不断探索的难题,也是医务人员在临床实践中面临的复杂挑战之一。

一、定　义

疼痛是指由伤害性刺激作用于机体的一定部位,通过神经系统的传递,进入意识领域产生的一种知觉经验。痛觉不同于触、压、冷、温等原始感觉,它常伴有不愉快的情绪,与其他感觉并存,构成复合感觉,具有主观经验属性。疼痛是机体受到伤害的信号,可以引起机体主动性或被动性防御反应,有利于机体对环境的适应,但也使人们感到痛苦,产生不利的身心影响,甚至产生严重后果。虽然疼痛通常被认为是器质性的,但也有一些类型的疼痛是由心理因素引起的,称为“心因性疼痛”。疼痛会因人、因时、因地而异,所以疼痛只能由个人亲身的体验来描述,难以客观地测量。

癌痛(cancer pain)是指恶性肿瘤在发生发展过程中产生的疼痛,稳定性差,表现为慢性持续疼痛及难以忍受的暴发痛。其中慢性疼痛是一种疾病,长期的疼痛刺激可导致中枢神经系统的病理性重构,致使疼痛进展和愈加难以控制,及早控制疼痛,可以避免或延缓此过程的发展。2019 年 3 月在中国正式实施的第 11 版国际疾病分类中“慢性癌性疼痛”被列为独立病种。癌性暴发痛(break through cancer pain,BTCP)全世界尚无被普遍接受的定义,但只要同时达到以下 3 个条件就可以诊断为癌性暴发痛:存在慢性癌痛的基础;近期癌痛已得到充分的控制;疼痛突然短暂地加重。同时,暴发痛是一种疼痛动态变化的状态,存在较大的个体差异性,也会受个体自身情况的影响。

二、发病机制

疼痛发生机制复杂,涉及肿瘤微环境、癌性骨痛、癌性内脏痛、癌性神经病理性疼痛和手术及放化疗等肿瘤相关治疗引起的疼痛。

1. 肿瘤、肿瘤微环境 肿瘤细胞几乎肆虐人体每一个部位，肿瘤组织除特定的肿瘤细胞以外，还包括肿瘤相关的基质细胞，后者主要由内皮细胞、成纤维细胞，以及许多炎症细胞和免疫细胞（如巨噬细胞、肥大细胞、中性粒细胞和 T 淋巴细胞）组成。在肿瘤的发生发展过程中，肿瘤细胞及其相关的基质细胞可分泌多种活性物质，其中许多已被证实可直接激活或敏化初级感觉传入神经元，具有致痛作用。

（1）酸性物质：骨骼是肿瘤常见的远处转移部位，肿瘤细胞通过激活破骨细胞释放酸性物质、蛋白酶等溶解骨骼，且肿瘤细胞的 pH 通常较正常细胞低，故肿瘤细胞和破骨细胞可协同诱导酸性骨微环境。已知部分感觉神经表达瞬时受体电位香草酸亚型 1（transient receptor potential vanill-oid 1，TRPV1）和酸敏感离子通道 3（acid-sensing ion channel 3，ASIC3），这两个离子通道对酸性物质较为敏感，可被细胞外低 pH 激活，从而引起疼痛。

（2）粒细胞-巨噬细胞集落刺激因子（granulocyte-macrophage colony-stimulating factor，GM-CSF）：可通过调节肿瘤与神经的相互作用、周围神经的重构和受损的感觉神经敏化参与癌痛的发生。GM-CSF 在人类骨肉瘤中存在高表达。研究显示，骨癌痛大鼠表现出机械痛敏和热痛敏现象，拮抗 GM-CSF 可明显减轻痛敏反应，GM-CSF 介导的骨癌痛涉及的潜在机制可能与钠通道和 Jak2/Stat3 通路有关。

（3）内皮素（endothelin，ET）：ET 是一种血管活性肽家族（包括 ET-1、ET-2、ET-3），其受体包括 ETA 和 ETB，该家族在多种肿瘤中都有高水平的表达。有研究表明，ET-1 在癌性暴发痛中发挥重要作用，选择性 ETA 受体拮抗剂可以逆转 ET-1 诱导的暴发痛，且内皮素拮抗剂可增强吗啡对肿瘤引起的热痛敏和触痛敏的阻断作用，这表明内皮素受体可能是未来有效的治疗靶点之一。

（4）细胞因子：在疼痛领域研究最多的细胞因子是 TNF-α 和 IL-6，这些细胞因子由炎症/免疫细胞和一些肿瘤细胞产生。在多种癌痛动物模型中可观察到 TNF-α 和 IL-6 表达水平增高，伴有机械痛阈和热痛阈降低，并且通过抑制 TNF-α 和 IL-6 信号可减轻痛觉过敏。

（5）神经生长因子（nerve growth factor，NGF）：既往的研究表明，绝大多数的人类实体肿瘤存在 NGF 及其受体（nerve growth factor receptor，NGFR）过度表达，而许多肿瘤相关基质细胞（如巨噬细胞、T 淋巴细胞、肥大细胞、内皮细胞）都具有表达和释放 NGF 的能力。NGF 具有营养感觉神经纤维、调节痛觉的作用，针对 NGF 的抗体已被证明可以有效地减轻神经病理性疼痛和炎性疼痛状态。同时，相关研究表明癌痛的进展状态可影响疼痛上行传导通路和下行调控通路的主要功能区连接，预防性应用抗 NGF 抗体可弱化这种影响。

2. 肿瘤引起骨的机械不稳定性 虽然肿瘤组织很少受神经支配，但绝大多数正常组织（如骨骼）广泛接受初级感觉神经的支配。肿瘤快速生长可压迫周围神经，持续刺激神经从而引起疼痛。随着骨转移的推进，骨失去原有结构的完整性，故不稳定性和骨折的风险增加。此外被激活的破骨细胞可破坏感觉神经纤维，引起神经病理性疼痛。

3. 肿瘤诱导的神经损伤、神经纤维芽生和神经瘤样结构形成 引起的疼痛既有伤害感受性成分，也有神经病理性成分，而后者的产生可能与肿瘤诱导的神经纤维芽生和神经瘤样结构形成有关。Zhu 等在外周神经病理性疼痛和癌痛大鼠模型中均观察到同侧脊髓Ⅳ和

Ⅴ板层异常的大量有髓神经轴突芽生。Chartier 等采用股骨闭合骨折诱导小鼠骨骼疼痛模型，在骨折未愈合组小鼠的骨折部位附近可观察到明显的感觉和交感神经纤维芽生、神经纤维密度增加及神经瘤样结构形成，触诊骨折未愈合部位时小鼠均表现出明显的疼痛行为。在神经纤维异位芽生和神经瘤样结构形成过程中，神经轴突导向因子-1（netrin-1）、降钙素基因相关肽发挥了一定的作用。Wu 等的研究显示，netrin-1 参与有髓传入纤维的芽生和神经病理性疼痛，而在神经病理性疼痛大鼠模型中，减少脊髓背角 netrin-1 及其受体结直肠癌缺失基因（deleted in colorectal cancer gene，*DCC*）的表达、增加受体共济失调基因（uncoordinated-5H2，*UNC-5H2*）的表达可以减轻脊髓背角神经芽生和神经病理性疼痛。在癌性骨痛模型中，骨中降钙素基因相关肽（calcitonin gene-related peptide，CGRP）阳性神经纤维的芽生与背根神经节（dorsal root ganglion，DRG）中感觉神经元胞体内 CGRP 含量的增加有关，鞘内注射 CGRP 拮抗剂可缓解骨癌痛大鼠患肢触诱发痛。

三、疾病特点及影响因素

1. 疾病特点 癌痛的程度、性质、发作方式，以及暴发痛的发生次数、需要应用的每日吗啡剂量等与镇痛效果密切相关。一项国内研究分析了 426 例伴有慢性中重度癌痛患者镇痛治疗效果相关因素，结果显示合并骨转移、每日等效口服吗啡剂量、暴发痛频发为癌痛难以控制的独立危险因素，暴发痛与癌痛控制情况关系尤为密切。Fainsinger 等在 2010 年发表的一项国际多中心研究证实暴发痛的发生为癌痛难以控制的独立危险因素，这些患者需要更长时间使疼痛达到平稳控制，最终需要的阿片类药物剂量更大。暴发痛需要单独进行评估，大多数暴发痛与患者本身存在的慢性癌痛性质一致，1/3 的暴发痛为躯体痛、27%的为神经病理性疼痛，20%为内脏痛与神经病理性疼痛的混合型。

2. 影响因素

（1）分子生物学因素：有研究认为慢性中重度癌痛治疗效果可能与阿片受体的单核苷酸多态性（SNP）、儿茶酚胺甲基转移酶、细胞因子及治疗反应有关，这是癌痛治疗相关的分子生物学因素。2016 年最新的报道显示，靶向 mTOR 系统传导通路的抑制剂西罗莫司能通过作用于 μ 受体来缓解癌性骨痛或改变患者对阿片类药物的耐受性。有关西罗莫司的研究也证实，西罗莫司不仅能激活阿片类受体，还能通过改善肿瘤的侵袭性、患者情绪等多个机制来提高肿瘤患者镇痛治疗的效果。

（2）肿瘤相关因素：①肿瘤的部位，在进展期肿瘤患者中，头颈部肿瘤、胃肠道恶性肿瘤、泌尿生殖系统肿瘤更容易出现疼痛，并且疼痛程度更重，77%的患者为重度疼痛。不同肿瘤的疼痛性质也有差异，躯体痛在进展期乳腺癌、泌尿生殖系统肿瘤、骨肿瘤和淋巴结转移癌中最常见。头颈部肿瘤更容易混合伤害性和神经性疼痛。晚期胃肠道肿瘤患者以内脏性疼痛最常见。近 40%的患者同时有 2 种类型的疼痛。30%的患者存在 3 种或更多类型的疼痛。80%的患者有多部位疼痛。不同的肿瘤部位引起疼痛的性质和程度会有差异，在治疗上也会存在难易不一，这与镇痛治疗的效果具有相关性。②肿瘤的分期，肿瘤的分期不同，其疼痛的特点也不同，同样对治疗效果有影响。进展期肿瘤患者与早期患者相比疼痛频率、强度都明显增加。接受抗肿瘤治疗的患者中，有 35%~56%伴有癌痛，其中 20%～34%为重度疼痛。疼痛性质也不相同，其中 50%为躯体痛、33%为神经病理性疼痛、20%为内脏痛。对于未发生转移的患者，6%～17%会出现肿瘤直接侵犯导致的疼痛，已经发生转移的患者有 35%～56%会出现疼痛，而对于住院治疗的进展期肿瘤患者这一比例高达 76%～84%。③肿瘤的大小，有关肿瘤大小对癌痛治疗影响的报道并不多见。不同部位的肿瘤本身毗邻的解剖结构不同，肿瘤体积的大小与癌痛的相关性不明确。空间狭小的头颈部肿瘤、颅内肿瘤常在肿瘤较小时患者就会出现剧烈疼痛；而腹腔、盆腔肿瘤多数在较大体积时才会出现轻度疼痛。即使在相同部位的肿瘤患者中，肿瘤大小对癌痛治疗影响相关性的报道也存在差异。以头颈部肿瘤为例，Connelly 等报道了 16 例口腔鳞状细胞癌患者，其肿瘤的大小与疼痛的程度及治疗效果没有相关性。但另有研究显示，在咽喉癌患者中肿瘤的大小与疼痛疗效具有明显的相关性。④肿瘤治疗相关的因素，常规的抗肿瘤治疗手段有手术、放疗、化疗、靶向治疗等，这些治疗对癌痛的镇痛效果常起积极作用。抗肿瘤治疗有效，多数会伴随着疼痛的减轻、镇痛治疗药物的减少甚至停药。对于骨转移引起癌痛的患者，有研究报道单纯给予放疗联合双磷酸盐，患者疼痛的缓解率可以达到 87.3%。特别是对于特定部位的骨转移导致的疼痛，局部放疗有明显疗效，在较短时间内就能大幅度减少镇痛药物使用剂量，显著提高患者生活质量。另外，抗肿瘤治疗本身如手术、穿刺、放疗导致的黏膜炎、化疗导致的外周神经炎等，也会给患者带来诊疗过程中的各种疼痛。但这种疼痛一般是轻度到中度的，并且多为明显组织损伤导致的急性疼痛，随着损伤恢复，患者的疼痛可以明显好转。

（3）非肿瘤因素：①年龄与性别对癌痛治疗效果的影响目前尚无定论。部分研究显示，癌痛治疗的效果与年龄及性别相关，如年轻患者的癌痛比年长者的癌痛更难控制。但是也有很多研究提示控制癌痛的难易程度与年龄无关。性别与癌痛的关系与年龄相似，相关性暂不确定。一项有关性别差异与老年肿瘤患者癌痛相关性的研究显示，性别与癌痛治疗效果并无相关性，但是在女性合并敏感性格的患者中癌痛程度更重，更加难控制。②患者的依从性：是指患者对医生医嘱、指导的服从或遵守。在一项癌痛治疗的依从性影响因素研究中观察的 70 例患者中，多数存在着难以按时用药、疼痛时才用药、自主减量用药及不服药等问题。患者的成瘾恐惧、对镇痛药物的认知程度、患者的经济条件等成为影响患者治疗依从性的主要因素。③其他社会人口学因素：Corli 等研究显示，在寡居或独身的患者中癌痛较难控制。同时，受教育的程度也与癌痛控制难易程度相关，受教育程度越高感受到的疼痛越剧烈，而文化水平较低的患者对疼痛感受较迟钝。失业或没有稳定工作的患者其疼痛的控制要难于具有稳定收入和工作的患者。因此患者的社会因素越脆弱，其感受的疼痛越剧烈，也就越难以控制。④认知及心理因素：在癌痛诊疗过程中，对病情的了解与认知程度也是癌痛治疗的影响因素。有研究显示，对疾病知之甚少或不知情的患者疼痛较好控制。反之当患者知晓已经发生转移后，疼痛的体验会加重。另外，与医护团队的良好关系，也可以对疼痛控制起到积极影响。心理因素与癌痛的治疗也有明显相关性。研究显示，疼痛与情绪中枢具有高度重叠。疼痛本身与不良情绪伴随发生并且存在解剖学基础。长期受癌痛的折磨，会导致患者伴有焦虑、抑郁等心理问题，同时这样的心理问题也会增加癌痛治疗的难度，两者互为因果，恶性循环，使癌痛治疗更加复杂。

（4）镇痛治疗因素：在影响肿瘤患者镇痛效果的治疗因素中，医务人员认识不足、镇痛治疗经验不足等问题也是不容忽视的。常见的原因有癌痛评估不足，缺乏对阿片类药物的药理、转化、轮替等知识的掌握，对辅助用药的经验不足，惧怕治疗相关的不良反应，害怕滥用，还包括对镇痛治疗导致的不良反应处理经验不足等。

第二节 疼痛的评估

准确评估疼痛程度可以提高癌痛控制水平，减轻患者的疼痛，对提高癌痛患者的生活质量有着非常重大的意义。目前评估癌痛的工具多种多样，合理运用各种评估工具，将有助于护理质量的提高，现介绍几种常用的评估和筛查量表。

一、单维疼痛评估工具

1. 数字评分量表（numerical rating scale，NRS） 具体评估方法如下：数字 0~10 代表从无痛到最严重的疼痛，允许患者根据自己当前的感觉标记一个表示疼痛程度的数字。但该评分工具对文化程度要求较高，对文化程度低、认知有障碍者的使用效果不理想（图 3-1）。

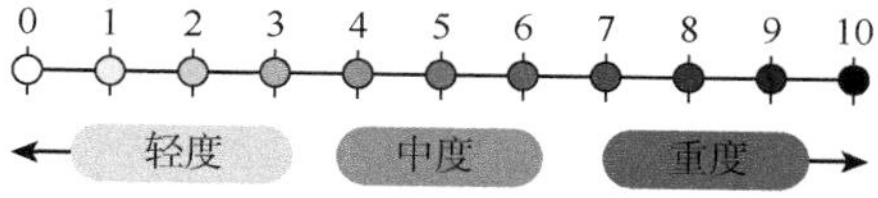

图 3-1 数字分级法

2. 视觉模拟评分法（visual analogue scale，VAS） 具体做法是使用一根上面标有"1~10"刻度的游标尺，两端分别作为"0分"端和"10分"端，它们之间有一个可移动的滑块，"0分"表示患者没有任何疼痛，"10分"表示患者经受难以忍受的剧痛，游标尺背面有"0~10"的刻度。临床测试时以无刻度的一面面对患者，让患者用游标的位置来标示当前疼痛级别，测评者根据游标位置评出分数。该工具的优点是直观、受试者易懂、经济简便、可重复使用等，但对于理解能力不足的患者或老年人的适用性较差，由于其不能很好地实施评价，会导致评估的随意性较大。

3. 主诉疼痛分级法（the verbal rating scale，VRS） 又称语言评估量表，由 Hayes 等于 1921 年首次研发。患者从一系列的描述性指标中选择疼痛强度。疼痛主诉分为无、轻度、中度或重度疼痛 4 级（表 3-1）。VRS 疼痛评分操作简便，无须事先向患者解释说明，符合患者的语言习惯，尤其适合于老年患者，但 VRS 的四分度不够精确，有时患者找不到与自己的疼痛程度相对应的评分。

表 3-1 主诉疼痛分级法

分级	标准
无	无疼痛
轻度疼痛	阵发性轻微痛
中度疼痛	阵发性或持续性疼痛较重，不能忍受，日常活动、饮食及睡眠受到一定影响
重度疼痛	剧痛难忍，不能正常生活、饮食及睡眠，可伴自主神经功能紊乱

4. Wong-Banker 面部表情量表法 通过 6 种面部表情来表达疼痛程度，其强度从轻度到剧痛用微笑到哭泣表示。患者根据自身情况选择能表达当前疼痛程度的表情。该评估方法直观、易于操作，适用于各个年龄段的患者，尤其适用于表达能力不足或存在沟通困难的患者。但由于每例患者对面部表情的理解不一样，可能会影响该方法评估的准确性。Wong-Banker 面部表情量表法可以应用于儿童，因为表情更利于儿童接受，使儿童能够更好地配合护士进行评估（图 3-2）。

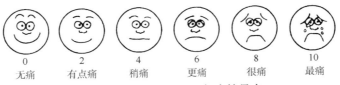

图 3-2　Wong-Banker 面部表情量表

5. 长海痛尺评估法 长海痛尺于 2001 年由上海长海医院陆小英研发并应用于临床，它巧妙地结合了数字疼痛量表 NRS-10 和视觉类比量表 VAS-5 的优点。在临床操作中长海痛尺评估法简单方便，具有很强的实用性，易被患者接受。邓力等选取 108 例食管癌患者分为对照组和试验组，试验组采用的疼痛评估工具为长海痛尺，结果发现运用长海痛尺能及时提供有效的疼痛信息，降低镇痛药量，试验组对疼痛控制满意度高于对照组，差异有统计学意义（$P<0.05$）（图 3-3）。

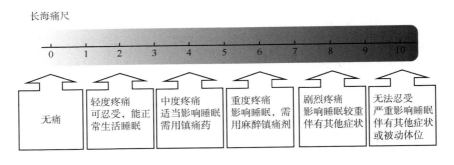

图 3-3　长海痛尺评估法

二、多维疼痛评估工具

1. 中国人癌症疼痛评估工具（Chinese cancer pain assessment tool，CCPAT） 是由香港理工大学钟慧仪于 1998 年编制，包括身体功能、药物使用、心理社交、疼痛信念、情绪及疼痛强度 6 个方面 56 个指标，总 Cronbach α 系数为 0.880，对临床评估癌痛患者的疼痛强度有较好的参考价值。该问卷填写需 20 分钟左右，因此对于癌痛患者来说所需时间较长，目前没有在临床普遍应用。

2. 简明疼痛评估量表（brief pain inventory，BPI） 使用 NRS 表达患者的疼痛强度，并且用 7 个问题描述疼痛干扰患者的活动、情绪、娱乐、人际关系、睡眠、工作和行走。

我国学者 Wang 等于 1996 年对 BPI 进行汉化形成中文版 BPI，包括疼痛部位、疼痛程度和影响程度，其中疼痛部位为单独条目，疼痛程度和影响程度两个维度的 Cronbach α 系数分别为 0.894 和 0.915。采用 10 级评分法，得分越高表明疼痛程度越高，对患者的影响越大。此量表对疼痛程度和相关能力障碍的量化既简单又迅速，5～15 分钟可以完成，不仅可以评价疼痛的程度，而且可以评估癌痛控制的效果，是评价疼痛快速有效的方法。但是该量表没有针对癌痛性质和病理生理机制的评估内容，也未涉及对暴发痛的评估，不适于对复杂难治性癌痛，尤其是癌性神经病理性疼痛的评估（附表 9）。

3. 整体疼痛评估量表（global pain scale，GPS）　由美国学者 Gentile 研发，用简洁的数字评分评估疼痛患者的主、客观多维疼痛感受，为自评量表。量表共分疼痛、情绪感受、临床表现、日常行为 4 个维度，共有 20 个条目，均采用 0～10 级评分制，0 代表"无痛"或"非常不同意"，10 代表"最痛"或"非常同意"，总分越高说明疼痛主、客观影响越严重。周玲等将其汉化为中文版整体疼痛评估量表，Cronbach α 系数为 0.950，4 个维度（疼痛、情绪感受、临床表现、日常行为）的 Cronbach α 系数分别为 0.880、0.915、0.871、0.912。但患者可能会由于各种原因不愿意告知疼痛感受，或者存在感觉、认知障碍等，从而影响医务人员对疼痛的客观评价（附表 10）。

4. 行为疼痛量表（behavioral pain scale，BPS）　由法国学者 Payen 研究设计，用于评估面部表情、上肢运动和通气顺应性。每个项目 1～4 分，总分是 3～12 分。总分越高，患者的疼痛程度就越高。张萍等将其汉化为中文版行为疼痛评估量表。该量表总的 Cronbach α 系数为 0.773，3 个维度（面部表情、上肢运动、呼吸机顺应性）的 Cronbach α 系数分别为 0.731、0.683、0.755。BPS 的优点在于对疼痛的诊断相对精确（附表 11）。

第三节　疼痛的护理管理

一、症 状 护 理

1. 癌痛评估　是合理、有效进行镇痛治疗的前提，应包含详细的病史、体格检查、心理状况评估，使用适当的疼痛评估工具和诊疗手段评估疼痛严重程度。为了准确和真实评估肿瘤患者的疼痛情况，应当遵循"常规、量化、全面、动态"的评估原则。

（1）常规原则：医护人员主动询问患者有无疼痛，常规评估疼痛情况。首次常规疼痛评估应当在患者入院后 8 小时内完成，有疼痛症状的患者，应将疼痛评估列入护理常规进行连续评估和记录。轻度疼痛每日评估 1 次，中、重度疼痛每日评估 2～3 次；实施镇痛措施后需要常规评估，根据药物的达峰时间进行评估，以吗啡为例，应在口服给药后 60 分钟，皮下给药后 30 分钟，静脉给药后 15 分钟进行疼痛评估。

（2）量化原则：使用疼痛程度评估量表来评估患者疼痛程度。量化评估疼痛时，应当重点评估最近 24 小时内患者最严重和最轻的疼痛程度，以及大部分时间内患者感受的疼痛程度。常用疼痛程度评估量表包括疼痛数字分级法、面部表情疼痛评分量表、主诉疼痛程度分级法。针对不同患者应选择适合的评估工具，其中主观疼痛评估工具适用于具有交流能力的患者；客观疼痛评估工具适用于无法交流的患者及急性疼痛评估；面部表情疼痛评分量表适用于儿童、老年人及表达能力缺失者。同一例患者应使用同一种评估工具，患者病情发生变化时除外。

（3）全面原则：是指对患者疼痛病情及相关病情进行全面评估，包括疼痛病因、性质、部位、程度、时间、加重或减轻因素、治疗情况及效果、重要器官功能、心理精神状况、对正常活动的影响、家庭及社会支持，以及既往史等情况。应当在患者入院24小时内完成首次全面疼痛评估，如果出现病情变化或新发生疼痛，以及根据治疗目的在需要时进行再次全面评估。

（4）动态原则：是指持续、动态评估患者的疼痛症状变化情况，包括疼痛程度、性质变化、暴发痛发作、疼痛减轻或加重，以及治疗的效果和不良反应等。动态评估时机应为疼痛时、给药时、暴发痛处理后。

2. 疼痛治疗　癌痛治疗应采取综合治疗原则，根据患者的病情和身体状况，应用恰当镇痛治疗手段，及早、充分、持续、有效地消除疼痛，预防和控制药物的不良反应，降低疼痛及治疗带来的心理负担，以期最大限度地提高患者的生活质量和舒适度，延长患者生存时间。

（1）治疗原则：1982年WHO提出了癌痛"三阶梯镇痛，五项给药原则"治疗方案，镇痛药的三个阶梯分别为非麻醉性、弱麻醉性及麻醉性药物，在使用以非麻醉性镇痛药（第一阶梯）为主的基础上，当患者的疼痛不能有效控制时，按顺序加用少量弱麻醉性药物（第二阶梯）及麻醉性镇痛药（第三阶梯）。五项给药原则即口服、按时、按阶梯、个体化、注意细节。2016年美国国立综合癌症网络（national comprehensive cancer network，NCCN）发布的成人癌痛临床实践指南首次提出癌痛管理目标的"4A"原则：充分镇痛、最优生存、最小不良反应和避免异常用药，强调了癌痛管理不是单一的药物治疗，而是全面、全程的管理过程。

（2）药物治疗：按照疼痛的程度和性质选择不同阶梯的镇痛药物。轻度疼痛者可选用非甾体抗炎药；中度疼痛者可选用弱阿片类药物或强阿片类药物，并且可合用非甾体抗炎药；重度疼痛者选用强阿片类药物，并且可合用非甾体抗炎药、激素类、抗抑郁药、抗惊厥药等。

（3）非药物治疗：非药物镇痛治疗可协同药物镇痛，减轻患者的疼痛症状，主要有物理治疗、中医治疗、介入治疗、认知-行为训练、社会心理支持治疗等。

3. 药物护理

（1）正确给药：慢性疼痛首选口服给药，出现持续不缓解的疼痛危象时可经皮下或静脉给药。按时给予控/缓释制剂控制患者的基础疼痛，按需给予即释制剂控制暴发痛。芬太尼透皮贴剂常选用的部位是躯干或上臂未受刺激及未受照射的平整皮肤表面，局部不能使用刺激皮肤或改变皮肤性状的用品，不能接触热源；透皮贴剂禁止刺破或剪切使用；每72小时更换一次，更换粘贴部位。

（2）观察药物不良反应：长期大剂量服用非甾体抗炎药存在上消化道出血、血小板功能障碍、心肝肾毒性的危险性。因此，需要观察患者有无出血征象、监测其心肝肾功能。以阿片类药物为例，不良反应：①便秘，是最常见的不良反应。鼓励患者多饮水，多吃蔬菜和水果，适当运动，保持每日排便习惯，预防性使用缓泻剂。②恶心、呕吐，服药后初期反应，一周左右症状逐渐消失，应合理使用止吐药物，针灸疗法、放松疗法、音乐疗法等可以减轻症状。③皮肤瘙痒，嘱咐患者不可抓挠以防皮肤损伤，局部可使用润肤剂，严重者可用止痒药物。④神经系统症状，如患者出现嗜睡或过度镇静等表现，或者出现呼吸抑制、针尖样瞳孔等应及时就医，必要时使用纳洛酮解救。

二、症状最新研究进展

1. 虚拟现实（VR）技术　是一种允许用户体验虚拟世界的计算机模拟系统。它使用计算机生成一个模拟环境，用户与之互动获得身临其境的体验，促进感知在虚拟环境中的物理存在。近年来，随着头戴式显示器等更廉价的设备出现，虚拟现实已经成为一种更加可行和流行的技术。与许多镇痛药不同的是，通过注意力和情绪的改变，VR 会影响患者对疼痛的感知。虚拟现实创造的沉浸式环境通过上调非疼痛神经信号来减少疼痛体验。越来越多的证据支持 VR 作为成人和儿童急性疼痛、烧伤和实验性疼痛管理的替代策略。其他实验已经证明了 VR 在包括化疗和伤口护理在内的各种医疗程序中对疼痛的积极作用。其他研究也支持将 VR 作为镇痛药的辅助手段。此外，来自系统回顾的证据表明，VR 在处理与医疗程序、伤口清创和实验性疼痛相关的急性疼痛方面是有效的。

2. 正念疗法（mindfulness-based interventions，MBI）　正念起源于东方文化，现已作为一种心理治疗方法被引入卫生保健领域，正念强调有意识地以一种非评判的和可接受的方式关注当下。正念疗法包括正念减压疗法（mindfulness-based stress reduction，MBSR）和正念认知疗法（mindfulness-based cognitive therapy，MBCT），通过正念练习（如静坐冥想、瑜伽、身体扫描、正念呼吸等）可促进患者不带任何评价地接受现实而避免对过去或未来事件的反刍，在慢性疼痛、糖尿病、高血压等慢性疾病治疗和护理领域应用较为广泛。正念疗法对疼痛强度的影响机制尚不清楚，考虑到疼痛的多方面成分，这可能与感觉处理、情感和认知大脑区域的激活改变有关，一项荟萃分析支持了正念疗法有减轻患者长期和短期疼痛强度的效果。

三、健　康　指　导

1. 正确认识癌痛，掌握自评方法　告知患者药物治疗可以有效控制疼痛，鼓励其主动表达疼痛感受；解释阿片类药物的特性，消除患者对用药成瘾的顾虑，提高其治疗依从性。教会患者掌握疼痛自我评估的方法，每次使用的方法要保持一致。

2. 指导正确用药　在医生指导下用药，不可自行调整用药剂量和频率；口服缓释药物应整片吞服，不能掰开、碾碎服用；为避免胃肠道不适，非甾体抗炎药应在餐后服用；正确掌握透皮贴剂的使用方法。

3. 指导疼痛疗效的评定标准　①完全缓解：治疗后完全无痛。②部分缓解：疼痛较给药前明显减轻，睡眠基本不受影响，能正常生活。③轻度缓解：疼痛较前减轻，但不明显，睡眠受干扰。④无效：与治疗前相比无减轻。

第四章 肿瘤患者癌因性疲乏管理

第一节 癌因性疲乏概述

一、定 义

癌因性疲乏（cancer related fatigue，CRF）被认为是第六大生命体征，近年来逐渐成为研究热点。美国国立综合癌症网络将其定义为："与肿瘤或肿瘤治疗相关的、痛苦的、持续的、主观的身体、情感或认知上的疲乏或疲惫感，与近期的活动量不符，并且干扰正常的身体功能"。

癌因性疲乏为多种因素相互作用导致的常见肿瘤症状，贯穿于疾病发生、进展、治疗和预后的全过程，被认为是肿瘤患者持续时间最长、最具破坏性、对生存质量影响最大的一项症状，广泛存在于放化疗及姑息治疗患者的不同治疗阶段。据报道，在接受放化疗及生物治疗的肿瘤患者中，有70%～95%的患者会出现癌因性疲乏。

二、发 生 机 制

CRF 的发病机制仍然不是十分明确，可能的病理生理学机制：肿瘤治疗导致的中枢神经系统直接毒性（如药物通过血脑屏障、头颅照射）；失血或化疗相关骨髓抑制所导致的贫血；肌肉减少症、肌肉能量代谢缺陷和（或）腺苷三磷酸生成或利用异常；骨骼肌神经生理变化（迷走神经传入假说）；下丘脑-垂体轴介导的慢性应激反应；系统性炎症反应；促炎因子和循环 T 淋巴细胞导致的免疫激活；睡眠缺乏和昼夜节律破坏；激素变化（如女性过早绝经）。

其中，炎症反应对 CRF 的发生发挥着重要作用。多项研究显示，炎症反应因子标志物的升高和 CRF 具有明确相关性。Lutgendorf 等和 Clevenger 等的研究均显示，卵巢癌患者疲乏水平和 IL-6 水平呈正相关。关于乳腺癌患者的研究显示，伴有疲乏的乳腺癌患者常伴有 IL-1 受体拮抗剂（interleukin-1 receptor antagonist，IL-1RA）、可溶性肿瘤坏死因子受体 II（sTNF-R II）和 C 反应蛋白（c-reactive protein，CRP）水平的升高。中国学者叶建增等在对肺癌患者的研究中发现，有乏力组较无乏力组肿瘤细胞转化生长因子-β（transforming growth factor-β，TGF-β）和肿瘤坏死因子-α（TNF-α）免疫组化表达水平显著升高。上述炎症细胞因子能直接作用于下丘脑-丘脑-肾上腺轴并影响其功能，从而导致 CRF，也可以通过诱发贫血、恶病质、厌食症、抑郁，导致 CRF 的产生。

三、疾病特点及影响因素

1. 特点

（1）普遍性：不同阶段肿瘤患者都可能出现 CRF，如治疗前肺癌患者最常见的症状是疲乏，治疗期 25%～99%的患者存在疲乏，即便治疗结束，患者仍可持续数月或数年存在疲乏。

（2）即时出现：肿瘤患者常无明显诱因突然感到无力和疲惫。

（3）休息难以缓解：与一般疲劳不同，CRF 患者通过简单休息很难缓解。

（4）群体症状性：CRF 患者常伴随出现疼痛、焦虑、厌食症、恶病质和消极情绪等问题。

（5）危害性大：CRF 严重影响肿瘤患者及其家属的生活质量，如降低身体功能、产生认知障碍、抑郁或焦虑、干扰社会人际关系、降低工作效率甚至影响治疗。肿瘤患者对 CRF 进行自我管理能够降低死亡率、提高生存率及生活质量。

2. 影响因素

（1）人口学因素：已有研究表明，CRF 与肿瘤患者的性别、年龄、收入等因素有关。女性本身的敏感、细腻特质会使她们比男性更容易产生悲观情绪，并且在住院期挂念家庭等会使女性患者更容易发生疲乏。年龄也是 CRF 的影响因素，年老患者体能下降，多数患者伴有慢性病史，社会隔离严重，认知等功能下降，缺乏与外界的沟通，易出现疲乏。经济条件差的患者更容易发生 CRF，肿瘤是一种需要长期治疗、护理的疾病，即使可以康复，后续也要承担高额的复查费用，并且患病后多数人不得不离开工作岗位，患者长期承受经济压力，也会导致出现程度较重的疲乏。

（2）疾病相关因素：有研究表明，CRF 与疾病引起的贫血、恶病质综合征、体重减轻、疼痛等有关。肿瘤患者本身由于肿瘤细胞的生长，正常细胞的生长代谢受到影响，并且肿瘤细胞等造成机体内分泌改变，激素分泌失衡，均可导致患者出现疲乏。化疗产生的贫血、白细胞减少症，放疗导致的免疫功能下降、细胞损伤都和疲乏的产生有关。患者常伴随机体营养失调，一些肿瘤晚期患者出现恶病质，身体会出现严重不适。肿瘤患者体内的炎症细胞因子会对机体免疫系统产生影响，有研究认为，细胞因子对 CRF 的发生发挥作用，但具体机制还不明确。不同部位的 CRF 程度也有差异，头部肿瘤或其他肿瘤的头部转移瘤会损伤神经系统，导致患者更严重的认知方面的疲乏。

（3）治疗及肿瘤并发症因素：目前肿瘤的治疗手段主要是手术、放疗、化疗及生物治疗等，这几种治疗方法均会为患者带来不同程度的副作用，从而导致疲乏的发生。手术治疗属于创伤性应激，会导致交感神经张力增强，患者体内肾上腺素水平增高，导致其精神心理长期处于紧张、焦虑状态，从而引起疲乏。生物治疗使患者接触干扰素、肿瘤坏死因子等，可能会对机体产生负面效果，生物制剂的使用可能会导致患者出现发热、寒战、疼痛等不适感，严重影响患者生理、心理、社会功能。肿瘤的诊断、分期和病理类型与 CRF 的发生和严重程度有关，不同类型的肿瘤由于其生物学特性不同而具有不同的发生机制。肿瘤治疗的并发症，如贫血、感染、营养不良等可能成为疲乏的促进因素。贫血是能够确定的 CRF 的因素之一，研究表明，在化疗后血红蛋白水平低于 12g/dl 的肿瘤患者中，血红蛋白水平与疲乏的发生率和疲乏程度呈明显正相关。放化疗的患者发生的胃肠道反应会致使进食量明显降低，肿瘤患者的能量代谢会发生很大的改变，造成营养不良，从而引起患者机体能量变化，使患者出现疲乏。相关研究发现，癌性疼痛与疲乏明显相关。

（4）心理社会因素：疾病的不确定感、焦虑、抑郁及恐惧等均与疲乏有相关性。积极的社会支持有助于改善疲乏。首先患者对疾病的担忧，如患者对预后的担心、功能丧失、社会角色认同、自我形象紊乱，以及药物不良反应等因素都会导致其出现精神心理不良反应，常见的如抑郁、沮丧、害怕、悲伤等负面心理反应，会促进和加重疲乏。已有研究表明，抗逆力水平高的患者更容易应对疾病，在疾病的压力下能够更好地调整心态，以积极的态度应对疾病。大量研究认为，睡眠紊乱与疲乏之间存在正相关性，治疗失眠能改善疲乏症状，提高免疫系统功能和患者生存质量。反之，缺乏社会支持也会导致疲乏的发生，社会支持水平低的患者面对困难得不到有效的帮助，悲伤的情感无处诉说，会增加压力，加重疲乏。

第二节　癌因性疲乏的评估

CRF 可随时间变化，不同患者感到疲乏的时间长短、不悦情绪及强度都有所不同。对其进行准确的筛查与评估是提供治疗依据、观察治疗效果、促进康复和提高生活质量的前提。

一、筛　　查

在患者诊断后及完成基础治疗后，应常规对其进行疲乏的筛查。作为患者的临床指征，对于结束治疗康复期的患者应每年至少筛查 1 次。国内有关证据建议，应使用定量或半定量评估量表记录筛查结果，并且明确推荐采用 0～10 分数字评定量表（0 分表示"无疲乏"，10 分表示"最严重的疲乏"）进行筛查，分级标准：1～3 分为轻度疲乏、4～6 分为中度疲乏、7～10 分为重度疲乏。因为疲乏很少是孤立的症状，多维的筛选工具可能有更大的临床效用。有报道指出，中度至重度疲乏的患者应进行全面评估。

二、评　　估

1. 疲乏史　包括发病模式、疲乏的开始时间和持续时间、时间变化规律、疲乏程度的变化、加重或减轻的因素、是否干扰日常功能和生活。

2. 评估疾病状况　包括本阶段复发风险评估、病理因素及治疗史。进行系统的检查以确定是否有其他症状证实疾病进展或复发。

3. 评估可治疗的因素　包括用药（辅助睡眠药物，长期使用镇痛药或止吐药）、酒精/药物滥用、营养问题（包括体重、热量摄入的变化）、功能状态下降、活动能力下降或失调、合并症（贫血、疼痛、睡眠障碍、电解质紊乱）及其他合并症如心肺或内分泌功能障碍等。

4. 实验室检查　当有严重疲乏或有其他症状出现时，考虑对患者进行实验室检查，包括全血细胞计数和分类、血红蛋白/红细胞压积、电解质、肝肾功能、促甲状腺激素。

5. 评估者　CRF 的评估包括营养、疼痛、睡眠、心理等多方面的内容，开展有效评估需要专业化的多学科团队共同参与。来自美国国立综合癌症网络的指南明确提出，CRF 的评估和管理需要由跨学科团队来完成，包括医生、护士、康复理疗师、营养治疗师等。来自美国临床肿瘤协会及加拿大心理社会肿瘤协会的指南指出，临床团队需根据疲乏评估情况，共同决定是否及何时需要将患者转介至专业人员处继续治疗。因此，建议临床决策者结合科室临床情境特点和医院的现实条件，成立多学科团队来共同管理存在中重度 CRF 的患者并根据专业判断、患者意愿及学科间的合作情况制订 CRF 患者的转介流程，从而为中重度 CRF 患者最佳循证护理实践提供保障。

6. 评估时机　肿瘤患者发生 CRF 的原因是多方面的，而有效管理 CRF 的前提是针对 CRF 的影响因素进行准确评估。证据建议，当患者的 CRF 水平为轻度时，不需要针对 CRF 的影响因素进行深度评估，可指导患者疲乏预防与管理的一般技巧；当患者的 CRF 水平为中、重度时，则需要针对 CRF 的促发因素进行深度评估，以明确患者的疲乏病史及导致疲乏的促发因素。因此，并不是所有的肿瘤患者都需要进行 CRF 的评估，医务人员是否需要针对患者的疲乏进行深度评估，取决于患者疲乏筛查的结果。

7. 评估量表的使用　常用的疲乏评估量表包括单维度评估量表（简单测量疲乏的程度）和多维度评估量表（测量疲乏的性质、严重性、影响疲乏的因素等）。单维度量表为简易疲乏量表、视觉模拟量表、癌症直线类比量表、安德森症状评估量表、癌症相关疲乏抑郁量表等。多维度量表有癌症患者生存质量核心问卷、癌症患者功能评估-疲乏量表、疲乏症状量表、多维疲乏量表、Piper 疲乏量表及其修订版、欧洲癌症治疗与研究组织的问卷。患者的疲乏日记也不失为一种较好的评估方法。疲乏日记要求患者记录关于疲乏的所有感觉，包括发生的时间、持续的长短、疲乏的程度、缓解的方法等，这有利于护患双方全方位地了解疲乏，从而帮助患者适时采取各种应对措施。

（1）简易疲乏量表（brief fatigue inventory，BFI）：由美国安德森癌症中心研制，采取 10 分制评分法，0 分表示"没有疲乏"，10 分表示"非常疲乏"，评分值越高，患者的疲乏程度越高。BFI 适用于各类肿瘤晚期患者，在国内多用于乳腺癌患者。BFI 整体 Cronbach α 系数为 0.961，结构效度为 0.810～0.920。BFI 可以评估疲乏的严重程度，但受测量维度的限制，不能测量生活质量等方面。

（2）视觉模拟量表（visual analogue fatigue scale，VAFS）：用于患者记录自身存在的疼痛及疲乏症状的严重程度，在纸上画一条 10cm 的横线，横线的一端为 0 分，另一端为 10 分，表示从"我不感到疲惫"到"我感到筋疲力尽"。中间部分表示不同程度，0 分表示"无"，1～3 分表示"轻度"，4～6 分表示"中度"，7～10 分表示"重度"。该量表可进行多个时间点的测量，从而了解患者在觉醒状态时 CRF 的变化。VAFS 可用于各种有疼痛症状的肿瘤患者。此量表比较简单易懂，但是仅限于评估患者的疼痛程度。

（3）癌症直线类比量表（cancer line analogy scale，CLAS）：包括一个或一系列症状和症状相关的结果（如生活质量和日常活动能力），患者可以按照自己对这些症状的理解进行答卷，同时在一条 10cm 直线上做标志计分，以示症状的量级。CLAS 量表目前已经广泛用于肿瘤人群，其优点在于患者负担小，可以同时测量几个症状，临床使用方便。不足之处在于其单维性，部分老年人使用时有困难。

（4）安德森症状评估量表（MDASI）：是 Cleetand 等于 2000 年在美国得克萨斯大学安德森癌症中心研制的多症状自评量表，用于评估肿瘤患者的痛苦状况。该量表包含 19 个条目，分两部分：第一部分有 13 个条目，评估过去 24 小时肿瘤症状的严重程度，每项从 0 分到 10 分，0 分表示"无症状"，10 分表示"能想象的最严重的程度"。第二部分为 6 个症状干扰评估条目，用于评估过去 24 小时以上肿瘤症状对患者日常活动的干扰程度。每项采取相似的计分方法，即 0 分表示"无干扰"，10 分表示"完全干扰"。MDASI 广泛适用于不同类型和治疗的肿瘤患者，包括症状干扰日常生活的相关项目。MDASI 已被翻译成多种语言版本，包括中文版 MDASI-C，Cronbach α 系数为 0.820～0.940。

（5）癌症相关疲乏抑郁量表（cancer-related fatigue distress scale，CRFDS）：共有 20 项条目，采用 0～10 分评分法，评估患者在过去一周当中因 CRF 引起的生理、社会、心理、认知、精神等方面的状况。CRFDS 主要用于评估所有肿瘤患者 CRF 在临床和心理上的状态。量表的 Cronbach α 系数为 0.980。CRFDS 结构简单、指标明确，并且在患者当中容易使用，无须培训。

（6）欧洲肿瘤研究与治疗组织生存质量问卷（European organization for research and treatment of cancer quality of life questionnaire，EORTC QLQ-C30）：包含 30 个条目，分为 5 个功能领域，即躯体功能量表、角色功能量表、情绪功能量表、认知功能量表、社会功能量表；9 个症状领域，即疲乏、恶心或呕吐、疼痛、呼吸困难、睡眠障碍、食欲丧失、便秘、腹泻、经济困难，条目评定分为 4 级（1 级为"完全没有"，2 级为"有一点"，3 级为"相当"，4 级为"非常"），以及 1 个总生存质量领域-总体生存质量量表，条目评定分为 7 级（1 级为"很差"，7 级为"很好"）。

（7）癌症患者功能评估-疲乏量表（functional assessment of cancer therapy-fatigue，FACT-F）：Yellen 等在癌症治疗功能评定量表（FACT-G）的基础上，增加了 13 个条目形成了 FACT-F。FACT-G 包括 28 个条目，测量治疗中的患者身体、情绪、功能、社会的状态及患者对治疗的满意情况。该量表已在不同肿瘤患者中经过验证，信效度良好。FACT-F 中增加的 13 个条目可作为一个独立的疲乏量表使用，已在不同肿瘤伴贫血患者中经过验证，具有良好的心理测量属性，包括重测信度，内部一致性 0.930～0.950。采用 0～4 分评分法，0 分代表"一点也不"，4 分代表"非常"。但由于该量表仅适用于治疗中的患者，可能存在使用对象上的限制，并且有些条目较难理解，不易被翻译成其他语言。

（8）疲乏症状量表（fatigue symptom inventory，FSI）：由 Hann 等设计，包括 13 个条目，采用 0～10 分评分法，评估过去 1 周内疲乏的严重程度及对日常生活、活动、情绪、集中精力的能力及生活质量的影响。该量表已在不同肿瘤患者中经过验证，信效度较好，内部一致性在 0.900 以上，但重测信度较弱，须进一步进行临床研究，其独特之处在于可测量疲乏持续时间和强度，随时间的可变性好，中文版 FSI-C 经验证也具有很好的信效度。

（9）多维疲乏量表（multidimensional fatigue inventory，MFI）：是用于评估肿瘤患者

疲乏症状的严重程度及其影响患者日常生活及活动能力严重程度的量表。其包括一般性疲乏、体力疲乏、活动减少、动力下降及脑力疲乏 5 个维度共计 20 个条目。每个条目采用 Likert 5 级评分法，1 级表示"完全不符合"，2 级表示"比较不符合"，3 级表示"介于符合与不符合之间"，4 级表示"比较符合"，5 级表示"完全符合"，分数越高表示疲乏程度越高。MFI-20 的 Cronbach α 系数为 0.920，重测信度为 0.660～0.910，结构效度为 0.680～0.770。MFI-20 的优点是语言简洁易懂，受试者可以在 5 分钟内轻松完成。同时，量表中不包含与其他躯体疾病易混淆的条目，既可从多个维度全面评估疲乏，也可以将其中的分量表抽取出来进行单维度疲乏的评估。

（10）Piper 疲乏量表（Piper fatigue score，PFS）及其修订版：是由美国学者 Piper 于 1987 年设计制订的疲乏自评量表，共包含 27 个条目。1998 年，Piper 对该量表进行了修订，修订后的 PFS 共有 4 个维度 22 个条目，用于评估患者"此时"的主观疲乏。评估感觉与情绪方面分别有 5 项，认知与行为方面分别有 6 项，各项评分为 0～10 分的 11 计分法，0 分表示"无变化"，10 分表示"变化非常严重"。总分由 4 个维度的平均分得出，0～3.3 分"轻度疲乏"，3.4～6.7 分为"中度疲乏"，6.8～10 分为"重度疲乏"，另有 1 个附加项目用于评估患者疲乏的持续时间。修订后的 PFS 主要用于乳腺癌患者的疲乏评估，该量表简便易行，用于评价疲乏的主观感受，允许评估干预策略，其缺点在于该量表只用于评估患者当前的疲乏状况。Piper 中文版本 Cronbach α 系数为 0.910，重测信度为 0.980，效度系数为 0.920。

第三节　癌因性疲乏的护理管理

一、症　状　护　理

1. 进食方法及就餐环境

（1）遵循《中国居民膳食指南（2016）》《恶性肿瘤患者膳食指导》《中国肿瘤营养治疗指南》指导肿瘤患者增加食物摄入量，避免肿瘤治疗过程中出现的体重减轻或导致治疗的中断。如果通过饮食指导不能满足需求，需要进行人工营养（口服营养补充剂、管饲、肠外营养），均衡饮食。

（2）肿瘤患者更容易接受小分量的食物，制订一份食物计划表，拆分饮食，将每天的食物分成 5～6 餐，以小分量的形式为肿瘤患者提供营养丰富的食物。

（3）使肿瘤患者在愉快的环境下，与愉悦的对象一起进餐，利用充足的时间享用制作精良、丰富多样、美味可口的食物。

（4）肿瘤患者常合并一些症状，具体的饮食建议如下所述。①食欲缺乏：膳食和饮品须富含营养，小分量提供，充分利用患者具有食欲的时间段。②吞咽困难：调整食物的质地，通过小分量来缓解吞咽不适。确保患者在用餐时体位适宜，从而有利于食物的蠕动，避免食物堆积在口腔中。如果患者吞咽液体困难，摄食以胶状或乳脂类为主；反之，如果患者吞咽固体困难，可进食质地柔软的食物。③黏膜炎：细嚼慢咽，同时应食用常温食品，保持口腔卫生，摄入柔软、光滑或细碎的混合有水分或汤汁的食物，避免辛辣刺激的饮食，如瓜果皮及辛辣或煎炸的食物。上述进食方式可以避免刺激口腔黏膜，缓解因唾液腺分泌减少而引起的口腔干燥等不适，同时应注意改善食物的风味。

（5）规律生活，制订合理的饮食计划，每日定时进餐，刺激患者到就餐时间就会产生食欲。可以少量多次进食，在三餐之间加餐。

（6）科学地加工、烹调食物，注重搭配，色、香、味俱全。造型别致的食物会使人体产生条件反射，分泌出大量消化液，增加患者的食欲。

（7）使用鲜红色（服用蒽环类药物的患者禁用）、粉红色或者橙色的食材，可以促进患者的食欲，如红色柿子椒、西红柿、胡萝卜等。选择淡蓝色的餐桌或桌椅可以缓解患者焦虑的心情。绿色食物有助于稳定心情，减轻患者紧张情绪。黑色或者暗红色等深沉的颜色，则会降低患者的食欲。

（8）就餐时保持良好的心情：就餐前可做自己喜欢的事，如听音乐、看书等，让患者保持良好的就餐心情。

（9）注意戒烟、戒酒。

（10）适当运动：每日2次，每次30分钟左右，在身体条件允许且不引起继发疲劳的情况下，以有氧运动为主，可以进行慢跑、散步、太极拳等。

2. 化疗引起的口干导致食欲差

（1）口干的原因：唾液缺乏或黏稠时首先会影响口腔黏膜，使得细菌或真菌过度生长，影响一系列功能，如吞咽、进食、说话、味觉和义齿的佩戴。肿瘤化疗主要是利用化学药物注射入患者体内进行治疗，化疗药物在杀死肿瘤细胞的同时也会对人体正常的细胞产生损害，导致唾液腺分泌抑制，从而使患者出现口干。

（2）从饮食入手缓解口干：口干患者在饮食上要特别注意。每日饮食应干、稀结合，尽量多喝汤水，每日液体摄入量须在 2500ml 以上。饮食以清淡、软食为主，注意不宜过咸，否则会加重症状。避免辛辣、咸酸、粗糙、干硬及刺激性食物，尤其是当口腔出现溃疡时，不仅会刺激伤口，对肠胃食欲及口腔分泌唾液都会有影响。口干者宜多食新鲜果蔬，刺激唾液腺分泌。多吃酸味的新鲜蔬果，如山楂、杏、猕猴桃、草莓等，它们都含有丰富的粗纤维，须经充分咀嚼才能下咽，咀嚼的过程中可以有效刺激唾液腺分泌。但是，患有胃病或胃酸分泌过多的老年人不建议采用此办法。对于肿瘤患者口干等不良反应，补硒调理也可有效缓解。安慰患者并向其说明口干发生的原因及对策，使患者在心理上有适应过程。一旦口干症状出现，患者应有充分的思想准备，能面对现实，树立战胜疾病的信心。

（3）口干健康教育：戒烟、酒，及时评估患者的饮食与营养状况，适当配合给予静脉营养。西洋参、金银花、胖大海、橘皮等泡水饮用，有生津止渴的作用。应减少或避免在天气变化的时候外出，风沙天气应戴好口罩。

二、症状最新干预进展

1. 药物治疗 在治疗 CRF 时，应针对可治疗的诱因进行积极的药物干预。目前已经明确对 CRF 有治疗作用的药物有造血剂、抗抑郁药、选择性 5-羟色胺再摄取抑制剂、糖皮质激素等。肿瘤在发展过程中致使患者出现贫血时，临床医生应查明贫血的真正原因，如缺铁、维生素 B₁₂ 缺乏或叶酸缺乏、失血或溶血等，并且有针对性地治疗。促红细胞生成素对肿瘤引起的贫血有明显作用，目前已被批准用于治疗肿瘤患者的贫血。Lappin 认为促红细胞生成素能提升肿瘤患者的血红蛋白和血细胞比容，改善疲乏症状和提高生活质量。抗抑郁药物如哌甲酯已被提议用于治疗伴有抑郁的肿瘤患者的疲乏。Sarhil 应用哌甲酯治疗 11 例肿瘤晚期患者的疲乏，其中 9 例获得成功，并且证明哌甲酯对疲乏起效快，即使在轻度贫血的情况下，也可以减轻疲乏。选择性 5-羟色胺再摄取抑制剂帕罗西汀可用于治疗接受化疗的乳腺癌女性患者的潮热、疲乏、睡眠障碍和抑郁。地塞米松通过阻止炎性介质的释放抑制化疗所致血细胞和血小板减少，从而降低 CRF 的发生率。

2. 非药物治疗

（1）有氧运动：对肿瘤患者而言，有氧运动是一项可行并有潜在益处的运动，大量资料表明，合理的有氧运动有助于预防 CRF 的出现，并且能降低疲乏的程度。Courneya 等对 96 例肿瘤患者在实施常规治疗的基础上结合有氧运动疗法（每日室内行走 3～5 次，每次 20～30 分钟），结果显示，有氧运动能够明显改善患者的疲乏状态，降低 CRF 的发生率，提高患者的心肺功能，最终提高患者生活质量。美国肿瘤护理学会循证医学小组研究人员指出，有氧运动是目前经 I 级证据证明有效的干预措施。因此，精确规定了运动的强度、持续时间、频率的有氧运动可以作为 CRF 的治疗方法。运动计划应个体化，要结合患者的年龄、疾病的发展阶段、身体状况制订合适的运动计划，循序渐进，并且根据患者的反应及时调整运动的强度和时间。

（2）健康教育：许多肿瘤患者对抗肿瘤治疗所致的疲乏无心理准备。通过告知患者 CRF 是肿瘤治疗过程中和治疗后高发生率事件，不但可以减轻患者对疲乏的焦虑情绪，还可以帮助其提前制订干预计划。张媛选取 60 例发生 CRF 的肿瘤患者，除了对选取的患者给予相应的正规治疗外，还对其进行正规、系统的综合性健康教育，结果显示健康教育前后患者疲乏程度有明显差别，表明加强健康教育的确可以有效缓解 CRF 程度，提高患者生存质量，因此实施健康教育对肿瘤患者非常有必要。

（3）睡眠或休息：研究表明，睡眠紊乱与疲乏和焦虑有关，规律的睡眠有利于维持良好的生物节律，间断的睡眠、不良的睡眠习惯或在白天很少活动都会导致生物节律紊乱，加重疲乏程度。充足的睡眠是缓解 CRF 的有效措施。目前认为有效调节睡眠的措施：①改善环境，为患者提供安静、舒适、温湿度适宜的病房。②帮助患者制订作息计划。③指导患者睡眠时采取舒适的卧位。④睡前禁止饮咖啡、浓茶等饮料。⑤睡前禁止做剧烈的运动。⑥入睡前行温水浴或温水泡足等，改善焦虑、抑郁，减少入睡时间，提高睡眠质量。

（4）营养支持：肿瘤患者常出现纳差、消瘦、恶病质等营养状态的改变，但营养支持治疗 CRF 的价值还需要进一步研究。针对肿瘤患者营养状态的改变应进行早期干预，注意监测患者体重及保持电解质平衡，指导其补充营养，合理搭配饮食，提高机体免疫力，从而缓解疲乏程度。

（5）心理干预：对肿瘤患者的心理研究表明，减轻紧张情绪和提高社会心理支持可降低疲劳的水平。Forester 对 100 例行 6 周放疗的多种肿瘤患者进行每周心理咨询，10 周后发现心理治疗组的疲乏明显轻于对照组。CRF 实践指南指出，心理行为干预措施包括群体支持、个体咨询、全面的处理策略、应激处理的训练和制订行为干预计划。通过心理行为干预可以改变患者消极的想法，有助于缓解 CRF 的加剧和恶性循环。

三、健 康 指 导

（1）注意饮食多样化，三餐的饭菜种类应尽量多一些，保证营养全面且丰富。

（2）每天进食 6~8 次，少食多餐。

（3）多食淀粉和蛋白质含量高的食物，如淀粉含量高的面包、意大利面、土豆等，以及蛋白质含量高的鱼肉、鸡肉、鸡蛋、奶酪、牛奶、豆腐、坚果、花生酱、酸奶、豌豆、黄豆。

（4）适当饮用温凉的饮料和果汁。夏季可以多食菠萝、萝卜等开胃的食物，菠萝的酶含量高，可以在两餐间加一杯菠萝汁。

（5）选择适合自己口味的食物进食。

（6）营造舒适的就餐环境，家属与患者一起就餐。

（7）当患者不想吃东西时，可以食用果汁、奶昔或液体餐代替。

（8）可以用指腹以画圆方式按压足三里穴，调理脾胃功能，促食欲，助消化，每次 15下，每日 2~3 次。足三里穴位于外膝眼下四横指、胫骨边缘。

第五章　肿瘤患者恶心、呕吐管理

第一节　恶心、呕吐概述

一、定　　义

化疗所致恶心呕吐（chemotherapy-induced nausea and vomiting，CINV）是指由化疗药物的不良反应所引起的恶心和呕吐，会使患者有主观的不适。恶心是指胃部不适或呕吐感。呕吐是指胃内的食物和液体呕吐而出。恶心甚至可以在患者没有联想到食物的时候发生。即使没有吃任何东西，也可能发生呕吐，有时患者在呕吐之前并没有表现出恶心的症状。

二、发　病　机　制

呕吐是由大脑控制的多步骤反射过程，是由化学感受器触发区、咽和胃肠道的迷走神经传入纤维及大脑皮质向位于延髓的呕吐中枢传入冲动而触发，再将传出信号传递到不同的器官和组织，诱发呕吐。

化学感受器触发区、呕吐中枢和胃肠道有许多神经递质受体，化疗药物及其代谢产物对这些受体的激活可能是化疗诱发呕吐的原因。参与呕吐反应的神经递质受体有 5-HT$_3$ 受体、多巴胺、乙酰胆碱、皮质类固醇、组胺、大麻素、阿片和 NK-1 受体。目前研究发现，5-HT$_3$ 受体通过外周途径和急性呕吐相关，NK-1 受体通过中枢途径与延迟性呕吐相关。

随着有效止吐药物的应用，接受具有致吐风险的化疗药物治疗患者的恶心发生率已高于呕吐。恶心的发生机制可能与呕吐不完全一样，可能有不同的神经通路，但确切的机制仍不清楚。

三、疾病特点及影响因素

1. 疾病类型　CINV 的分类按照发生时间，通常可以分为急性、延迟性、预期性、暴发性及难治性 5 种类型。

（1）急性恶心、呕吐：发生在给予化疗药物 24 小时内，一般为给药后的数分钟至数小时，并且在给药后 5~6 小时到达高峰，但多在 24 小时内缓解。

（2）延迟性恶心、呕吐：发生在给予化疗药物 24 小时之后，在用药后 48~72 小时达到最高峰，可持续 6~7 天。

（3）预期性恶心、呕吐：是指患者在前一次化疗时经历了难以控制的 CINV，在下一次化疗开始之前即发生的恶心、呕吐。

（4）暴发性恶心、呕吐：是指即使充分使用了预防恶心、呕吐的药物，仍出现的恶心、呕吐和（或）需要进行解救性止吐治疗，可以发生在给予化疗药物后的任何时间段。

（5）难治性恶心、呕吐：是指以往的化疗周期中使用预防性和（或）解救性止吐治疗失败，而在后续化疗周期中仍然出现的恶心、呕吐。

2. 疾病分级 根据美国癌症研究所制订的通用不良事件评价标准（common terminology criteria adverse events，CTCAE）4.0 版本，将恶心程度分为 3 级、呕吐程度分为 5 级（表 5-1，表 5-2）。

表 5-1 恶心分级标准

分级	不良反应
1 级	食欲下降而饮食习惯未改变
2 级	经口进食减少未伴有明显体重下降、脱水或营养不良
3 级	经口摄入能量或液体不足，需鼻饲、全胃肠外营养支持或住院治疗

表 5-2 呕吐分级标准

分级	不良反应
1 级	24 小时内呕吐 1～2 次
2 级	24 小时内呕吐 3～5 次
3 级	24 小时内呕吐 ≥6 次，需要鼻饲、全胃肠外营养支持或住院治疗
4 级	危及生命
5 级	死亡

3. 影响因素

（1）治疗相关因素

1）化疗药物催吐性分级：化疗药物本身的催吐程度是导致 CINV 发生的最重要的影响因素。国际指南将化疗药物分为 4 个催吐等级，即高（催吐风险＞90%）、中（催吐风险 30%～90%）、低（催吐风险 10%～30%）和轻微（催吐风险＜10%）。使用高催吐性化疗药的患者发生延迟性 CINV 的风险是使用中、低催吐性化疗药物患者的 3～4 倍。对于高催吐性化疗药导致的延迟性 CINV，使用止吐药的治疗效果较差。

2）化疗周期：与 CINV 的发生密切相关。Dranitsaris 等研究显示，CINV 发生风险性与化疗周期呈负相关，最初两个化疗周期发生率最高，从第 3 个化疗周期开始 CINV 发生率明显下降，此后 CINV 发生率保持平稳。可能是有过化疗经历的患者逐渐习惯了化疗过程并能较好地耐受所带来的不良反应。预期性 CINV 不同，其发生率会随着化疗周期增加而递增，研究显示，第 4 个化疗周期时预期性 CINV 发生率可高达 25%～30%。

3）遵循指南应用止吐药：2010 版癌症支持治疗多国协作组（multinational association of supportive care in cancer，MASCC）用药指南提出，应用如铂类等高催吐性化疗药时，建议联合使用 5-HT$_3$ 受体阻滞剂、地塞米松及阿瑞匹坦预防急性 CINV，使用地塞米松和阿瑞匹坦或单独使用阿瑞匹坦预防延迟性 CINV。Molassiotis 等研究显示，未遵循 MASCC

用药指南给予止吐药的患者 CINV 发生的风险性明显增加，因此遵循指南使用止吐药可以更好地预防 CINV 的发生。

（2）患者相关影响因素

1）性别：女性患者比较容易产生焦虑、恐惧等不良情绪，因此女性患者比男性患者更易发生恶心、呕吐。

2）年龄：老年患者呕吐率较高，主要与患者的生理状况有关。老年人由于食管贲门括约肌松弛，食管排空时间延长，胃蠕动功能缓慢，胃内残留量增加，化疗时呕吐发生率高。年轻患者容易发生预期性恶心、呕吐，主要是年轻患者化疗强度大，容易产生恐惧心理。

3）饮酒：低酒精摄入者容易发生恶心、呕吐，这类患者在少量饮酒后可能引起头部神经痛、头晕、恶心、呕吐，这是由于酒精随血液循环到达大脑引起的。

4）既往有晕动症、妊娠期间严重呕吐患者：此类人群因存在恶心、呕吐的记忆，是化疗恶心、呕吐的高发人群。晕动症患者产生恶心、呕吐，是因为人体内耳前庭平衡感受器受到过度运动的刺激，前庭器官产生过量的生物电，影响神经中枢从而出现出冷汗、恶心、呕吐、头晕等症状，因此晕动症患者也会有恶心、呕吐的记忆。

5）情绪：焦虑情绪的患者会出现食欲缺乏、恶心、呕吐、腹胀、腹泻等。因此，有焦虑情绪的患者是高危人群。

6）既往恶心、呕吐的经历：既往患者使用化疗药物的过程中有过剧烈的恶心、呕吐史，如在使用顺铂、蒽环类等高致吐性化疗药过程中曾经发生剧烈恶心、呕吐等。相关疾病引起恶心、呕吐，如既往曾患急慢性胃炎、食管胃部肿瘤、肝胆疾病等。

7）工作状态：也是影响 CINV 的因素之一。有学者在妇科肿瘤患者中进行危险因素调查时发现，在疾病诊断前及治疗期间一直工作的患者，其急性和延迟性 CINV 发生危险性均明显低于不工作的患者。可能与没有工作的患者和有工作的患者的疾病观不同有关。工作是患者应对疾病的一种方式，工作分散了治疗所带来的不良反应。

8）睡眠：被证实与 CINV 的发生存在相关性，睡眠质量差或化疗前晚睡眠时间小于 7 小时均可增加 CINV 发生风险。研究显示，失眠患者自主神经系统更兴奋，同样 CINV 也被证实与自主神经系统兴奋有关。自主神经系统功能障碍可能是睡眠质量差与 CINV 之间的关联点。

9）社会心理因素：由于患者之间不恰当的沟通，留下错误信息的记忆，致使患者在主观上认为化疗就会发生恶心、呕吐。也有部分患者认为，化疗期间没发生恶心、呕吐，化疗药就不起作用，疗效就差，因此患者也会出现等待恶心、呕吐发生的情况。部分患者会给自己内心提示，如果没有出现恶心、呕吐，会认为化疗药使用错误或者认为使用的不是化疗药，这种现象的发生是由于患者的错误认知导致的。

第二节　恶心、呕吐的评估

一、筛　　查

筛查应在首次化疗前进行，以便发现高危人群。容易发生恶心、呕吐的高危患者包括女性，年轻患者，低酒精摄入者，既往晕动症，妊娠期间严重呕吐，有焦虑情绪的患者，预期会发生严重不良反应，遇到异味即刻发生恶心或恶心、呕吐者。

二、评　　估

1. 评估时机　应在患者入院时开展评估，针对首次住院化疗主要目的是筛查恶心、呕吐的高危人群，再次入院化疗的患者主要筛查是否有预期性恶心、呕吐和延迟性恶心、呕吐的发生。化疗前开展评估，主要目的是筛查患者是否有主观恶心的感觉和呕吐的想法。化疗中、化疗后进行评估，主要目的是筛查是否会发生急性恶心、呕吐，评估恶心、呕吐的频次、严重程度。化疗后出院时进行评估，主要目的是筛查是否有恶心、呕吐的发生。

2. 化疗药物致吐风险分级　根据不进行任何预防处理时单用该化疗药物发生急性恶心、呕吐的概率，可将化疗药物致吐风险分为高度、中度、低度和轻微 4 个等级：①高度致吐风险：急性呕吐发生率＞90%。②中度致吐风险：急性呕吐发生率 30%～90%。③低度致吐风险：急性呕吐发生率 10%～30%。④轻微致吐风险：急性呕吐发生率＜10%。

联合使用化疗药物时，致吐风险等级由组合中风险最高的药物决定。常用化疗药物的致吐风险分级见表 5-3。

表 5-3　化疗药物致吐风险分级

给药方式	级别	药物和方案
静脉给药	高度致吐风险（呕吐发生率＞90%）	AC 方案（含蒽环类、环磷酰胺的联合方案）、表柔比星＞90mg/m²、达卡巴嗪、氮芥、多柔比星≥60mg/m²、环磷酰胺＞1500mg/m²、卡铂 AUC≥4、卡莫司汀＞250mg/m²、顺铂、异环磷酰胺≥2g/m²（每剂）
	中度致吐风险（呕吐发生率 30%～90%）	阿柔比星、阿糖胞苷＞200mg/m²、阿扎胞苷、奥沙利铂、白消安、苯达莫司汀、吡柔比星、表柔比星≤90mg/m²、多柔比星＜60mg/m²、放线菌素、环磷酰胺≤1500mg/m²、甲氨蝶呤≥250mg/m²、卡铂 AUC＜4、卡莫司汀≤250mg/m²、洛铂、氯法拉滨、美法仑、奈达铂、羟喜树碱、替加氟、替莫唑胺、伊达比星、伊立替康、伊立替康（脂质体）、异环磷酰胺＜2g/m²（每剂）
	低度致吐风险（呕吐发生率 10%～30%）	5-氟尿嘧啶、阿糖胞苷 100～200mg/m²、艾立布林、贝利司他、多柔比星（脂质体）、多西他赛、氟尿苷、吉西他滨、甲氨蝶呤 50～250mg/m²、卡巴他赛、米托蒽醌、培美曲塞、喷司他丁、普拉曲沙、塞替派、丝裂霉素、拓扑替康、伊沙匹隆、依托泊苷、紫杉醇、紫杉醇（白蛋白结合型）
	轻微致吐风险（呕吐发生率＜10%）	阿糖胞苷＜100mg/m²、博来霉素、长春地辛、长春碱、长春瑞滨、长春新碱、长春新碱（脂质体）、地西他滨、氟达拉滨、甲氨蝶呤≤50mg/m²、克拉屈滨、门冬酰胺酶、培门冬酶、硼替佐米、平阳霉素、优替德隆
口服给药	中-高度致吐风险（呕吐发生率≥30%）	白消安≥4mg/d、丙卡巴肼（甲基苄肼）、雌莫司汀、环磷酰胺≥100mg/（m²·d）、六甲蜜胺、洛莫司汀（单日）、米托坦、曲氟尿苷替匹嘧啶、替莫唑胺＞75mg/（m²·d）、依托泊苷
	轻微-低度致吐风险（呕吐发生率＜30%）	白消安＜4mg/d、苯丁酸氮芥、氟达拉滨、环磷酰胺、甲氨蝶呤、卡培他滨、硫嘌呤、美法仑、羟基脲、替吉奥、替莫唑胺≤75mg/（m²·d）、拓扑替康、维 A 酸、伊沙佐米

3. 评估工具

（1）MASCC 止吐工具（MASCC antiemesis tool，MAT）：是由 MASCC 研制推出的化疗所致 CINV 自评量表。该量表包括 2 个子量表共 8 个条目，分别在化疗后第 1 天、第 7 天评估急性和延迟性恶心、呕吐程度。条目 1、3、5、7 评估 CINV 是否发生（使用"是"和"不是"来评估）；条目 2 和 6 记录呕吐发生频率；条目 4 和 8 评估症状的严重程度（采用数字评分法，0 分代表"无恶心、呕吐"，10 分代表患者主观能够想象的最严重的程度）。该量表用于评估化疗开始后 24 小时急性恶心、呕吐情况，以及化疗开始后 1 周延迟性恶心、呕吐。相关研究表明，化疗后 3 周内用 MAT 评估仍有效，但随着时间的延长，其评估效率将降低。我国学者李香风等翻译的中文版 MAT 量表的内容效度为 1.000，内部一致性系数为 0.710，具有较好的信效度。该量表的优势在于使用简单、便捷，并且每个化疗周期评估两次即可，减轻了患者及医护人员每日进行评估所带来的负担。同时，MAT 是首个将急性和延迟性 CINV 分开来评估的工具，这有利于医护人员评估不同时段实施止吐治疗后的效果。

（2）呕吐生活功能指数（functional living index emesis，FLIE）量表：最早由 Lindley 等编制，目前使用的是 Martin 等的改良版。FLIE 量表包括恶心、呕吐两个维度，每个维度各有 9 个条目，用于评估化疗后第 1 天急性 CINV 及化疗后第 6 天延迟性 CINV 对患者日常生活的影响。FLIE 量表评估恶心、呕吐是否发生及对日常活动如进餐、休闲活动、社交等方面的影响，但并未记录 CINV 发生率及严重程度。该量表采用 Likert 7 级评分法，1 分代表"严重影响"，7 分代表"无影响"，各条目进行累计计分，平均分＞6 分代表恶心、呕吐对患者日常生活无影响或影响甚微。研究显示，FLIE 内部一致性信度为 0.790，结构效度 0.740～0.970，具有良好的信度、效度。该量表条目简单明了，有针对性，目前广泛应用于 CINV 对患者生活质量影响的评价。

（3）莫洛恶心、呕吐评估（Morrow assessment of nausea and emesis，MANE）量表：是由学者 Morrow 研制的，用于测量预期性和急性恶心、呕吐的发生情况。该量表包括 16 个条目，具体评估了预期性恶心、呕吐是否发生、严重程度、持续小时数及急性恶心、呕吐是否发生、持续小时数、严重程度，以及症状何时最严重。该量表的重测信度为 0.720～0.960。该量表的特点在于将止吐药纳入评估范围，包括是否使用止吐药及止吐效果如何。但是止吐效果的评价选项仅为"非常""有些""一点""似乎没有帮助"4 个选项，缺乏客观性及指向性。另外，该量表仅针对预期性和急性恶心、呕吐发生情况进行评估，未涉及延迟性恶心、呕吐。

（4）罗德恶心、呕吐指数（Rhodes index of nausea and vomiting and retching，INVR）量表：由美国学者 Rhodes 等研制，是一个包含 8 个条目的自评量表，用于评估化疗患者恶心、呕吐、干呕的发生情况。该量表包括 3 个维度：症状发生频率、经历时间（呕吐量）及严重程度。采用 Likert 5 级评分法评估症状严重程度。INVR 量表中文版的 Cronbach α 系数为 0.952，可用于我国肿瘤患者恶心、呕吐及干呕症状的评估。INVR 量表的特点是将干呕这一特殊症状单独列出进行测量，评估包括其发生频率及严重程度。目前很少有评估工具测量化疗引起的干呕症状，即使在测量时也将干呕归在呕吐维度。单独测量干呕症状有助于医护人员全面了解患者的化疗不良反应，从而制订更全面的护理对策。需要注意的是，由于 INVR 量表的设计并不是针对特定某类 CINV，而是评估过去 12 小时内症状发生情况，因此测量预期性、急性及延迟性 CINV 时，需要增加测量次数并找准测量时点。

第三节　恶心、呕吐的护理管理

一、症　状　护　理

1. 评估　在给予护理措施之前，护士应该先了解患者的病史，通过患者的经历来预测或评估患者恶心、呕吐的可能性。另外，护士应该详细评估患者是否存在焦虑及其他心理问题。

2. 给药时间　遵医嘱在化疗前半小时使用止吐药。

3. 创造良好的心理、生理环境　护士需要时刻保持病房干净、整洁、清洁的进食环境，保持室内空气流通，适宜的温度、湿度，光线柔和，护士在进行治疗和护理时动作应轻柔、熟练。可以指导患者聆听一些平静和缓、旋律慢且频率低的音乐或者做渐进式肌肉放松、冥想、引导式想象等，主要目的是减少不良刺激，预防化疗引起的或预期性的恶心、呕吐。

4. 病情观察　患者出现呕吐时要扶其坐起，用手托住患者前额，以免发生呛咳，观察并记录呕吐物的颜色、量及性状。同时，及时清理呕吐物，协助患者漱口。若呕吐频繁，要及时告知医生，给予相应处理，以防水和电解质紊乱。

5. 饮食原则及营养支持

（1）灵活掌握进食时间，化疗前 1～2 小时避免进食。

（2）选择碱性食物、固体食物或酸味食物有助于控制恶心症状，少量多餐，每天 4～6 餐，避免进食易产气、油腻或辛辣的食物。

（3）细嚼慢咽以促进消化。

（4）鼓励患者进食高营养、高热量的饮食，少量多次饮水，避免一次大量饮水。

（5）对于营养严重失调且不能经口进食者，可酌情给予肠内或肠外营养支持治疗。

6. 药物护理

（1）常用止吐药物：阿瑞匹坦、5-HT$_3$ 受体拮抗剂联用地塞米松作为化疗止吐的一线治疗方案。

（2）用药指导：阿瑞匹坦为化疗前 1 小时口服，第 1 天 125mg，第 2 天、第 3 天早餐前/后服用 80mg；5-HT$_3$ 受体拮抗剂为化疗前 15～30 分钟静脉给予；地塞米松为第 1～3 天口服 3.75mg，每 12 小时 1 次。

二、症状最新干预进展

1. 放松疗法

（1）渐进式肌肉放松联合引导想象：渐进式肌肉放松是一种有一定顺序的、逐步使肌肉放松的训练方法，最早由 Jacobson 在 1938 年提出。引导想象是指利用患者自身的想象力和心理能力，通过视觉、听觉、嗅觉、触觉等感官感知对象、地点、事件或情境。两者联合使用能使患者进入一个全身放松的状态从而减轻焦虑。Burish 等将 24 例肿瘤患者随机分为两组，一组接受渐进式肌肉放松训练及引导想象，另一组不接受任何治疗，放松训练在化疗开始前和前三次化疗期间进行，结果显示接受渐进式肌肉放松训练加引导想象治疗的患者与对照组相比，恶心和呕吐次数明显减少，血压、心率明显降低，同时焦虑程度有所减轻。Yoo 等将 60 例乳腺癌患者以简单随机的方式分为观察组和对照组，两组在化疗前均接受标准止吐治疗，观察组在此基础上再接受渐进式肌肉放松训练加引导想象，观察组进行渐进式肌肉放松 3 次，至少持续 3 天，结果表明，渐进式肌肉放松训练加引导想象能减轻延迟性恶心和呕吐的次数，降低患者的焦虑程度。肌肉放松疗法联合引导想象是一种有效控制 CINV 的方法，并且实施简便，但实施时需要对护理人员进行系统的培训，护士也可指导患者单独进行渐进式肌肉放松，患者出院后在家中进行渐进式肌肉放松疗法以减少延迟性恶心、呕吐发生。

（2）睡眠诱导法和心理护理法：杨欣欣等指导大剂量顺铂化疗患者进行化疗前进食温热的食物或者偏酸性的水果，降低患者的胃部张力并对患者进行心理护理，再对患者进行闭目入静法、引导意向法、自我暗示法等睡眠诱导的方式辅助患者睡眠，降低了患者发生呕吐的概率，提高了患者的睡眠质量和满意度。叶菁等对中晚期肿瘤患者实施标准化心理干预，与患者建立良好的护患关系并对患者进行心理健康宣教、认知行为治疗、音乐治疗、家庭治疗，降低了患者恶心、呕吐的发生率。

（3）音乐疗法：Bilgic 等对 70 例在门诊化疗单元接受治疗的患者进行音乐疗法，在化疗期间和化疗后 1 周，指导化疗患者戴耳机进行音乐治疗，结果表明音乐治疗能提高观察组患者生活质量，减轻肿瘤患者焦虑、抑郁、疼痛等反应，并且降低了呕吐发生率，减轻了呕吐的程度。薛静等将 94 例接受中、高度致吐风险化疗药物的肿瘤患者随机分为两组，对照组予以常规护理，观察组在常规护理基础上根据患者的年龄、喜好、文化背景等选定音乐，在化疗后即刻至 120 小时内进行个体化音乐治疗并指导其进行渐进性肌肉放松训练，每天 2 次，每次 30 分钟，记录患者恶心、呕吐情况，结果表明音乐疗法能提升延迟期呕吐缓解率，提高患者生活质量。在使用音乐疗法时，护理人员先与患者进行深入沟通，给患者创造一个较为安静、空气清新的环境，选择音乐时建议能在专业音乐师的指导下，根据患者性格、文化背景、对不同音乐的欣赏水平等进行选择，在治疗过程中观察患者的面部表情和精神状态，引导患者表达对音乐的体会与感悟，以达到最好的治疗效果。

2. 穴位刺激法　现代中医理论认为化疗药物在杀伤癌细胞的同时，也会导致胃"失于和降，气机上逆"，引起化疗患者发生恶心、呕吐，而以中医穴位刺激法治疗 CINV 的原理是"疏利气机，和胃降逆"。Avc 等在一项纳入接受同样化疗方案的 90 例急性髓细胞白血病患者的随机对照研究中，根据护理措施的不同将患者分为内关穴按压组、内关穴穴位贴敷组及对照组，通过问卷调查和视觉评估量表评价患者恶心、呕吐的发生次数与程度，发现穴位贴敷能减少恶心、呕吐的发生次数，减轻恶心、呕吐的严重程度。Rithirangsriroj 等将 70 例患者随机分为内关穴针灸组和常规组，在化疗前每天针灸 2 次，持续 3 天，结果表明针灸能有效减少迟发性 CINV 的次数和程度，也减少了发生恶心、呕吐后止吐剂昂丹司琼的使用量。Zhang 等将 72 例患者按随机数字表法分为穴位组与非穴位组，两组患者均接受经皮电神经刺激，穴位组又分为在内关穴和足三里穴两个穴位进行经皮电刺激，非穴位组既不在穴位上，也不对非穴位进行经皮电刺激，每天治疗 2 次，每次持续 1 小时，共治疗 3 天，结果表明对内关穴和足三里穴进行经皮电刺激能减少患者延迟性呕吐的次数和减轻延迟性呕吐的程度。但在 Xie 等的研究中，142 例接受顺铂治疗的原发性或转移性肝癌患者被分配到穴位组和非穴位组，穴位组 72 例，非穴位组 70 例，两组患者每日在化疗前和化疗后各进行 1 次治疗，持续 6 天，穴位组对合谷穴、内关穴、足三里穴分别进行刺激，结果表明对穴位经皮电神经刺激并不能降低患者恶心、呕吐的程度及减少恶心、呕吐的次数，但是可以改善患者的厌食情况。目前穴位刺激法种类较多，有穴位贴敷、针灸、经皮电刺激等，但是穴位刺激治疗 CINV 的疗效并不确切，针对不同的穴位刺激法，应评估患者的获益风险比，也可进行大样本多中心试验或者寻求循证证据，谨慎地为患者进行治疗。

3. 芳香疗法　是指从植物不同部位提取芳香精油来预防或治疗不同精神和身体疾病的一种方法，芳香疗法可以使用多种不同的植物，包括生姜、薰衣草、豆蔻、洋甘菊等，芳香疗法不仅对 CINV 有效，针对其他并发症如疼痛、睡眠紊乱、焦虑和抑郁也有一定的疗效，还能增加患者的免疫功能。芳香疗法可以蒸气吸入、香薰按摩、沐浴、局部使用及口服。Lua 等在一项针对乳腺癌患者的随机单盲交叉试验中，两组患者分别都接受了生姜精油和安慰剂，两组患者都被要求分别连续 5 天每天吸入 3 次生姜精油和安慰剂，每次持续 2 分钟，经过 2 周洗脱期后交换治疗措施，结果表明吸入生姜精油可以减轻 CINV 的急性期发作。Khalili 等在一项纳入 66 例化疗癌症患者的单盲、对照、分组随机试验中，观察组和对照组分别吸入蒸馏水或豆蔻蒸气，每隔 5 分钟吸入 2 次，共进行 6 次，结果表明吸入豆蔻蒸气可以减少患者急性恶心次数，减轻恶心程度。芳香疗法虽然能给患者带来众多益处，但是在使用过程中也需要明确不同精油是否存在不同的副作用，混合使用时是否会对效果产生影响，精油的浓度、剂量和使用方式也需考虑，患者应该在专业人员的指导下使用。

三、健 康 指 导

（1）穿宽松上衣，被服柔软，右侧卧位并将头抬高，防止误吸，及时清理呕吐物，保持口腔清洁。

（2）保持病房干净、整洁、开窗通风、无异味，减少不良刺激。

（3）饮食护理

1）进食高热量、高蛋白、富含维生素易消化食物（如鸡蛋、瘦肉、鱼肉）。

2）可进食清淡的流食或半流食，如粥、果汁等。

3）多进食富含维生素 A、维生素 C 的蔬菜和水果（如胡萝卜、芦笋、苹果、猕猴桃等），以增强机体免疫力。

4）可进食一些开胃食物（如山楂、罗汉果等）。

5）注意事项：①对已呕吐患者灵活掌握进食时间，少食多餐、均衡饮食、饮清水，少量饮料，如新鲜果汁等可缓和胃部不适，避免进食气味太浓、油腻、辛辣刺激、过冷过甜的食物，在餐前、餐后，睡前刷牙以去除口腔异味。②避免过饱，三餐进食量适当减少至 1/2～2/3。③进食后不要立即平躺，建议取半卧位或坐位。④调整进餐时间，将早餐提前、午餐减量、晚餐推后，延长胃排空时间。⑤恶心、呕吐频繁时，4～8 小时内禁食，必要时可延长禁食时间。⑥限制含 5-羟色胺丰富的水果、蔬菜，如香蕉、核桃、茄子等，以及富含色氨酸的蛋白质（如鸡肉）的摄入，以减少体内游离 5-羟色胺含量。

（4）出院指导

1）选用能预防恶心、呕吐的气味，如新鲜绿色柠檬切片或青桔等，放置床头柜，每日更换 1 次。

2）咀嚼鲜生姜片，化疗用药前 1 天开始咀嚼鲜生姜片，取鲜生姜片 20～50g，适量分次咀嚼，持续至化疗用药结束后 3～5 天。

3）饮水：化疗期间多饮水帮助水化，每日饮水量 2500ml，饮水频次≥6 次。

4）若患者出现下列情况，请到专业医疗机构就诊：①误吸呕吐物，出现呛咳、憋气等。②在超过 3 小时的时间中，每小时呕吐次数超过 3 次。③呕吐物带血或者有咖啡渣样物质。④超过 2 天不能进食。⑤无法服药。⑥出现虚弱、眩晕。⑦在 1～2 天内体重减轻超过 1kg，这可能意味着患者失水过快，可能产生脱水。⑧患者尿液颜色呈深黄色，并且排尿次数减少。

第六章　肿瘤患者便秘管理

第一节　便秘概述

一、定　义

便秘是指排便次数减少，一般每周少于 3 次，伴排便困难、粪便干结，通常可以分为功能性便秘和器质性便秘。

1. 功能性便秘　是指粪块在乙状结肠与直肠内过度停滞，患者有时会有左下腹胀压感，常有里急后重、欲便不畅等症状。部分长期便秘的患者可出现轻度毒血症症状，如食欲缺乏、口苦、精神萎靡、头晕乏力、全身酸痛等。少数病例有臀部、大腿后侧隐痛与憋胀感觉，这是由于粪块压迫第 3～5 脊神经根前支所致。

2. 器质性便秘　是指由于器质性病变所致的便秘。例如，肠粘连及不完全肠梗阻患者，均可能发生便秘，这种便秘就属于器质性便秘。存在器质性便秘的患者，必须重视原发病的治疗。器质性便秘关键在于建立科学合理的排便、饮食、运动等习惯。除此之外，还可服用轻泻剂，如乳果糖口服溶液、新复方芦荟胶囊等，但长期使用泻药，可能产生依赖性，有的泻药还有副作用，因此除非十分必要，建议少用或不用。

二、发病机制

结肠功能正常时，通过重复、周期性收缩和蠕动吸收液体并把废物输送到直肠，主要由血清素或 5-HT 介导。钠通过主动转运通道被主动再吸收，水通过渗透、结肠分泌物通过氯离子通道介导，完成电解质和液体的净重吸收。直肠最终会膨胀，引起排便的冲动和直肠括约肌的收缩。结肠转运时间为 20～72 小时。便秘的原因可能包括正常运动障碍、粪便含量过多、干燥、直肠胀感减弱、失去排便的冲动和直肠括约肌功能障碍等。阿片类药物引起的便秘（opioid-induced constipation，OIC）发生在滴定治疗或增加阿片类药物剂量影响胃肠道阿片类受体后。在肿瘤患者中，常见的诱发因素可分为器质性和功能性。器质性因素通常包括药物（特别是阿片类药物、长春花生物碱、5-HT$_3$ 受体拮抗剂类止呕剂、铁和抗抑郁药）、代谢异常（特别是脱水、高钙血症、低钾血症和尿毒症）、神经肌肉功能障碍（自主神经病变和肌病）、结构性问题（腹部或盆腔肿块、放射性纤维化）和疼痛。功能性因素包括年龄、不良的食物和液体摄入及如厕时缺乏隐私性。

三、疾病特点及影响因素

1. 疾病特点 便秘表现为排便次数减少、粪便干硬和（或）排便困难。排便次数减少是指每周排便少于 3 次；排便困难包括排便费力、排出困难、排便不尽感、排便费时及需要手法辅助排便。慢性便秘的病程至少为 6 个月。

2. 影响因素

（1）药物：胃肠道肿瘤患者行保守治疗与手术治疗过程中，均需要应用药物进行镇痛与镇静处理。术前麻醉药物的应用可能会致使患者感觉疼痛反射消失，肌张力降低，意识暂时丧失，同时还可能在一定程度上抑制胃肠蠕动。术后肠道恢复还可能受到不同麻醉方法与药物影响，但是因为手术刺激影响，麻醉药物的肠道抑制效果难以体现出来。手术后，伤口通常会有剧烈疼痛感，所以需要应用镇痛药物。

（2）手术：对于行腹部手术治疗的患者而言，其交感神经会受到一定影响，胃肠道动力会受到限制，促动力胃肠激素分泌量随之减少，体内排出食物残渣的能力受到限制。手术会损伤胃肠道平滑肌，进而影响胃肠道正常功能。胃肠道肿瘤的位置不同，手术切除方式也存在明显不同，术后恢复效果也不同。

（3）术后活动：多个研究显示，术后指导患者及早下床活动能有效促进胃肠功能恢复，但是多数患者对术后早期下床活动缺乏认识，害怕疼痛，常会导致下床活动延迟。同时患者疲劳过度，术后功能状况也会受到影响，无法及早下床活动，这会对术后胃肠功能恢复产生严重影响，进而导致便秘。

（4）肠道菌群失调：正常人的下消化道中有多种微生物寄居，肠道菌群失调会对宿主代谢功能、免疫功能产生严重影响。肿瘤患者放化疗后，有益菌群数量会明显减少，临床主要表现为腹胀、腹痛、腹泻、便秘等。

（5）营养支持方式：通常情况下，手术开始前，胃肠道肿瘤患者会在一定程度上存在营养不良与胃肠功能紊乱现象，再加上受到手术的影响，机体分解代谢增加，促使营养不良程度加重，给心肺、消化道、骨骼肌等带来不良影响，不利于术后恢复。肠内、外营养会促使氮、热量摄入增加，恢复正氮平衡，进而促使机体营养状况得到改善，但与此同时，肠外营养会导致患者术后肝负担增加，出现肠道微生态紊乱现象。

（6）情绪：不良情绪会明显影响肠道功能，导致便秘发生。情绪异常会对外周自主神经系统支配结肠产生抑制，致使自主神经系统与下丘脑受到影响，特别是会对副交感神经产生抑制，延长结肠传输时间，进而使患者出现便秘现象。肿瘤手术后，患者通常会对手术效果表示担忧，容易产生焦虑等不良情绪，从而对肠道功能产生影响，进而导致便秘。

第二节 便秘的评估

一、筛 查

医务人员应当在患者化疗全程常规进行便秘的系统筛查。使用定量或半定量评估量表记录筛查结果，如每日询问排便次数，关注患者是否出现排便次数减少、粪便干硬和（或）排便困难（排便次数减少是指每周排便少于 3 次；排便困难包括排便费力、排出困难、排便不尽感、排便费时及需要手法辅助排便），或者采用肠道功能指数（bowel function index，BFI）量表，即 3 个条目组成的便秘自评工具，对患者过去 1 周的情况进行评估，包括排便困难程度、排便不尽感和患者的自我判断，每个条目 0～100 分，0 分表示"无困难"，100 分表示"非常困难"，3 个条目的平均得分为 BFI 量表最终得分，评分≥28.8 分提示存在便秘。对于存在便秘的患者应当再进行全面评估，以提供早期干预。

二、评　　估

合理、有效的评估是提供个体化治疗和护理的关键措施。目前国内外关于便秘的评估工具主要包括便秘的风险评估、症状评估及便秘相关的生活质量评估等。

1. 美国国家癌症研究所常见不良反应事件评价标准　按照美国国家癌症研究所常见不良反应事件评价标准 4.0 版（CTCAE 4.0 版），将便秘分为 5 级（表 6-1）。

表 6-1　美国国家肿瘤研究所常见不良反应事件中便秘分级

1 级	2 级	3 级	4 级	5 级
偶尔或间断性出现；偶尔使用粪便软化剂、缓泻剂、饮食习惯调整或灌肠	持续使用缓泻剂或灌肠；影响工具性日常生活活动	需要手工疏通的顽固性便秘；影响个人日常生活活动	危及生命	死亡

2. 便秘的风险评估

（1）便秘风险评估量表（constipation risk assessment scale，CRAS）：2004 年由 Richmond 和 Wright 研发，CRAS 量表包含患者循环功能、自理能力、生理心理状态和药物应用 4 个维度，共 10 个条目，各条目逐一赋分，最低分为 1 分，再根据患者当前的状况逐项加分，分数越高表明便秘风险越高，总分≤10 分为低便秘风险，总分 11～15 分为中便秘风险，总分≥16 分为高便秘风险。该量表的 Cronbach α 系数为 0.910，CVI 为 0.820。

（2）Norgine 便秘风险评估工具（Norgine risk assessment tool for constipation，NRAT）：于 2005 年由 Kyle 等在系统检索相关文献的基础上由 Norgine 制药有限公司支持编制，2007 年作者将量表修改为目前使用的名称，即 NRAT。该量表可应用于成年患者，包含身体状况、用药情况、如厕设施、活动度、营养摄入、每天饮水量 6 个部分，总得分越高，表明便秘风险越高，同时也提出了便秘高危人群须采取的预防措施。研究者在 120 例样本中测评了工具的预测效能，结果显示 98% 的健康人群没有便秘风险，而所有的患者均存在便秘风险，这表明该评估工具有良好的特异度和敏感度，之后在 25 例研究对象中进行的信度评价也显示出该量表具有较高的评定者间信度，Kappa 值为 0.940。

3. 便秘的症状评估

（1）便秘评估量表（constipation assessment scale，CAS）：是一个由 8 个条目组成的自评工具，其最初形成是用于评价接受阿片类或长春碱类药物治疗的肿瘤患者是否发生便秘及其严重程度，包括与便秘相关的 8 种症状，即腹部鼓胀或胀气、排气数量的变化、排便频率降低、稀便、直肠梗阻和压迫感、排便时伴直肠疼痛、粪便较少、排便失败。该工具采用 Likert 3 级评分法，0 分表示"无症状"，1 分表示"轻度"，2 分表示"重度"，所有条目得分相加即为总分（0~16 分），总分≥1 分即表示存在便秘。该量表有较高的内部一致性，Cronbach α 系数为 0.700，信度较好。

（2）Knowles-Eccersley-Scott 症状评分工具（Knowles-Eccersley-Scott-symptom questionnaire，KESS）：是一个由医务人员使用的包含 11 个条目的便秘评估量表，用以识别便秘及对便秘进行分型。评价的项目包括疾病病程、缓泻剂的使用、排便频率、是否有出现便意但排便失败的情况、排便不尽感、腹部疼痛、腹胀、灌肠或者需要手法辅助排便的次数、排便时长、排便困难程度和不用缓泻剂时粪便的性状。每个症状根据程度或频率不同划分为 0~3 分或 0~4 分，总分为 0~39 分，≥11 分表示存在便秘。量表的 CVI 为 0.850，Cronbach α 系数为 0.748，具有良好的信效度。

4. 便秘相关的生活质量评估

（1）便秘患者生活质量自评问卷（patient assessment of constipation quality of life questionnaire，PAC-QOL）：是对慢性便秘患者生活质量进行评估的特异性量表，包括 4 个维度 28 个条目，即躯体不适（条目 1 至条目 4）、心理社会不适（条目 5 至条目 12）、担心和焦虑（条目 13 至条目 23）、满意度（条目 24 至条目 28）。该量表主要用于调查患者近两周的生活质量，采用 Likert 5 级评分，各种不适按程度从"完全没有"到"极大"分别赋予 0~4 分。其中条目 18、条目 25 至条目 28 为反向条目，各个维度得分为该维度所有条目的平均分，总分为所有条目的平均分，得分越高代表生活质量越低。

（2）便秘相关生活质量评分（constipation related quality of life，CRQOL）：是针对便秘的疾病特异性生活质量评估工具，分为 4 个维度 18 个条目。所有条目均采用 5 分法评分，得分越高，表示对生活质量影响越大。

（3）便秘相关失能量表（constipation related disability scale，CRDS）：主要评估便秘对患者日常生活的影响，共包含 13 个条目，以 0~4 分计分，得分越高，提示完成此事件的难度越大，患者丧失的生活能力越多。

第三节　便秘的护理管理

一、症 状 护 理

1. 饮食护理　向患者及家属讲明饮食与排便的关系，根据病情为患者制订合理的饮食计划。增加高纤维食物和水的摄入，有助于防止便秘的发生。指导患者每日摄取纤维 25~35g。鼓励患者每日液体摄入量 2L 左右。忌饮酒、浓茶、咖啡及食用蒜、辣椒等刺激性食物，少食荤腥食物。在临床治疗过程中，一些患者会因为惧怕肿瘤化疗导致的恶心、呕吐而不敢进食。化疗前可以先食用清淡的食物，如稀饭、面条、牛奶、鸡蛋等；不食或少食油腻、易产气的和不易消化的食物，如大荤大油的食品等。化疗后指导患者进食清淡易消化食物，如黄芪蜜粥、胡麻仁粥、蜂蜜粥等，并且应当少食多餐。

2. 排便指导　了解患者排便情况并指导其养成良好的排便习惯，向患者及其家属讲解保持大便通畅的重要性，保持科学的排便姿势等。根据个体差异，采取相应的护理干预建议，合理安排排便的时间和环境。对于行动不便需要在床上排便的患者，指导其排便时适当抬高床头。指导患者在晨起后，无论有无便意，也应坚持定时如厕，以便建立排便反射，养成定时排便的习惯。排便时要注意力集中，不要看书报、抽烟或思考问题。为患者提供隐蔽的排便环境，在床上排便的患者要做好心理护理，注意保护患者的隐私。告知患者平时有便意时不要忍耐和克制，在输液治疗中及其他不方便排便时若出现便意，也应为其创造良好的排便环境，协助其进行排便。

3. 运动指导　指导患者进行适当的体育运动，告知患者适当活动可促进直肠供血及胃肠动力，有利于排便。结合不同患者的身体状况和兴趣爱好等，指导其选择一定的运动方式进行锻炼，制订相应的锻炼计划，如散步、打太极拳等。

4. 用药护理　护士应掌握正确的用药方法，熟知各类缓泻剂的适应证和禁忌证，严密观察患者用药的不良反应。例如，矿物盐类泻剂可引起电解质紊乱，故应谨慎用于老年人和心肾功能减退者；乳果糖等不耐受者若长期服用可产生耐药性，并且使用不当可造成严重腹泻，使患者出现脱水、电解质紊乱，对老年张力迟缓型便秘效果不佳，对于进水受限和极度虚弱的终末期肿瘤患者应慎用泻剂。

5. 心理护理　入院后及时与患者进行交流，掌握患者的病情和情绪、心理状态。排便是通过神经反射形成的，焦虑、恐惧和悲观失望等因素可造成便秘。因此，护士应当关心、安慰患者，缓解患者紧张、焦虑的情绪。

6. 病情观察　应当严密监测并发症，严重便秘可继发粪便嵌塞，甚至出现肠梗阻，因此出现便秘应及早发现，及时处理，连续监测便秘程度，预防并发症发生。如出现粪便嵌塞，应及时给予直肠栓剂解除。出现粪便嵌塞或肠梗阻时，禁止使用刺激性泻剂和全肠道动力药，以免引起肠管不协调运动继发肠穿孔等。

二、症状最新干预进展

1. 肛门灌洗（transanal irrigation，TAI）　通过特定的系统装置辅助灌洗，定时对肠道排空，能帮助患者逐步重获排便自控力。相关研究发现，TAI 能成功治疗 40%～63% 的便秘患者。Faaborg 等发现，TAI 对自主神经功能反射障碍（autonomic dysreflexia，AD）的刺激程度比手指直肠刺激较轻，故可作为严重 AD 患者排便时的替代治疗，同时也可作为儿童治疗的首选方案。Peristeen 灌洗系统（使用泵而不是重力对结肠进行冲洗）是 TAI 常用的一种装置。Vanrenterghem 等比较了比利时两种灌洗系统 coltip 和 Peristeen 在儿童灌洗中的差异，发现与前者相比，Peristeen 的使用可以使儿童在便秘问题上具有更好的自制力。目前，TAI 在国内的应用不如国外广泛，临床上缺乏有关 TAI 在神经源性肠道功能障碍（NBD）患者应用中的高质量临床研究和现有灌洗系统装置的对比研究，如何改良和开发新的、价格低廉的灌洗装置，值得研究者思考。

2. 生物反馈与电刺激　通过调节骶神经、局部皮肤神经及肠周围神经等来促进对结肠传输时间的调控，从而提高肠道敏感性。目前，刺激方式包括胫神经刺激、骶神经根刺激、圆锥刺激、腹部肌肉电刺激、骶骨切开术伴骶前刺激、磁刺激、生殖器背侧神经刺激、经皮干扰电刺激。卢萍丹等研究发现，生物反馈与电刺激具有协同作用，联合使用效果优于单独的生物反馈，可降低患者直肠肌及肛门外括约肌张力，缓解便秘。陈其强等研究也证实了这一点，他们将针灸和生物反馈电刺激相结合并联合康复运动训练，结果显示患者NBD评分和Wexner便秘评分降低情况均优于单纯使用生物反馈电刺激组，从经济学角度来说也更为有益。Kreydin等开发实施了一种新型脊髓神经非侵入性刺激方式，使用专有的SCONETM设备，通过高频电流进行脊髓神经调节可以改变肛门直肠和感觉功能，减少肠道护理时间，但该研究因所纳入样本量小，具体机制不详，其有效性还待验证。总的来说，目前临床生物反馈电刺激对脊髓损伤患者肠道功能障碍的研究多为小样本，并且随访时间较短，下一步应扩大样本量和延长随访时间，选择最佳阈值进行干预，减少电刺激给脊髓损伤患者带来的如性行为障碍等一系列不良反应。

3. 中医干预　中医通过针灸、推拿、艾灸、穴位贴、循经刮痧等干预方式可以帮助患者疏通经络，调和阴阳，调节结肠平滑肌的内在神经支配从而改善便秘。Li等研究发现，将杵针疗法与推拿、功能锻炼三法同时使用，能使患者每周自发排便次数增加，这种方法克服了传统针灸穿刺皮肤的缺点，避免了患者的恐惧和感染风险，提高了患者的依从性。同时相关研究发现以八髎为主穴外加配穴治疗便秘，能增强肛管收缩，改善盆底和肛门括约肌的功能，总有效率可达80.0%～93.3%。

4. 其他治疗　医护人员可指导患者开展如桥式、提肛、腰部前屈、盆底肌力运动等康复治疗，一定程度上可以起到锻炼肠道功能的作用。邓艳红等将直肠球囊扩张术结合直肠功能训练，利用含导丝导尿管球囊的弹性阻力重复刺激NBD患者的肠道，训练排便，有利于促进肠道恢复。Tamburella等研究发现，整骨手法治疗（orthopaedic manual therapy，OMT）可以恢复内脏的生理弹性和运动性，对NBD的改善和患者的生活质量有积极影响，但研究结果受样本量小等限制，还需进一步考证。Liu等研究表明，高压氧治疗可能通过特定信号通路对神经性肠功能障碍产生抗氧化作用来改善肠通透性，从而保护大鼠脊髓损伤后的肠屏障功能，但是否能够改善患者的便秘症状还尚待研究。

三、健　康　指　导

1. 饮食宣教

（1）指导患者采取合适的饮食习惯，注意荤素搭配。多进食纤维素丰富的食物，化疗期间宜进食清淡易消化食物，少食多餐，多食用富含维生素的新鲜蔬菜、水果及高纤维的膳食，如香蕉、芹菜、韭菜、白菜、麦片、玉米、茄子、海带等。纤维素可促进肠蠕动，从而改变排便性状，缓解、预防便秘。

（2）对体重正常且血脂不高的患者，可指导其多食黑芝麻、蜂蜜及植物油等润滑肠道的食物，以达到润滑肠道的效果，促进粪便的排出。

（3）多饮水，每天的水摄入量应为2000～3000ml。尤其每天清晨饮1杯温开水或淡盐水可较好地刺激胃结肠反射以达到促进排便、缓解便秘的作用。

（4）告知患者忌饮酒及食用蒜、辣椒等刺激性食物，少食油腻食物。不鼓励饮用咖啡、茶和葡萄柚汁，因为这些饮料有利尿作用。

2. 排便指导

（1）指导患者在早晨起床后或者早餐后如厕，养成良好排便习惯。

（2）对于卧床患者鼓励其多翻身，指导其进行腹部按摩，方法如下：患者取仰卧位、全身放松，用一手掌放在肚脐正上方，用拇指及四指指腹顺时针走向（即从右至左沿结肠走向）按摩，以促进肠蠕动、促进排便。

（3）教会患者排便时可将双手压在腹部，做咳嗽动作，同时教会患者膈肌呼吸运动和腹部肌肉锻炼，以增加腹压，促进排便；同时在排便时应集中精力，不要在排便时阅读报纸或做其他事情，应养成良好的排便习惯。

第七章 肿瘤患者腹泻管理

第一节 腹 泻 概 述

一、定 义

正常人的排便习惯为 1～2 次/天，粪便多为成形软便；少数健康人可 3 次/天到每 3 天 1 次。正常粪便量一般少于 200g/d，含水量为 60%～80%，当粪便稀薄（含水量超过 85%）且次数超过 3 次/天、排便量超过 200g/d，粪质稀薄或带有黏液、脓血便或未消化的食物时，则为腹泻。化疗相关性腹泻（chemotherapy-induced diarrhea，CID）是指在化疗当天或化疗后，由化疗药物引起的，无痛性腹泻或伴轻度腹痛，喷射性水样便，每日数次或数十次，持续 5～7 天，甚至长达 2～3 个月，是化疗过程中常见的不良反应之一。轻度腹泻会降低患者的体重和生活质量，频繁性的严重腹泻可能减少化疗剂量甚至中断化疗，甚至可导致患者水和电解质紊乱、血容量减少、休克甚至危及患者生命。

二、发 病 机 制

对于抗肿瘤化疗相关性腹泻的发生机制，目前普遍认为化疗药物可以干扰肠上皮细胞分裂，导致屏障功能受损，引起肠壁广泛炎症，同时影响小肠吸收、分泌水和电解质的功能。此外，肿瘤患者胃肠道功能紊乱或其内环境发生急性改变都可导致腹泻，如乳糖不耐受、胆汁酸吸收不良、胰腺功能不全、细菌过度增殖、细菌感染、病毒感染等。

三、疾病特点及影响因素

1. 疾病特点 腹泻的临床表现为排便量及频率改变，或者造瘘口排出物与往常相比有所增加，常伴粪便的性状改变（稀便、非常稀便、水样便）。根据腹泻成因的不同，常伴随腹痛、发热、里急后重、贫血、失水等症状，其中头晕、腹痛和发热是评价腹泻严重程度的指标。这些伴随症状有助于区分简单或者复杂腹泻，指导临床治疗。根据症状持续的时间，可以将腹泻分为急性腹泻（起病急，病程多在 2 周内，多为感染所致）、迁延性腹泻（病程在 2 周至 2 个月）、慢性腹泻（起病缓，病程常在 2 个月以上，病因复杂）；根据病理生理特点，可将腹泻分为渗透性腹泻、分泌性腹泻、渗出性腹泻、动力性腹泻；根据解剖部位，可将腹泻分为胃源性腹泻、肠源性腹泻、内分泌失常性腹泻、功能性腹泻；还可分为疾病相关性腹泻、治疗相关性腹泻，其中治疗相关性腹泻包括化疗相关性腹泻。因此，在评估患者时，应仔细询问患者手术史、治疗用药史、膳食摄入情况、近期旅游史，以期获得更多关于病因的线索。

2. 影响因素

（1）手术原因：胃肠道肿瘤手术患者常因切除部分肠段致使肠道结构和功能改变，肠黏膜吸收面积减少而引发腹泻。

（2）化疗相关性腹泻：与化疗药物对肠壁产生直接毒性反应，引起肠壁细胞坏死及炎症，造成肠道吸收和分泌之间的失衡有关。患者患病时间长，思想紧张、焦虑，导致胃肠自主神经功能紊乱也是引起腹泻的原因。

1）氟尿嘧啶（5-fluorouracil，5-FU）：被磷酸化后，对增殖较快的细胞较敏感，导致小肠黏膜损伤并干扰肠细胞的分裂，引起肠壁细胞坏死及肠壁的广泛炎症，造成吸收和分泌细胞数量之间的平衡发生变化，导致腹泻。

2）伊立替康（irinotecan，CPT-11）：可导致急性腹泻或延迟性腹泻。

3）紫杉烷类药物：不同的紫杉醇方案有不同的腹泻发生率，从其开始用药到肠炎症状发生的中位时间约 31 天。研究发现，24 小时以上用药剂量 $175 \sim 225 mg/m^2$ 会导致的腹泻约 39%，其中 3~4 级腹泻占 3%，而每周用药方案可能导致 3%~7% 的 3 级以上腹泻。

4）蒽环类药物：腹泻在常规剂型的蒽环类药物中并不常见，发生率约为 15%。相反在多柔比星脂质体用药患者中，腹泻发生率高达 45%，其中 3、4 级腹泻发生率 3%，并且大多数在老年患者中发生。

5）铂类：含铂类药物的化疗方案可导致腹泻和结肠炎，从给药到肠炎的中位发生时间为 66 天，中位持续时间为 20 天。

（3）靶向治疗：腹泻是靶向治疗药物常见的不良反应，常见引起腹泻的靶向药物有酪氨酸激酶抑制剂（tyrosine kinase inhibitor，TKI）及单克隆抗体等其他靶向药物。

（4）免疫治疗：免疫检查点抑制剂常导致特异性的免疫相关不良事件，类似自身免疫失调，不同的免疫检查点抑制剂、不同的瘤种，免疫性肠炎的发生率及严重程度不同。双免疫检查点抑制剂联合使用，可致使腹泻发生率明显增高。

（5）放疗因素：腹部、盆腔或腰部脊柱放疗后，可直接引起肠黏膜损害，导致放射性肠炎，引起急性渗出性腹泻。

（6）肠道感染性腹泻：肿瘤患者免疫功能受到抑制、营养不良，化疗时毒性反应导致胃肠黏膜缺血、缺氧，易导致肠道细菌繁殖、移位而发生感染性腹泻。

（7）抗生素相关性腹泻：抗生素过度使用会导致肠道功能紊乱、菌群失调、致病微生物增生而引起腹泻，抗生素也可以直接引起肠黏膜损害导致腹泻。

（8）肠内营养相关性腹泻：应用肠内营养 2 天后，患者出现不同程度的腹胀、腹泻，与营养液浓度过高、温度过低、被细菌或真菌污染、患者对肠内营养液过敏、灌注脂肪含量过高等有关。

（9）胃肠动力药：肿瘤患者因患病时间较长，多有焦虑及思想紧张，易出现胃肠自主神经功能紊乱，表现为便秘，常应用胃肠动力药如莫沙必利、多潘立酮、大黄等通便，易导致腹泻。

第二节　腹泻的评估

一、筛　　查

患者在化疗全程，常规需要进行腹泻系统筛查。应了解患者病史，每日询问排便次数、性状（是否为水样便或血性），对于造口术后的患者，评估糊状便的量和黏稠度。与基线相比，排便次数增加<4次/天、造瘘口排出物轻度增加即视为腹泻。严重腹泻危险因素：腹部痉挛，2度及以上的恶心、呕吐，发热，可能的脓血症，中性粒细胞减少，严重血便，脱水，胸痛，化疗相关性腹泻史。如患者存在腹泻及至少1项危险因素，则需要医护人员密切关注。

二、评　　估

（1）观察腹泻的次数、量、粪便性质及伴随的症状，如食欲缺乏、腹痛、恶心、呕吐、口渴、肛周疼痛等，观察生命体征及全身中毒症状，密切观察有无肠道坏死、出血及假膜性肠炎的发生。

（2）对于结肠造口的患者来说，要监测每日造口排出糊状便的次数，进而评估化疗相关性腹泻。

（3）观察皮肤弹性及眼窝凹陷、口干程度，以判断患者是否合并脱水。结合电解质检查，判断腹泻的诱因、类型及程度。同时根据患者的临床表现、进食及治疗用药情况，分析判断患者发生腹泻的原因及分类。

（4）评估患者肛门周围皮肤的完整状态，有无潮红、糜烂，评估腹泻对患者日常生活质量的影响。

（5）腹泻超过3次/天时应通知医生，同时留取粪便标本，做普通细菌培养。

（6）对2～4级腹泻者应严格记录出入水量、排便次数，作为医生补充水、电解质及调整输液成分、输液量的依据，以防发生水和电解质紊乱及酸中毒。

（7）分级标准：按照美国国家癌症研究所常见不良反应事件评价标准4.0版（CTCAE4.0版）可将腹泻分为5级（表7-1）。

表 7-1　腹泻分级

1级	2级	3级	4级	5级
排便次数增加，每天<4次，排出物量轻度增加	排便次数增加，每天4～6次，排出物量中度增加，不影响日常生活	排便次数增加，每天≥7次，失禁，需要24小时静脉补液，需住院治疗，排出物量重度增加，影响日常生活	危及生命	死亡

第三节 腹泻的护理管理

一、症状护理

1. 一般护理 在化疗过程中及结束后，均应密切观察患者是否发生腹泻。一旦发生腹泻，应观察并记录粪便性状、黏稠度、气味、次数及量，询问腹痛规律，观察肛周皮肤有无潮红、糜烂，观察皮肤弹性及眼窝凹陷、口干程度以判断是否合并脱水，结合电解质检查判断腹泻的诱因和类型、程度。各型腹泻特点：感染性腹泻是由生物性致病因子引起的，腹痛明显、肠鸣音亢进，多为稀便或黏液样便，具有强烈臭味；其他类型腹泻多为无痛性腹泻或轻度腹痛，水样便，无强烈异味；化疗相关性腹泻为喷射性水样便，一天数次或数十次，常合并不同程度脱水；抗生素相关性腹泻在应用抗生素后较长时间出现；肠内营养性腹泻发生在应用肠内营养2天后。护士应经常巡视病房，密切观察患者生命体征及有无发热、头晕、腹痛等中毒症状，注意观察有无肠出血或肠坏死的发生，如有病情变化应及时向医生汇报，以便患者得到及时治疗。

2. 基础护理

（1）肛周护理：由于患者频繁腹泻，常发生肛门及肛周皮肤损害，出现糜烂、溃疡，容易引起肛周感染。因此维持肛周皮肤清洁、干燥是护理的关键。

1）每次便后用温湿毛巾轻柔擦去排泄物，保持局部皮肤清洁、干燥，可降低感染的风险和减少对皮肤的刺激。每日数次喷涂皮肤保护剂或涂抹氧化锌软膏，可有效地预防肛周皮肤糜烂和破损。

2）指导患者穿松软的棉质衣服，尽可能减少对骶尾部皮肤的摩擦。

3）可以用温水坐浴来缓解肛周炎症导致的疼痛，也可以使用一些镇痛药膏或喷雾来缓解疼痛。

4）如果肛周皮肤出现破损、糜烂，护士应用生理盐水擦拭干净，保持局部清洁干燥后，可喷涂康复新、鞣酸软膏或湿润烫伤膏促进破溃处愈合。

（2）口腔护理：化疗可导致患者白细胞计数减少，抵抗力下降，此时口腔的正常菌群易随食物引起肠道感染。肠道感染时临床常用广谱抗生素，极易导致霉菌感染，而口腔黏膜是最易发生和发现的部位，因此口腔护理对腹泻患者非常重要。应指导患者保持口腔清洁，餐前餐后漱口，防止食物残渣滞留，必要时漱口液含漱。

3. 专科护理

（1）饮食调节：恰当的饮食调节和肠道休息可减轻腹泻症状，对患者的饮食指导应从入院时开始。因化疗所致恶心、呕吐导致患者食欲欠佳时，饮食应清淡，少量多餐。同时，由于化疗对肠黏膜的急性损害，要避免应用可能加重腹泻的食物和药物，如乳制品、油炸、辛辣及含纤维多的食物，不饮咖啡和酒。鼓励进食高热量、高蛋白、富含维生素易消化的食物，多饮水，每日摄入至少 3000ml 液体，以维持水和电解质平衡。对食物进行加热以达到消毒的目的。严重腹泻导致腹水、营养不良、电解质紊乱时应及时补足水分、电解质。

不能进食者给予静脉高营养治疗。

（2）用药护理

1）严格掌握药物的适应证、禁忌证及使用方法，并注意观察药物不良反应。例如，洛哌丁胺最长用药时间不超过48小时，若腹泻仍持续，应告知医生及时给予相应处理，以防发生麻痹性肠梗阻；应用地芬诺酯后偶有头晕、恶心、呕吐、腹部不适，一般减少剂量或停药后症状消失；应用奥曲肽易出现腹痛、恶心、呕吐、高血糖等不良反应，护士应密切观察患者的病情变化。

2）护士要告知患者和家属各种药物正确的服用方法和时间，协助患者服药，提高治疗的依从性，保证治疗的顺利进行。

3）用药后及时评价效果，包括腹泻的次数、量是否减少，不适症状是否有所减轻等。

4. 安全护理 受化疗药物及腹泻的影响，患者可能出现不同程度的体质虚弱、头晕、低血压、心情烦躁等，这些症状可能会引起患者跌倒、坠床等意外发生。护士应加强安全护理，密切观察患者病情变化，可加床挡，必要时可采用保护性约束，确保患者的安全。

5. 心理护理 化疗前护士应向患者宣教化疗药物的作用、不良反应及化疗过程中可能出现的临床症状，使患者有充分的心理准备。在化疗过程中患者一旦出现化疗相关性腹泻并由此引发一系列的临床症状时，易产生紧张、焦虑、恐惧和不安的情绪。此时护士应耐心予以解释和安慰，以稳定患者情绪。同时，可以通过向其介绍成功病例，如请症状已经缓解的患者亲身说教，帮助患者树立战胜疾病的信心。及时做好家属工作，取得其配合，使患者获得家人的支持和关心，积极参与临床治疗，使化疗方案能正常进行。

二、症状最新干预进展

CID属中医泄泻范畴，主要与脾、湿相关，所谓"泄泻之本，无不由于脾胃""无湿不成泄"，内湿与外湿相互影响，致使大肠传化失常，升降失调，清浊不分。目前临床上常用的方剂有参苓白术散、葛根芩连汤、四神丸、半夏泻心汤等，常用的中药有茯苓、山药、半夏、薏苡仁等，健脾利湿应贯穿整个治疗过程，中药、方剂的选用亦体现了中医辨证施治的特色。有研究指出，肠胃舒胶囊具有清热燥湿、理气止痛、止痢止血的功效，可用于湿热蕴结所致食少纳呆、脘腹疼痛。与香连片比较，在改善脾胃湿热证方面疗效相当，但在改善腹痛腹泻、脘腹胀满症状方面，肠胃舒胶囊治疗组表现出明显优势，说明肠胃舒胶囊能改善肿瘤相关性腹泻的主要临床症状。

此外，国内外多项研究均证明了益生菌在CID预防和治疗中的作用，益生菌为"经适量服用后，有益于其宿主健康的活的微生物"，可通过保持肠道菌群平衡以达到抑制有害微生物和病原微生物的增长、改善腹泻和肠功能紊乱的症状、提高机体免疫力、降低致癌概率等作用。有研究指出，采用益生菌联合其他药物治疗妇科恶性肿瘤、消化道肿瘤等化疗相关性腹泻不仅可以缩短CID持续时间，提高疗效，并且可以改善患者健康状况，提高患者的免疫力，在恶性肿瘤CID患者的预防和治疗中起到了关键的作用，值得在临床广泛推广使用。

三、健 康 指 导

1. 饮食指导

（1）指导患者选择温热、柔软、易消化、高热量、高维生素、低脂肪饮食，坚持少量多餐，摄入充足的常温液体，每日至少 3000ml（如清汤、温的淡茶、运动饮料等），只补充水会导致缺乏必需的电解质和维生素。

（2）避免食用可能加重腹泻的食物：包括高脂肪、不可溶性纤维含量高的食物、产气的食物、含高糖的食物、乳制品或主要由乳制品制作的食物、刺激消化道的食物及烟草，告知患者避免食用一些刺激胃肠道的食物，如全麦食品、坚果、玉米等；避免油腻、辛辣食物，如咖喱、胡椒粉、大蒜和油炸食品；忌食生冷拌菜，忌饮用碳酸饮料和含咖啡因的饮料。

（3）建议患者饮食中适当增加含果胶的食物，如香蕉、苹果。果胶是一种天然的纤维素，可以减轻腹泻。建议进食一些低脂、精细、富含钾的食物，如香蕉、米饭、干面包等；建议保持食物的清洁，避免变质，同时对食物进行加热，以达到消毒的目的。

（4）在化疗前或化疗期间使用益生菌可预防化疗引起的腹泻，有文献报道，指导患者每天饮用含双歧杆菌的酸奶，早、晚各 1 瓶，化疗相关性腹泻发生率明显降低；指导患者化疗期间每日 1 次食用山药薏米粥，对于预防腹泻也有一定疗效。

2. 预防压力性损伤 年老体弱及长期卧床患者易发生化疗相关性腹泻，建议患者及家属保持床铺清洁、干燥，及时更换污染的床单及衣物，定时翻身。

3. 腹部护理 告知患者及家属避免腹部按摩、压迫和负压增加等机械性刺激，减少肠蠕动，有利于减轻腹痛症状。调整患者所用的被服或衣物，特别注意腹部保暖。

第八章　肿瘤患者厌食管理

第一节　厌食概述

一、定　义

厌食是指因病理生理或精神性因素导致饮食习惯改变，伴食欲缺乏或消失，主要表现为偏食、挑食或拒绝进食，患者体重丢失程度随病程进展加重，进而产生一系列因营养不良引起的重要器官功能衰退等并发症。

癌性厌食（cancer-related anorexia，CA）是指肿瘤患者进食欲望下降，引起食物摄取减少和（或）体重丢失。厌食所致的持续体重丢失常伴有恶病质。癌性厌食-恶病质综合征，以机体组织丢失为主，伴随以进行性体重下降、厌食、低蛋白血症、炎症反应为表现的综合征，伴或不伴乏力、贫血、水肿。

癌性厌食-恶病质综合征临床表现是以消化道症状为特征，其病理生理特征为蛋白和能量呈负平衡，由食物摄入减少和异常代谢综合因素造成。癌性厌食-恶病质综合征是肿瘤患者常见综合征，超过50%的肿瘤患者会出现，因肿瘤种类、临床分期而异，以胃肠道和晚期肿瘤的发生率高，其中胰腺癌和胃癌的发生率最高，肺癌、肠癌次之，乳腺癌的发生率较低。癌性厌食-恶病质综合征不仅影响患者生活质量、降低治疗耐受性、缩短生存期，同时可导致约30%肿瘤患者死亡。

二、发 病 机 制

人体的摄食活动主要通过下丘脑外侧区的摄食中枢和腹内侧饱中枢来调节。摄食中枢兴奋，摄食活动加强，饱中枢兴奋，摄食活动受抑制。恶性肿瘤患者异常内分泌可能影响患者下丘脑摄食活动的调节，引起厌食行为。

（1）瘦素可作用于中枢神经系统抑制食欲，进入血液循环后参与糖、脂肪及能量代谢的调节，促使机体减少摄食，增加能量释放，抑制脂肪细胞的合成，进而使机体体重减轻。

（2）肿瘤患者体内神经递质如5-羟色胺可抑制颅内摄食中枢，造成食欲下降，因此抑制5-羟色胺的合成可以改善患者食欲。

（3）下丘脑存在食欲和体重调节的神经肽网络，细胞因子如 TNF-α、IL-1、IL-6、IFN 所导致这一网络系统的异常可能是引起癌性厌食-恶病质综合征的主要原因。细胞因子透过血脑屏障进入大脑，大多数细胞因子的高密度受体分布于下丘脑中。TNF-α 和 IL-1 可以通过上调下丘脑黑皮质素系统，导致厌食的发生。

（4）神经肽 Y 是作用最强的摄食刺激因子，广泛分布于动物下丘脑，在弓形核中合成，分泌入室旁核，可被瘦素、胰岛素及糖皮质激素向中枢传递信号调节。

（5）胆囊收缩素推注可引起动物和人短期进食减少，可能与其延迟胃排空的作用相关。

（6）促肾上腺皮质激素释放激素是内分泌、免疫、食欲和行为反应的重要调节因子。脑室推注促肾上腺皮质激素释放激素，可减少进食，引起交感神经活性增高，导致产热、脂肪分解和血糖增高。持续高浓度促肾上腺皮质激素释放激素可引起持续厌食和明显的体重减轻。

（7）高胰高血糖素可导致实验动物和人的饱腻感而减少进食，高浓度的胰高血糖素抗体可增加大鼠的进食，肿瘤状态下胰岛素/胰高血糖素的比值下降，胰高血糖素血症可能是引起癌性厌食、碳水化合物代谢异常的最主要的激素变化。细胞因子如 IL-6 可刺激人胰高血糖素分泌，胰高血糖素的致饱腻感由迷走神经传递。肠内和大脑中的胰高血糖素样肽（glucagon-like peptide-1，GLP-1）为强效的抑制进食肽，高浓度的 GLP-1 可引起强烈的抑制进食和体重减轻，与癌性厌食行为相关。

（8）肿瘤治疗如手术（胃切除、胰腺切除）、化疗（消化道反应）、放疗（头颈部放疗引起的嗅觉、味觉障碍）均可影响患者饮食，患者焦虑、抑郁心理也可引起厌食。

三、疾病特点及影响因素

1. 分类　癌性厌食从病因上可分为原发性厌食和继发性厌食，原发性厌食与神经激素信号传导途径、细胞因子、TNF-α 及外周食欲信号有关。继发性厌食则是指由于疾病症状、治疗或其他相关因素导致的患者进食障碍，一般原发性厌食与继发性厌食可能共存。

2. 临床表现

（1）躯体症状：主要表现为极度消瘦，常伴随营养不良、代谢、内分泌障碍和睡眠障碍等一系列症状。患者在发病后数月内体重下降超过标准体重的 15%。

（2）行为异常：主要表现为限制或拒绝进食、偏食挑食、回避进食相关的场合，以及过度运动、诱吐、导泻、利尿、服用食欲抑制剂等行为。行为退缩、人际交往减少常为厌食症的继发行为特征。

（3）一般精神症状：如焦虑、抑郁、强迫、情绪不稳定、易激惹、失眠等，通常随着病程进展，体重下降越明显，上述问题更加显著。

（4）内分泌异常：患者的神经内分泌系统也发生变化，如下丘脑-垂体-性腺轴障碍、甲状腺功能异常、高皮质激素血症及尿中游离皮质醇升高等内分泌系统紊乱。

（5）消化道症状：患者常自诉腹痛、腹胀、早饱、胃肠排空减慢导致便秘，也有因使用泻药引起腹泻等。同时患者由于营养摄入过低，发生营养不良和低代谢现象，又因为严重营养不良，患者常出现四肢水肿。

（6）闭经和第二性征退化：几乎 100% 的女性患者会发生闭经，同时还会伴有性功能减退，阴毛、腋毛脱落，乳房、子宫萎缩，促性腺激素释放减少导致性腺功能减退等。男性患者常会出现性敏感减退或阳痿。青春前期者，性心理和生理发育迟缓。

此外，患者还可有其他神经官能症的症状，如癔症、上腹饱胀不适，常伴有恶心、呕吐、顽固性便秘、不能解释的疲劳、对性生活不感兴趣、失眠等。

3. 影响因素

（1）生理因素：肿瘤导致的机械性进食障碍是造成患者食欲减退的主要原因之一，机械性进食障碍主要出现于头颈部肿瘤及消化道肿瘤患者，原因包括咀嚼吞咽障碍、胃肠道梗阻、腹水或肿瘤占位导致的胃内容量减少。肝癌导致的肝功能障碍会引发患者食欲减退，原发性脑肿瘤或脑转移患者可由于脑部肿瘤压迫下丘脑产生中枢性食欲减退，另外肿瘤引发的疲劳、疼痛及肿瘤细胞的代谢产物乳酸、酮体也可使患者出现恶心、食欲下降。

（2）心理因素：肿瘤的发生通常会使患者出现一系列的负面情绪，包括悲伤、愤怒、沮丧、不确定、恐惧、绝望、无助等。这些情绪导致的心理压力可诱发机体应激反应，释放出一系列炎症因子引发代谢紊乱进而影响进食。同时，对于部分已发生食欲减退的患者，饮食通常会与生存功能相关。严重的或可见的食欲缺乏和体质量减轻会给患者带来负面影响，患者会产生离死亡更接近的负面心理，多种因素增加了患者的进食压力。

（3）治疗因素：抗肿瘤治疗如放疗、化疗的不良反应会影响患者的进食，头颈部放疗导致的口腔黏膜炎、口干、晨起唾液分泌减少等情况会致使患者进食的愉悦感降低，从而抗拒进食，进而食欲降低。化疗药物会导致患者发生味觉障碍，包括味幻觉（没有外部口腔刺激的味觉异常）、味觉倒错（特定刺激引起的味觉异常）、味觉恐惧（对特定口味的厌恶）、味觉减退、味觉亢进和味觉丧失，从而影响患者的进食欲望。化疗期间味觉障碍的发生率为 50%～75%，女性对气味的敏感性高于男性，年轻患者多于老年患者。化疗患者通常会在经历了食物摄入后的恶心、呕吐后发展为习得性食物厌恶。化疗期间的饮食指导也限制了患者对食物的选择，从而降低了食物的适口性。这些与治疗相关的因素相互作用改变了患者的口味，限制了食物摄入的多样性，从而弱化了患者食欲。

第二节　厌食的评估

1. 评估内容

（1）评估患者的既往病史，包括有无胃炎、胰腺炎、肝炎、胆囊炎、结核病等病史，有无长期吸烟、饮酒史，有无精神创伤，有无服用药物史。

（2）厌食发生的时间，进展情况，起病缓急，既往和目前的食量、种类，体重变化等。

（3）发生的诱因，治疗方案及效果，询问患者有无疼痛、过度劳累、睡眠不佳、精神忧虑、过度悲伤等因素，以及应激能力及应对方式，询问有无进食环境不良或食物口味不合适等诱因，患病后所采取的治疗措施，以及药物种类、剂量、效果。

（4）评估有无厌食的伴随症状，如发热、腹泻、腹痛、恶心、呕吐、乏力等。

（5）评估患者的营养知识水平。

2. 评估量表

（1）分级询问法：欧洲肿瘤研究与治疗组织生存质量问卷（EORTC QLQ-C30）是国际上用于评估肿瘤患者生存质量最普遍的量表。问卷中的食欲评估项目为"你是否有食欲下降（没有胃口）"，答案分为 4 个等级："没有""有一点""相当""非常"，其中"有一点"及以上定义为 CA，等级越高表明厌食症状越严重。赵宏等验证了中文版 EORTC QLQ-C30

是评价我国肿瘤患者的生存质量及各种症状的有效工具。有研究将此项目作为其他食欲测评工具的外部标准。

（2）营养食欲问卷（council of nutrition appetite questionnaire，CNAQ）：主要包括 8 个关于食欲和进食情况的条目，如食欲、饱腹感、饥饿感、食物的味道、现在食物的味道与之前食物的味道比较、平均每天进食次数、进食时是否会感到恶心或想吐与情绪变化等。问卷可由受试者自行填写，也可以通过电话、邮件或直接采访来完成。受试者通过选择 5 个选项中最合适答案的方式完成问卷，之后按照以下计分方式计算结果：a=1、b=2、c=3、d=4、e=5，各组评分总和即为 CNAQ 总分，范围 8～40 分，得分越低，表示食欲情况越差，越能说明受试者患有厌食症。同时，CNAQ 还有预测功能，当评分≤28 分时，表示受试者 6 个月内有较大的体重减轻至少 5%～10%的风险。其预测 6 个月内受试者体重下降 5%风险的敏感度为 80.2%，特异度为 80.3%；预测 6 个月内受试者体重减轻 10%风险的敏感度为 82.4%，特异度为 81.9%。

（3）肿瘤患者食欲症状问卷（cancer appetite and symptom questionnaire，CASQ）：由英国诺丁汉大学营养学 Halliday 教授对营养食欲问卷改进而来，有良好的信度和效度，可用于预测上消化道肿瘤及肺癌患者体重丢失。该问卷由 12 个条目构成，每个条目得分范围为 0～4 分，问卷总得分范围为 0～48 分，得分越低代表患者食欲越差。评估内容包括影响食欲的味觉变化、疼痛、情绪和活动精力等因素，通过判断肿瘤患者食欲改变的原因为其制订个性化干预措施。

（4）简化营养食欲评估表（simplified nutritional appetite questionnaire，SNAQ）：是改编自 CNAQ 的食欲评估问卷，共包括 4 个条目，各条目分为 5 个等级，总得分范围为 4～20 分，Cronbach α 为 0.820。SNAQ 可预测社区人员及养老院老年人的体重下降，当研究对象为社区人员时，SNAQ 得分<14 分可提示其食欲较差。但对于肿瘤患者，尚未有相关研究。该问卷现已被翻译为英语、葡萄牙语等进行应用。

（5）厌食症、恶病质综合征治疗的功能性评价量表（functional assessment of anorexia and cachexia therapy questionnaire，FAACT）：包含了 18 个食欲问题，满分 72 分。其中有 12 条专门用于厌食症患者的生命质量测定，包括对食欲、进食量、体重、食物是否合胃口、消瘦程度与焦虑、是否有强迫进食、是否有呕吐、胃部情况与整体健康状况等的评估。每个条目计分方式为 0 分为"一点也不"、1 分为"有一点"、2 分为"有一些"、3 分为"相当"、4 分为"非常"，正向问题直接按患者打分进行计分，反向问题则按"4 分–患者评分"进行计分，所有条目评分相加即为总分。量表的评分越高，表示患者的厌食情况越不明显。后有研究者将其精简至 12 个问题，形成 A/CS-12 子量表，欧洲临床营养与代谢协会（european society for clinical nutrition and metabolism，ESPEN）建议将该量表界值设定为 30 分，即评分≤30 分者认定为厌食。还有研究指出，界值设定为 37 分时敏感度和特异度分别是 80%和 81%。

（6）视觉模拟法（visual analog scale，VAS）：是一条长度为 100mm 的线段，两端为"我一点也没有食欲"（0mm）和"我的食欲非常好"（100mm），从左至右，距离越短，表示食欲越差。患者通过自己的感知在线段上标记。结果线段<50mm 可判定为 CA。其结果与食物摄入量虽然不能相互取代，但呈正相关，并且具有较好的敏感性和可重复性。因此常采用 VAS 评估患者食欲状态。在国内常采用的是一条长 10cm 的带刻度线段，分为 10 等份，0 分

表示"食欲正常"，10 分代表"极度厌恶食物"。结果 0～2 分为正常食欲；3～5 分为轻度厌食；6～8 分为中度厌食；>8 分为重度厌食。此法简单易行，并且较客观、敏感。

第三节　厌食的护理管理

一、症 状 护 理

1. 心理护理　保持稳定的情绪。据统计，约 80% 的肿瘤患者得知自己的病情后都有沉重的思想负担，情绪常波动，致使自主神经功能紊乱、消化不良。护理人员应重视精神因素与食欲减退的关系，注意患者的情绪变化，关心、体贴、安慰、开导患者，给其宣泄痛苦和忧伤的机会，告知不良情绪可能造成的后果，鼓励病友之间交流饮食经验，不但可以取长补短，还有利于增加食欲。这对肿瘤患者是十分重要的。

2. 饮食护理　肿瘤本身是一种消耗性疾病，患者的进食减少，会加重患者的营养缺乏，而饮食营养与疾病的康复有密切的联系，因此做好患者的饮食护理，及时补充身体的营养需要尤为重要。

（1）向患者解释摄取营养物质的重要意义，在营养师指导下请患者参与制订饮食计划。

（2）创造良好的进餐环境，如进餐时环境应整洁、舒适，空气清新，甚至可以播放优美动听的音乐，避免引起不愉快的情景和气味。尽量把便盆、痰盂和换药时的脓痰血迹消除干净，避免恶性刺激。

（3）鼓励患者摄入高蛋白、高维生素、高热量、低脂、易消化的清淡饮食，可选择如党参红枣茶、小米粥、黄芪山药羹等，这些食物都具有和胃健脾，增加食欲的功效，忌辛辣、油腻、刺激性食物，忌烟、酒等。

（4）采取增加食欲的措施。指导患者少量多餐。根据患者饮食习惯及爱好选择食物品种，烹调时注意色、香、味及营养均衡。经常更换饮食品种。增加新鲜感以促进食欲。

（5）餐前饮用一小杯酸性饮料可起到开胃的作用，补充适量的锌和复合维生素 B 也可以改善味觉，增加食欲。还可鼓励患者与食欲好者一起进餐，使用调味品改善食品的味道，如醋、胡椒粉等。

（6）进食后切忌立即卧床，以免食物引起恶心感，适当限制餐前、餐后 1 小时饮水量，均有助于减轻化疗后恶心、呕吐症状。

（7）在可能引起疼痛等不适的治疗、护理及检查后不要立即就餐。

（8）进餐前遵医嘱给予相应的止吐药物或助消化药物，并告知患者相应的注意事项，以减轻因呕吐引起的厌食。

二、症状最新干预进展

1. 饮食或营养干预

（1）饮食方式：肿瘤治疗会引发患者味觉及嗅觉改变，为了增加肿瘤患者的食物摄入量，需要选择合适的烹调方法，以及注意食物的适口性。研究发现，在肿瘤治疗过程中，口味温和、平淡、质地柔软的食物及水果、凉的菜肴更受患者的偏爱，过热和辛辣的食物会引起口腔溃疡和喉咙灼热感，肉类的腥味，重口味食品、油炸食品或过于浓郁的乳制品容易引起恶心。针对患者不同的食欲减退症状，应采用相应的饮食护理对策以预防由于食欲减退所导致的营养摄入不足。"早饱"的患者可采用少食多餐，小口进食，勿过饱、过饥，应随身准备食物在饥饿时随时进食。优先选取营养丰富且偏爱的食物，正餐选择固体食物，正餐之间可补充有营养的液体食物，减少胃内的饱胀感；营造舒适的进餐环境，如干净整洁的环境，轻松的音乐，避免处于高温、通风不良或有油烟味的环境。口干的患者宜选用质地松软、湿润或含有汤汁的食物，或者食用酸甜口味的食物以刺激唾液的分泌。进食困难或进食疼痛的患者可选择易于咀嚼且细碎的食物，可使用吸管摄取流质食物，餐后漱口。视觉食物线索可促进与食欲行为相关的神经活动加强，因而观看食物相关的视频影像、图片或是声音对患者造成的感官刺激可以带来促进食欲的效果。

（2）口服营养补充剂：锌是维持和修复味蕾的重要元素。锌可以影响味觉蛋白的合成，增加唾液中的钙浓度。锌的摄入有助于修复患者的味觉，从而增进食欲。锌普遍存在于肉类、谷类、豆类及牡蛎等天然食品中。生姜含有 6-姜辣素、锌和姜酚等成分，有益于食欲的促进。目前生姜已被证明在减少因化疗引起的恶心、妊娠剧吐和术后恶心等方面有疗效，具有积极的胃调节作用。Bhargava 等在一项纳入 15 例肿瘤姑息治疗患者的实验中，患者每日服用 1650mg 姜胶囊 1 次，为期 14 天，实验结果证明服用生姜对厌食-恶病质综合征患者胃肌电图活动有正面影响。以消化不良症状为主，反流样症状、溃疡样症状均明显减轻，加拿大卫生行政部门天然保健品管理局批准和建议姑息治疗导致的厌食患者每日可坚持服姜。鱼油中含有长链多不饱和脂肪酸、二十二碳六烯酸和二十碳五烯酸，能够干扰炎症细胞因子合成，因此可对癌性厌食发挥治疗作用。动物研究中发现，小鼠使用二十碳五烯酸能够在肿瘤诱导的恶病质中稳定体重的减轻，延迟肿瘤引起的厌食发生，逆转体重下降。但对于单独使用鱼油对肿瘤患者的食欲改善效果还需进一步研究，由于鱼油胶囊通常体积较大，适口性低，会影响患者服用的依从性，尤其是在每日使用剂量的上限和下限，以及可产生效果的服用周期上还有待进一步探索。椰子油富含中链脂肪酸，被发现可抑制患有结肠和乳腺肿瘤实验动物体内致癌物质的诱导。马来西亚学者在研究初榨椰子油对乳腺癌患者 6 周期化疗期间生活质量的影响中发现，服用椰子油的干预组患者功能状态和整体生活质量均有改善，疲劳、睡眠障碍和食欲缺乏的症状在干预后也有所减轻。这可能是由于椰子油富含的月桂酸具有改善营养吸收和能量代谢的功能，从而产生积极的临床作用。

（3）营养咨询：食欲减退会导致患者营养摄入不足，更容易引发癌性厌食-恶病质综合征。营养咨询作为一线营养干预措施，旨在为患者提供营养知识，从而使其饮食习惯发生持久的改变，维持良好的营养状况。营养咨询的内容主要涉及静息能量消耗、生活方式、疾病状态、当前摄入量、食物偏好和症状。护士可以通过咨询为患者指定食物的类型、数量、用餐次数、用餐频率及每日所需要的卡路里/蛋白质量，提供有关治疗中可能出现的饮食营养问题，将治疗副作用降至最低，提供高热量食物和快速简便的烹饪理念，以保证患者充足的能量和蛋白质摄入，实现营养目标。营养建议应尽可能接近患者日常的饮食模式、食物类型、食物量和全天进食频率。在一项随机对照试验中，针对 12 例放化疗结合治疗或单纯放疗的肺癌患者，护士根据其疾病症状、食物偏好及社会环境制订了结构化的营养咨询计划。干预组治疗期间体重稳定率为78%、营养不良率为11%，对照组体重稳定率为36%、营养不良率为45%。护士主导的营养咨询可以通过传达营养建议，促使患者改变饮食习惯适应自身营养需求的改变，从而增强患者对饮食问题的自我管理、改善患者的营养摄入、生活质量和体重，以防止营养不良及恶病质的进一步发展。

2. 中医护理干预　近年来，临床中医药护理干预在肿瘤相关食欲减退的对症治疗护理方面取得了一定的进展，其护理主要方法包括重要穴位贴敷、穴位按摩、艾灸、耳穴贴压等。与西医疗法相比，中医药干预有着起效快且副作用小的优势。中医学理论认为，化疗药物多为苦寒伤胃之品，易损伤脾胃阳气，致胃失和降，胃气上逆，导致食欲减退，而中药贴敷及穴位按摩依据经络学说，通过刺激穴位，达到温经通络、和胃理气、胃气下降的功效。针对食欲减退，中医贴敷或穴位按摩取穴一般选取神阙穴、中脘穴、足三里穴及内关穴。在针对卵巢癌化疗患者食欲减退的研究中，使用无菌贴敷将香砂六君子方敷于选取的穴位上，每次贴敷6小时后去除。选取穴位部位用指腹以顺时针方向轻按并旋转，力度以患者感到酸、麻、胀、疼、热感且能忍受为宜，按压3次/天，每次3~5分钟。贴敷及穴位按摩时间均于化疗前1天持续至化疗结束后1天。研究发现，实验组食欲评分高于对照组，说明中药敷贴及穴位按摩可在一定程度上辅助改善患者食欲减退症状。另1例针对胃肠道肿瘤化疗患者的研究中，也证明中药敷贴有利于改善患者的胃肠道不适反应，增加食欲。中药敷贴、穴位按摩等方法作为中医外治法的特色技术有着无创伤、简单易行的优势，但相关的中医护理仍存在研究较少、缺乏客观评价标准、样本量小、干预时间短的问题，需要进一步的多中心、前瞻性的中医研究验证。

3. 运动及体力活动干预　定期的体育活动和运动训练可以通过增加机体的能量消耗，提高胰岛素和瘦素的敏感性，改变血压、血脂、底物代谢和身体成分来增加患者食欲。现阶段的研究更多倾向于关注对运动的食欲反应，但除了有组织地运动外，习惯性的体力活动也对促进食欲有一定的帮助，包括职业、家庭、交通和其他生活相关体力活动。习惯性的体力活动对食欲的影响尚没有高质量的实验证据支持，有待进一步研究和验证。

4. 心理社会支持干预　调查显示，超过52%的患者会对体重减轻和（或）饮食量下降产生担忧。越来越多的研究发现，心理社会因素的干预不仅有助于缓解体重减轻和厌食带来的心理痛苦，同时也会影响症状本身。既往鲜有研究利用心理社会干预方式帮助患者解决体重减轻和食欲减退的问题，这些问题包括家庭食物冲突、看护者恐惧和看护者忽视健康专业知识等。Macmillan体重饮食法（Macmillan approach to weight and eating，MAWE）是2004年开发用于晚期肿瘤患者的一种新的心理社会干预方法，由Macmillan癌症支持中心出版。MAWE的基础是应对和适应理论，其目的是促进患者的有效应对，从而提高其生活质量。MAWE的组成部分主要包括突破体重下降的禁忌、讲述康复故事、管理冲突、健康饮食建议、支持自我管理。整个过程是通过护士与存在体重和饮食相关困扰的患者之间的咨询完成的，临床医务人员曾认为患者体重减轻和食欲下降所带来的心理痛苦会因谈论症状而加重，因此会刻意避免谈论体重下降的问题，认为否认或沉默可能是最好的适应策略。研究发现，当接受MAWE培训的专业姑息护理护士突破谈论禁忌时，并没有发现不良后果，患者接纳度良好。Hopkinson JB在2013年的研究中发现该方法可以有效地从护理角度补充肿瘤导致食欲减退的药理学干预和营养干预。从心理社会学角度，让患者接纳疾病引发的食欲改变，突破对饮食和体重改变的排斥心理，从而通过护士的引导帮助患者建立积极的自我管理模式。

三、健 康 指 导

（1）就餐环境要舒适、整洁、空气清新。餐室、餐桌要洁净，餐具要卫生，应选择能促进消化液分泌的颜色。

（2）化疗期间放松心情，就餐时可以听轻音乐以促进食欲，避免紧张焦虑，分散注意力以减轻恶心、呕吐、食欲缺乏等症状。

（3）尽量取坐位进食饮水，进食30分钟后平卧，进餐前用淡盐水漱口，保持口腔清洁无异味。

（4）选择清淡易消化饮食，少量多餐。尽量与家人一起进餐，以营造良好的进餐环境。

（5）进餐时应避免化疗药物作用的高峰时间，如静脉用化疗药物应在空腹时进行，而口服化疗药物以餐后服用最好。

（6）化疗后出现食欲缺乏、消化不良、便秘等症状时，可进食薏苡仁、萝卜、山楂、猕猴桃、莼菜、大枣、葵花籽、核桃、虾蟹、银鱼、泥鳅、胖头鱼、草鱼等健脾开胃的食物，保护消化功能，减轻化疗副作用。

（7）鼓励患者视自身情况参加自己喜欢的娱乐活动或进行简单的家务，有利于提高消化功能，促进食欲，帮助机体康复。

（8）病情观察。定期测量体重、腹围。观察黄疸情况，肝脾大小，定期监测肝功能及免疫学指标的变化。

第九章 肿瘤患者口腔黏膜炎管理

第一节 口腔黏膜炎概述

口腔黏膜炎（oral mucositis，OM）是接受放化疗患者的常见症状。据统计，口腔黏膜炎在接受放疗的头颈癌患者中发生率高达 100%，在接受大剂量化疗的患者中发生率达80%，在接受常规化疗的患者中发生率为 20%～40%。口腔黏膜炎可导致患者口腔疼痛、无法进食、体重减轻、局部感染、脱水、营养不良和生活质量下降等，影响患者抗肿瘤治疗的依从性，增加住院费用，甚至可能导致抗肿瘤治疗的中断。因此，肿瘤患者口腔黏膜炎的预防和护理越来越受到临床关注。

一、定 义

口腔黏膜炎是指口腔黏膜上皮组织的一类炎症和溃疡性反应，表现为口腔黏膜的轻度感觉异常、红斑、水肿、融合性溃疡、疼痛和出血性损伤，是化疗中常见的毒副作用之一。

二、发 病 机 制

口腔黏膜炎的发病机制错综复杂，至今仍未完全阐明。Sonis 等提出黏膜炎的发生是由上皮细胞介导及黏膜下层组织和细胞发生的一系列动态生物行为或反应。黏膜炎的发生分为启动期、早期损伤反应期、信号放大期、溃疡期及愈合期五期。

1. 启动期 黏膜组织暴露于化疗药物中，导致细胞 DNA 损伤和非 DNA 损伤。DNA损伤直接破坏上皮细胞和黏膜下组织，释放活性氧（reactive oxygen species，ROS），ROS可以破坏细胞、组织和血管，激活一系列转录因子，导致生物学行为或反应进一步发生。非 DNA 损伤包括神经酰胺合酶水解细胞膜脂质，破坏细胞膜，高水平的神经酰胺参与细胞凋亡。此外，化疗后成纤维细胞内的金属蛋白酶被释放出来，导致内皮下基质和内皮细胞遭到破坏。

2. 早期损伤反应期 此期DNA链断裂，激活信号转导途径，转录因子P53和核因子-κB（nuclear factor-κB，NF-κB）被激活。NF-κB 是最重要的转录因子，可激活其他转录因子导致 TNF-α、IL-6 和 IL-1β 等促炎因子增加，高水平的炎性因子可引起组织和内皮的损伤，从而导致内皮细胞受损和死亡。

3. 信号放大期 促炎因子不仅会破坏内皮细胞的表面，还可通过正反馈调节系统进一步扩大黏膜损伤。TNF-α 不仅可以激活 NF-κB，还可以激活丝裂原活化蛋白激酶（mitogen-activated protein kinase，MAPK），继而激活 Janus 激酶（Janus kinase，JAK）。JAK 可以调节负责转录过程的激活子蛋白-1（activator protein-1，AP-1），最终激活 caspase-3，导致细胞凋亡。TNF-α 还可以激活神经磷脂酶，通过神经酰胺途径导致细胞凋亡。

4. 溃疡期 损伤和死亡的细胞发生萎缩脱落，溃疡形成，黏膜屏障被破坏，导致细菌感染。细菌的细胞壁可以激活更多的促炎因子，如 TNF-α、IL-1β、IL-6 等，导致进一步组织损伤。此期患者症状很重，一般发生在中性粒细胞减少时期，即化疗后 7～14 天。

5. 愈合期 此期黏膜下的细胞外基质发出不同信号，上皮组织迁移、增殖和分化，正常菌群开始重建。

三、疾病特点及影响因素

1. 临床表现 口腔黏膜炎初期表现为白斑，化疗开始后的 4～5 天，随着口腔内红色斑块的产生而逐渐表现出来。化疗开始后的 7～10 天，口腔溃疡开始出现，数量上逐渐变多，面积上逐渐变大，溃疡边缘能够看到炎性液体的渗透，并且相互融合，形成大的溃烂区域。口腔溃疡是口腔黏膜炎的主要表现形式，多见于颊部及咽壁两侧、口唇、口角、牙龈及舌面、舌边缘等处，也可达咽及食管，甚至可达肌层，导致部分神经末梢暴露，常使患者感到不同程度的疼痛。

2. 影响因素 一项关于中国人群放化疗口腔黏膜炎的荟萃分析显示，口腔黏膜炎的发生与以下因素有关：患者口腔环境差、有义齿、口腔 pH≤6.5、有口腔疾病、有吸烟史、临床分期为 III 期或 IV 期、口腔自洁习惯差、白细胞计数为 III 度或 IV 度、年龄≥60 岁。

第二节　口腔黏膜炎的评估

一、世界卫生组织分级标准

世界卫生组织制订了抗癌药物急性及亚急性毒性反应分级标准（表 9-1）。

表 9-1　世界卫生组织分级标准（口腔黏膜炎）

分级	标准	分级	标准
0 级	无口腔黏膜炎	3 级	溃疡，需要流质饮食（由于黏膜炎）
1 级	红斑和酸痛	4 级	溃疡，无法进食（由于黏膜炎）
2 级	溃疡，可以吃固体食物		

世界卫生组织等将上述分级标准进行了改良（表 9-2）。

表 9-2　世界卫生组织分级标准改良版（口腔黏膜炎）

分级	标准
0 级	口腔黏膜完整，无疼痛
Ⅰ 级	口腔黏膜有 1～2 个直径<1.0cm 的溃疡，轻度疼痛，不影响进食
Ⅱ 级	口腔黏膜有 1 个直径>1.0cm 的溃疡和数个小溃疡，疼痛加重，可进半流质饮食
Ⅲ 级	口腔黏膜有 2 个直径>1.0cm 的溃疡和数个小溃疡，疼痛明显，只能进流质饮食
Ⅳ 级	口腔黏膜有 2 个以上直径>1.0cm 的溃疡和（或）融合溃疡，疼痛剧烈，不能进食

二、美国国家癌症研究所不良事件通用标准分级

美国国家癌症研究所不良事件通用标准分级是依据美国癌症协会所建立的抗癌药物常见毒性不良反应标准（表 9-3）。

表 9-3　美国国家癌症研究所不良事件通用标准分级（口腔黏膜炎）

分级	标准	分级	标准
1 级	无痛性红斑或轻微疼痛，不需要药物治疗	4 级	严重威胁生命，急切需要药物治疗
2 级	中度疼痛，不需要药物治疗，但患者需改变饮食结构	5 级	死亡
3 级	重度疼痛，需要药物治疗		

三、口腔黏膜炎评分分级

口腔黏膜评分系统常用于评估口腔黏膜炎，主要通过评估唇黏膜（上、下）、颊黏膜（左、右）、舌体（左、右）、舌底、软腭 8 个部位的溃疡面积大小和红斑严重程度划分等级（表9-4）。

表 9-4　口腔黏膜炎分级标准

分级	标准	分级	标准
0 级	没有红斑或溃疡	Ⅲ级	2 个部位有溃疡
Ⅰ级	1 个或多个部位出现红斑	Ⅳ级	3 个部位有溃疡
Ⅱ级	1 个部位有溃疡	Ⅴ级	4 个或更多部位有溃疡

四、按溃疡进程分级

根据黏膜溃疡的进程可将口腔黏膜炎分为以下 4 级，此种分级标准较为简单，缺乏准确性和精确性（表 9-5）。

表 9-5　口腔黏膜炎分级标准

分级	标准	分级	标准
Ⅰ级	口腔黏膜红斑	Ⅲ级	口腔黏膜有融合性溃疡
Ⅱ级	口腔黏膜有孤立性小溃疡	Ⅳ级	口腔黏膜有出血性溃疡

五、按溃疡面积分度

陶小琴等按溃疡面积将口腔黏膜炎分为 Ⅰ ～ Ⅲ 度，较之其他分级评估标准，此种分级标准虽然精确，但是缺乏可操作性（表 9-6）。

表 9-6　口腔黏膜炎分度标准

分级	标准
Ⅰ 度	口腔黏膜有面积≤8mm² 的单个溃疡
Ⅱ 度	口腔黏膜有面积＞8mm² 但≤15mm² 的单个或 2 个以上的溃疡
Ⅲ 度	口腔黏膜有面积＞15mm² 的单个或 2 个以上的溃疡

六、按感染程度分级

按照感染程度可将口腔黏膜炎分为轻度、中度、重度三个程度（表 9-7）。

表 9-7　口腔黏膜炎感染分度标准

分级	标准
轻度	口腔黏膜有紫红色的血泡，牙龈肿胀出血伴疼痛，治疗护理 3～4 天可痊愈
中度	口腔黏膜可见一处或多处黄豆大小溃疡或糜烂，深度在黏膜下层，进食时疼痛加重，治疗护理 4～7 天可痊愈或好转
重度	口腔黏膜溃疡或糜烂，直径可达 1～2cm，深度达肌层，口腔黏膜多处炎症，表层有炎性渗出物或坏死组织，外覆一层薄膜或白苔，疼痛难忍，影响进食及睡眠，常伴有发热及全身症状，治疗护理大于 7 天

第三节　口腔黏膜炎的护理管理

一、症　状　管　理

1. 评估口腔状况　化疗前应该对患者口腔情况进行全面、详细地检查和评估并针对性地去除患者牙垢、牙菌斑，治疗龋齿，修复破损的牙齿或义齿，每日检查口腔，观察有无红肿、红斑、溃疡、疼痛等。

2. 保持口腔清洁

（1）刷牙：餐后、睡前用软毛牙刷刷牙，避免牙龈出血，每月更换牙刷；使用含氟、无泡牙膏清洁牙齿和牙龈；每天刷牙 2 次，动作应轻柔；养成清洁牙齿的习惯，使用合适的清洁材料（如牙线）每天清洁一次牙缝。同时督促患者用软毛牙刷刷牙，不要剔牙。当血小板低于 $40×10^9$/L 时停止刷牙，以避免口腔黏膜损伤。

（2）漱口：了解化疗患者的情况，呕吐频繁者，每次呕吐完毕指导患者用清水含漱，清除口腔残留的呕吐物。医护人员依据患者口腔 pH、化疗药物种类为患者选择漱口液，常用的有生理盐水、碳酸氢钠溶液、复方硼酸漱口液、亚叶酸钙等。

3. 义齿护理　溃疡愈合后再使用义齿。

4. 饮食指导　指导患者每日饮水 1000ml 以上，选择高蛋白、高维生素及含碳水化合物丰富的食物，进食微温或微冷的流质、半流质，不食坚硬、过酸（西红柿、柑橘类水果）、过热、辛辣等刺激性食物，同时进食时应细嚼慢咽，还要避免吸烟，以及酒精类饮品或食物的摄入，以免刺激或损伤口腔黏膜。

5. 预防和控制口腔出血　因大剂量化疗而导致的血小板减少的患者（如造血干细胞移植受者），口腔黏膜炎的溃疡可能会发生出血。局部口腔内出血通常可以通过使用局部止血剂如纤维蛋白胶或明胶海绵来控制。血小板计数低于 $20 \times 10^9/L$ 的患者需要输注血小板，这是由于患者有自发性内出血的风险，可能会造成严重的后果，特别是对于中枢神经系统的损伤。

6. 疼痛护理　口腔黏膜炎的主要症状是疼痛，疼痛严重影响了患者的营养摄入、口腔护理和生活质量，因此对于口腔黏膜炎疼痛的管理是任何黏膜炎管理策略的主要组成部分。有研究发现含有麻醉药的局部漱口水，如2%的黏性利多卡因，利多卡因可与等量的苯海拉明和舒缓覆盖剂混合，这种局部麻醉药可以提供短期的疼痛缓解。还有学者使用局部黏膜生物黏附剂，它们虽然不是麻醉药，但是可以通过在溃疡黏膜上形成保护涂层来减轻疼痛。除了使用局部药物外，大多数严重黏膜炎患者还需要使用全身镇痛药，通常包括阿片类药物，以获得满意的疼痛缓解。MASCC/ISOO指南推荐对接受造血干细胞移植的患者使用吗啡自控镇痛。

二、症状的最新干预进展

1. 蜂蜜　具有抗菌、抗炎、镇痛和抗氧化的特性，可增强免疫力，促进伤口再生和修复。有研究结果显示，蜂蜜可降低化疗后重度口腔黏膜炎的发生率。Yang 等一项关于蜂蜜在放化疗中作用的荟萃分析显示，蜂蜜可预防口腔黏膜炎的发生，尤其是对于中重度口腔黏膜炎的患者，还可以缩短口腔黏膜炎的患病时间。同时，相关学者发现，蜂蜜能缓解患者因口腔黏膜炎所致的疼痛。但是糖尿病患者禁用蜂蜜，乳腺癌患者慎用。

2. 益生菌　在胃肠道领域的疗效和机制已有大量的研究及总结，口腔作为消化道的起始部位，其微生态与胃肠道微生态有一定的相似性。一项荟萃分析发现益生菌可以降低由抗肿瘤治疗引起的口腔黏膜炎的发生率和减轻其严重程度。

3. 冷冻疗法　口腔含服冰块、冰水等可使口腔内温度下降，血管收缩，从而减少化疗药物与黏膜接触，预防黏膜炎发生，这类方法被统称为冷冻疗法。冷冻疗法的效果是暂时的，患者对冷冻疗法的耐受性也有限，因此 MASCC/ISOO 指南仅推荐将冷冻疗法用于药物半衰期短的化疗患者。尹淑慧等将降温贴敷于接受甲氨蝶呤化疗患儿的双颊处，使口腔内温度平均下降 1.74～3.52℃，降低了患儿口腔黏膜炎的发生率。Mahdi 等发明新型口腔内冷却装置用于口腔黏膜炎的预防，将温度设定在 8℃或 15℃，两项研究均可改善口腔冷冻疗法的不适反应，但样本量均较小，因此，未来还需开展更大样本量的对照研究证实其有效性。

4. 咀嚼口香糖　刺激唾液分泌，缓解口干症状，进而减少口腔黏膜炎的发生。指导患者使用抗肿瘤药物治疗期间于每次餐后先用清水漱口，冲洗掉食物残渣，然后依据喜好选择薄荷、柠檬等不同口味的口香糖进行咀嚼，每次 5～10min；糖尿病患者可选用无糖口香糖。

三、健 康 指 导

1. 住院期间健康指导　指导患者保持口腔清洁，增强患者对口腔护理重要性的认识，促使患者养成良好的口腔卫生习惯，提高自身口腔护理能力，减少黏膜炎的发生，可依据患者喜好准备高蛋白、高能量、高维生素、口味清淡的食物。同时为避免刺激口腔黏膜，应指导患者戒烟、戒酒，不进食坚硬、粗糙、辛辣、过咸和酸性食物。当患者存在营养不良风险时，可协同营养师为患者制订营养方案。每日 1000ml 饮水量能保持患者口腔湿润并促进化疗药物从代谢排出，帮助患者建立积极、乐观的心态。

2. 出院前的健康指导　指导患者出院后经常使用镜子观察口腔黏膜完整性，使用口腔黏膜炎每日自评问卷对口腔的整体情况进行自我报告，方便患者尽早发现口腔异常并及时就医。

第十章 肿瘤患者淋巴水肿管理

第一节 淋巴水肿概述

一、定 义

淋巴水肿（lymphedema）主要是由于机体某些部位的淋巴回流受阻，液体在组织间隙异常增多导致的局部组织水肿。脂质的沉积、脂肪硬化、皮下纤维结缔组织的异常增生，可以导致皮肤出现增厚、粗糙、坚韧如象皮，故又称为"象皮肿"，常见于小腿、上臂、生殖器和颜面部等。淋巴水肿分为原发性淋巴水肿和继发性淋巴水肿两种类型。原发性淋巴水肿较为罕见，主要是由于淋巴系统的先天发育不全、发育不良或增生引起，大多数原发性淋巴水肿在儿童或青春期才会发病且无明显诱因。原发性淋巴水肿被分为遗传性淋巴水肿与散发性淋巴水肿，遗传性淋巴水肿发病率约 10%，分为 Ⅰ 型和 Ⅱ 型，若有家族史，又称为 Milroy 病，为显性遗传性疾病；散发性淋巴水肿发病率约 90%，分为早发型与迟发型，早发型发病于 35 岁之前，迟发型发病于 35 岁以后。继发性淋巴水肿较为常见，主要是由于淋巴系统受到潜在疾病（如肿瘤、肥胖、手术、创伤、感染、放疗或其他治疗）损害。

二、发 病 机 制

淋巴系统是除血液系统之外，机体的第二套循环系统。1627 年，人体淋巴系统（由 Gaspar Asllius 发现）和血液系统（由 William Harvey 发现）同时被发现。淋巴系统参与人体炎症、肿瘤发生和转移、水肿、脂肪吸收和代谢等病理生理过程，担负维持机体内环境稳定和免疫防御的重要功能。

淋巴系统由淋巴管、淋巴器官和淋巴组织组成（图 10-1）。淋巴管道分为毛细淋巴管、淋巴管、淋巴干和淋巴导管四种。毛细淋巴管为淋巴管道的起始部，它以膨大的盲端起于组织间隙，吻合成网，毛细淋巴管由很薄的内皮细胞构成，基膜不完整，通透性比毛细血管大，一些不易进入毛细血管的大分子物质、病原体及癌细胞等可

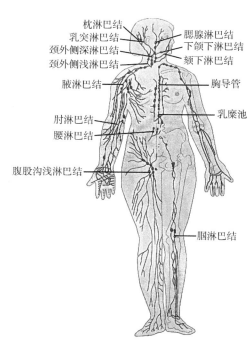

图 10-1 淋巴系统模式图

进入毛细淋巴管。淋巴管由毛细淋巴管汇合而成，结构与静脉相似，内有很多瓣膜，可防止淋巴逆流。淋巴管在向心走行过程中要经过一个或多个淋巴结，淋巴结有滤过淋巴的作用。淋巴干由全身各部的淋巴管经过一系列淋巴结后汇合而成。全身共有 9 条淋巴干：即左、右颈干，左、右锁骨下干，左、右支气管纵隔干，左、右腰干和 1 条肠干，全身 9 条淋巴干最后汇合成两条淋巴导管，即胸导管和右淋巴导管（图 10-2）。胸导管平第 12 胸椎体下缘起自乳糜池，由左、右腰干和肠干汇合而成，向上穿主动脉裂孔入胸腔，上行到颈根部呈弓形注入左静脉角，在注入左静脉角前还接纳了左颈干、左锁骨下干和左支气管纵隔干。胸导管收纳人体约 3/4 区域的淋巴，即收集下肢、盆部、腹部、左半胸部、左上肢和左半头颈部的淋巴（图 10-3）。右淋巴导管是由右颈干、右锁骨下干和右支气管纵隔干汇合而成的短干，注入右静脉角。它收纳人体约 1/4 区域的淋巴，即收集右半胸部、右上肢和右半头颈部的淋巴。

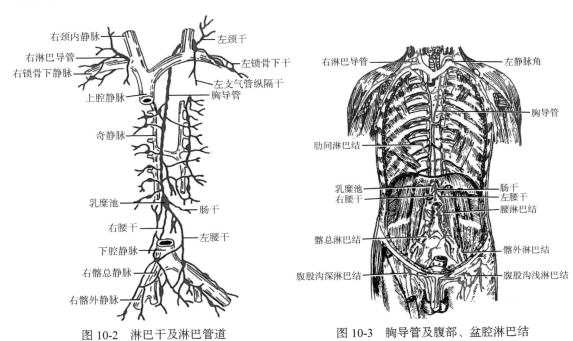

图 10-2 淋巴干及淋巴管道　　　　　图 10-3 胸导管及腹部、盆腔淋巴结

人体淋巴系统分为浅表和深部两大部分，浅表淋巴系统起源于体表皮肤，深部淋巴系统分布在肌肉、内脏及脑部。除大脑外，淋巴系统遍布全身，各级淋巴管形成庞大的网络，分为深、浅淋巴循环系统，其中以皮肤和肠道的淋巴系统最为密集，也最常发生淋巴回流障碍。

淋巴系统收集淋巴和组织间隙中的大分子物质，主要功能为组织液的重吸收和过滤。在生理条件下小静脉的重吸收量较少，几乎所有的组织液都需要经淋巴系统运输。机体每日生成 2～3L 淋巴液，如果将组织液也包括进去，淋巴液有 12L 之多。肠道的淋巴系统担负吸收食物中脂肪的功能，由于富含脂肪，肠道淋巴管中的淋巴液呈乳白色，又称乳糜液。肿瘤压迫或丝虫病可阻塞淋巴管，使淋巴回流受阻，机体出现水肿。

淋巴在淋巴系统内流动称为淋巴循环。淋巴循环的生理意义主要有以下 4 点。①回收蛋白质：这是淋巴回流最重要的生理作用，淋巴回流是组织液中蛋白质回到血液循环的唯一途径。正常成人每天由淋巴管回收到血液的蛋白质多达 75～200g，以此维持血浆蛋白的正常含量，并使组织液中蛋白质浓度保持在较低的水平。②运输脂肪及其他营养物质：小肠的淋巴回流是脂肪吸收的主要途径，由小肠吸收的脂肪有 80%～90% 是经小肠绒毛的毛细淋巴管吸收并运送到血液中的，因此小肠的淋巴呈白色乳糜状，少量的胆固醇和磷脂也经淋巴管吸收并被运输到血液循环。③调节体液平衡：人体生成的组织液中约 10% 是经淋巴系统回流入血的，因此淋巴循环对调节血浆与组织液间的体液平衡、维持体液的正常分布具有重要作用。④防御和免疫功能：淋巴在回流途中要经过多个淋巴结，淋巴结内的巨噬细胞能清除从组织间隙进入淋巴的红细胞、细菌及各种微粒。此外，淋巴结还能释放储存在其中的淋巴细胞和浆细胞，参与机体的细胞免疫和防御功能。

淋巴水肿的病理生理学改变表现为细胞外富含蛋白质的液体积聚，导致正常途径下氧气和营养物质向组织的运输受阻。间质静水压力改变引起细胞死亡和炎症反应，成纤维细胞和平滑肌细胞的增殖，最终发生脂肪沉积。淋巴水肿组织中 CD4$^+$细胞占 70%，并且与疾病的严重程度呈正相关。受损的淋巴通路阻碍了 T 细胞和朗格汉斯细胞向淋巴结的移动，致使免疫系统无法对外来微生物产生有效的免疫应答。这些病理生理学和组织学改变损害了皮肤的完整性和弹性，正常细胞和大分子物质运输障碍使这些损伤的伤口难以愈合，引发皮肤坏死、慢性溃疡和反复发作的蜂窝织炎、淋巴管炎。慢性溃疡是晚期淋巴水肿最难治的并发症和重要的感染源。感染加剧了皮肤损伤，进一步加重了淋巴水肿。在极少数情况下，长期的慢性淋巴水肿会导致继发性皮肤恶性肿瘤，即淋巴管肉瘤。

三、疾病特点及影响因素

1. 临床表现　皮肤和皮下组织增生，皮皱加深，皮肤增厚，变硬粗糙，并且可有棘刺和疣状突起，外观似大象皮肤。早期患肢肿胀，抬高后可减轻。晚期患肢肿大明显，表面角化粗糙，呈象皮肿。少数可有皮肤裂开、溃疡或出现疣状赘生物。

2. 影响因素

（1）乳腺癌相关淋巴水肿（breast cancer-related lymphedema，BCRL）：是最常见的继发性水肿。BCRL 在乳腺癌生存者中的发病率为 15%～30%。乳腺癌手术、腋窝淋巴结清扫术、化疗和放疗是引起淋巴循环障碍的主要原因。乳腺癌手术后的患肢淋巴系统多数处于代偿状态，肢体劳累、感染和损伤等因素造成已经超负荷的淋巴系统失去代偿功能，导致淋巴水肿。

1）手术方式：采用不同的手术方式，患者上肢淋巴水肿的发生率会有所不同。行改良根治术的患者发生淋巴水肿的风险是局部肿块切除术的 6.16 倍；行乳腺癌根治术的患者发生淋巴水肿的风险是单纯病灶切除术的 1.42 倍，是保留乳房手术的 2.05 倍。

2）手术切口类型：乳腺癌手术常见的切口类型有 Halsted-Meyer 纵切口、Rodman-Greenough 斜切口及 Stewart 横梭形切口。国内报道应用 Halsted Meyer 纵梭形切口的患者，由于切口向上臂延长较多，愈合后的切口呈"鹰嘴"状，继而容易形成较大瘢痕，导致血液淋巴回流障碍，而采用横切口时，上述情况发生明显改变。采用 Stewart 横行切口行乳腺癌改良根治术可明显减少术后皮下积液、皮瓣坏死及淋巴水肿等并发症的发生。

3）腋窝淋巴结清除：上肢水肿的范围和严重程度取决于腋窝淋巴结清扫和淋巴管损伤的范围，以及淋巴管再生的能力。为减少乳腺癌手术后的淋巴水肿并发症，近年来肿瘤外科医生对术式进行了改良，从过去的淋巴结清扫术改为有选择的前哨淋巴结（sentinel lymph node，SLN）摘除术，减少了淋巴结的切除数量，保留了未被肿瘤侵犯的淋巴结，最大限度地保留了肢体的淋巴循环。腋窝淋巴结清除的患者发生淋巴水肿的风险是无腋窝淋巴结清除的 3.47 倍。目前，乳腺癌腋窝淋巴结的手术方式主要有乳腺癌根治性腋窝淋巴结清除（axillary lymphnode dissection，ALND）、淋巴结取样和前哨淋巴结活检（sentinel lymph node biopsy，SLNB）。相关研究发现，行 SLNB 者较 ALND 者发生淋巴水肿的概率显著降低；低位和中位淋巴结清除术后，上肢淋巴水肿的发生率低于高位清除者；淋巴水肿的发生与淋巴清除的个数也有一定的关系，术中切除≥10 个淋巴结的患者，其淋巴水肿发生的风险程度较高，淋巴结清除的个数＜10 个、11～15 个、16～20 个、个数＞20 个，其淋巴水肿的发生率分别为 34.0%、44.4%、47.2% 和 54.9%。

4）术后辅助治疗：研究表明，手术后合并放疗增加了继发性淋巴水肿的风险。对 5868 例乳腺癌患者的研究发现，共 1405 例（23.9%）患者发生上肢的淋巴水肿，其中行单纯乳腺癌根治术不进行放疗的患者上肢水肿发生率为 23.9%，乳腺癌根治术加放疗的患者水肿发生率为 44.4%，行改良根治术不进行放疗的患者水肿发生率为 19.0%，改良根治术加放疗的患者水肿发生率为 28.9%。上述情况主要是由于放疗可导致淋巴回流受阻，促使淋巴水肿向纤维化转变。

5）局部肿瘤的复发和转移：术后上臂、锁骨上下及腋窝部在肿瘤复发及转移时会形成肿瘤细胞团，肿瘤细胞团本身会增加淋巴系统负荷，其在转运中也可能会阻塞淋巴管，同时肿瘤本身还可压迫淋巴管，这些均会造成静脉及淋巴管的压迫性回流障碍，常形成进行性加重及不可逆性水肿。

6）腋窝淋巴结浸润和转移的个数：腋窝淋巴结浸润的患者发生淋巴水肿的风险是非浸润患者的 2.28 倍。肿瘤侵袭的淋巴结个数越多，淋巴水肿的发生率越高。有研究发现，侵犯的腋窝淋巴结个数为 1～3 个、4～9 个、＞10 个时，其淋巴水肿的发生率分别为 47.9%、61.0% 和 73.5%。

7）患肢使用的频率和强度：虽然术后上肢适当活动可以降低淋巴水肿的发生，但剧烈活动或者活动过于频繁，以及过早地进行强度过大的活动，均不利于患肢功能恢复，反而会诱导淋巴水肿的发生。根据患者术后患侧上肢劳动性质和强度将患者上肢使用频率分为低、中、高 3 个水平，中水平发生淋巴水肿的风险是低水平的 2.16 倍，而高水平发生淋巴水肿的风险是低水平的 4.67 倍。

8）患肢的感染和损伤：术后损伤和感染可导致细菌侵入，引发淋巴管炎，此时，残留的淋巴管进一步遭到破坏，使淋巴管损伤、堵塞，导致淋巴水肿。相对于无皮肤损伤和感染发生的患者，出现上肢皮肤损伤和感染的患者发生淋巴水肿风险优势比（odds ratio，OR）分别为 2.44 和 32.56。

（2）妇科恶性肿瘤相关淋巴水肿：常见的妇科恶性肿瘤，如宫颈癌、子宫内膜癌和卵巢癌治疗后引发的下肢、外阴、下腹部和臀部等下半身的水肿，发病率为 0%～50%。妇科肿瘤相关淋巴水肿（gynecologic oncology-related lymphedema，GORL）的潜在危险因素包括手术切除的范围、切除淋巴结的数量、放疗和化疗导致淋巴暂时和永久回流障碍。大约 75% 的患者在手术后 12 个月内出现淋巴水肿，GORL 最常发生在大腿、耻骨、外阴和腹股沟区的近端。一些情况下，水肿最先出现于大腿内侧，逐渐向远端发展至小腿和足部，有的患者小腿和足部始终不会出现水肿。宫颈癌治疗后淋巴水肿可最先发生在踝部，逐渐向上发展到整个下肢。除与肿瘤相关的危险因素外，肥胖和术后体重增加也是妇科肿瘤术后下肢淋巴水肿发生的主要危险因素，肥胖和术后体重增加可能与淋巴系统和脂肪沉积之间的相互作用有关，即淋巴缺陷促进了脂肪沉积，反之脂肪组织的炎症反应也会对淋巴功能造成损害。针对乳腺癌手术患者的随机试验表明，术后增加上肢活动和预防性物理治疗可明显降低患慢性淋巴水肿的风险（从 25% 降至 7%）。节食 12 周体重减轻的上肢淋巴水肿患者患肢体积明显减少，故减肥可以降低淋巴水肿的发生，但是目前在接受妇科肿瘤手术的患者中还没有进行类似的随机研究。

（3）前列腺癌、直肠癌、膀胱癌根治手术和放疗后淋巴水肿：早期水肿局限在外阴部或发生在足背和踝周，但随病程延长，水肿的范围扩大至整个肢体和外阴、下腹部。这类水肿的发生率较女性盆腔肿瘤治疗后的水肿发生率要低。发病的原因是盆腔内淋巴结在根治术中被广泛摘除，术后淋巴循环未能重建，导致会阴部和下肢上行的淋巴通路被阻断，淋巴液在组织间滞留。由于盆腔广泛的淋巴管被结扎和切断，术后在盆腔或腹股沟区也可形成淋巴囊肿。霍奇金和非霍奇金淋巴瘤治疗后也可发生类似的下肢继发性淋巴水肿。

（4）肿瘤淋巴转移引发的淋巴水肿：也称恶性淋巴水肿，临床上有增多的趋势。肿瘤细胞可以穿透淋巴管壁阻塞淋巴管，肿瘤本身也可能压迫淋巴管而阻挡淋巴循环，更常见的是肿瘤转移到腹股沟、髂窝淋巴结从而阻断淋巴回流而引发淋巴水肿。与常见的慢性淋巴水肿不同，肿瘤淋巴转移引发的淋巴水肿具有病程短、发展快的特点，又称急性淋巴水肿。由于原发性病变通常比较隐匿，患者最初因为下肢水肿而就诊。部分患者在腹股沟区可以扪及肿大的"肿块"，即淋巴结。肢体远端如足背、小腿，最先出现水肿，多为凹陷性，呈进行性发展，累及下腹部、外阴部和臀部。如果受累淋巴结内的肿瘤组织已经局部扩散，波及肌肉甚至骨组织，则受侵犯的淋巴管和淋巴结周围组织的水肿最明显，如腹股沟和大腿根部，并且逐步向远心端如小腿扩展，水肿的发展一般较快，皮肤张力较大。原发性和复发性的恶性肿瘤均可能引发淋巴水肿。

第二节　淋巴水肿的评估

一、国际淋巴协会淋巴水肿分级标准

临床评定时，可将患者症状表现与分级标准进行对照，评估组织水肿程度，国际淋巴协会将淋巴水肿分为 4 级（表 10-1）。

表 10-1　国际淋巴协会淋巴水肿分级标准

分级	标准
0 级	手术或放化疗后，乳腺癌患者淋巴系统功能受损，患者患肢体积未出现明显异常，临床症状不明显。这一阶段可持续数月甚至数年，应用生物电阻抗分析设备可以在淋巴水肿临床症状出现前判断出水肿迹象，为临床治疗争取时间
Ⅰ级	富含蛋白的淋巴液在结缔组织积聚，患者出现肢体肿胀症状，通过抬高肢体可以暂时缓解肿胀；患者皮下组织间隙中有较多体液积聚，皮肤苍白、肿胀、皱纹变浅，患肢局部温度低，弹性较差，手指按压患肢局部（内踝、胫前区或额、颧部位）皮肤出现凹陷，即凹陷性水肿，这一期对患者的预后很重要，在此阶段积极干预治疗，可以较好地控制淋巴水肿进展，取得更好的预后
Ⅱ级	自发不可逆性淋巴水肿，上抬肢体后，患肢肿胀不会消退，肢体组织出现纤维化，肢体变硬。随着病情进展，脂肪和纤维堆积，凹陷性水肿逐渐消失，此期最大的特点是肢体组织的变化，此时应积极应用强化综合消肿治疗延缓症状
Ⅲ级	重度水肿，患肢纤维化较严重，脂肪沉积和皮肤过度角化及棘皮症明显，触诊按压不会出现凹陷性水肿，皮肤可出现色素沉着，疣状增生，患者可出现反复发作的感染

二、美国理疗协会淋巴水肿分期

美国理疗协会根据患者临床症状和体征的不同，将淋巴水肿分为 4 级（表 10-2）。

表 10-2　美国理疗协会淋巴水肿分级标准

分级	临床分期	标准
0 级	亚临床可逆期（急性期）	症状：自觉上肢"沉重"或"饱满"，主诉戴戒指和手表困难，手或上肢反复肿胀 体征：未见上肢水肿，上肢臂围较术前周径增加 0～1cm 或体积增加 0～80ml，指压无凹痕
1 级	临床可逆期（亚急性期）	症状：自觉上肢"沉重"或"饱满"，不能戴戒指和手表，多数时间手或上肢肿胀 体征：水肿较轻，但患肢可见饱满，较术前周径增加 1～2cm 或体积增加 80～120ml，指压轻度凹陷性水肿
2 级	临床不可逆期（早期慢性期）	症状：自觉上肢"沉重"或"饱满"，不能戴戒指和手表，手或上肢肿胀持续全天，肿胀开始影响功能和美观 体征：可见明显肿胀，指压后非凹陷水肿，较术前周径增加 2～4cm 或体积增加 120～200ml
3 级	临床不可逆期（慢性期）	症状：自觉上肢"沉重"或"饱满"，不能戴戒指和手表，手或上肢肿胀持续全天，肿胀开始影响功能和美观，反复皮肤感染和蜂窝织炎 体征：临床象皮病，指压后非凹陷水肿，上臂围较术前周径增加＞4cm 或体积增加＞200ml，皮肤色素沉着

　　患肢淋巴水肿 0～3 级是一个进行性加重的过程，这个过程可能需要数年甚至更长的时间。值得注意的是，这只是从疾病整体发展的角度做出的分级，每例患者的症状和体征并不一定与分级完全相符，不同分级的症状和体征有时亦有交叉。具体分级须结合主观症状及上臂周径、体积增加等多方面情况确定。另外，此分级并未结合病程，只是单纯针对症状和体征予以评估。少部分患者患肢的周径，在一些因素（如患肢感染、损伤、负重等）的影响下，仅在 1～2 个月即可增粗 2～4cm，按分级标准即从 0 级发展到 3 级。虽同是3 级，但从治疗角度而言，其治疗效果较病程长（病程长达 5～6 年甚至十几年）的患者好，见效快。一般来说，0 级和 1 级的水肿是完全有可能恢复的，2 级和 3 级的水肿恢复起来比

较困难，需要的时间也较长。

三、临 床 诊 断

淋巴水肿早期诊断及治疗对于疾病的预后具有重要影响，淋巴水肿主要通过病史及体格检查进行诊断。临床上通常在查体时，应用非弹性卷尺测量患者患肢及健肢的周径，如测量指根关节、虎口、腕部、肘关节及其上下各 1/3 及 2/3 处、腋窝处等部位，比较治疗前后周径变化。在临床比较常用的辅助诊断检查有彩色多普勒检查、多频生物电阻人体组织成分分析仪检查。彩色多普勒检查可以检测淋巴水肿患者皮肤全层、皮下组织、深筋膜增厚程度，以及皮下组织回声和皮下组织形态。人体组织成分分析仪可检测淋巴水肿患者患侧肢体细胞外液的含量。此外，静脉造影、放射性核素淋巴血管造影术及磁共振成像也可以对淋巴水肿进行诊断分析，磁共振成像可以较准确地分析淋巴水肿的范围及程度。介入淋巴管造影是诊断淋巴疾病的金标准，还可应用吲哚菁绿的近红外成像，在皮肤注射钆对比剂，起到淋巴管和周围软组织的可视化作用。临床需重点鉴别淋巴水肿与其他疾病导致的肢体肿胀，注意患者是否有肢体的动静脉血栓、慢性静脉功能不全、心肝肾等重要器官功能衰竭、低蛋白血症和肥胖等疾病。

第三节　淋巴水肿的护理管理

一、症 状 护 理

1. 淋巴水肿手法引流综合消肿治疗（complete decongestion therapy or complex physical decongestion therapy，CDT） 是目前国际上应用最广、疗效也最为肯定的手法引流综合消肿治疗。手法淋巴引流技术是为了增加或促进淋巴液和组织液的回流，包括皮肤卫生和护理、手法淋巴引流、特殊的多层压力包扎、特殊的压力裤袜手臂套、消肿运动治疗，以及自我治疗教育。CDT 是淋巴水肿的标准治疗方法，目的是使淋巴水肿恢复到临床上无水肿或水肿减轻的状态，但不是根治。适应证：①淋巴水肿（作为综合消肿治疗的一部分）；②脂肪肿（作为综合消肿治疗的一部分）；③淋巴-静脉混合性水肿（作为综合消肿治疗的一部分）；④淋巴-静脉-脂肪混合性水肿（作为综合消肿治疗的一部分）；⑤手术后组织水肿；⑥创伤后组织水肿。禁忌证：①有颈部手法淋巴引流治疗和腹部手法淋巴引流治疗的禁忌证；②任何种类的急性感染；③心源性水肿；④恶性病变；⑤肾衰竭；⑥急性深静脉栓塞。颈部手法淋巴引流治疗的禁忌证：①有手法淋巴引流禁忌证；②心律不齐；③年龄＞60 岁（相对禁忌，视具体情况）；④甲状腺功能亢进，甲状腺功能减退；⑤颈动脉窦高度敏感。腹部手法淋巴引流治疗的禁忌证：①有手法淋巴引流禁忌证；②妊娠期；③月经期；④近期腹部手术；⑤放射性大肠炎、膀胱炎；⑥深静脉栓塞后（盆腔部位）；⑦肠道感染；⑧小肠或大肠憩室炎或憩室病；⑨肝纤维化（门静脉高压）；⑩腹主动脉瘤。

CDT 分为第一期和第二期两个治疗阶段，第一期为强化治疗期，用于治疗组织液的流动，手法淋巴引流的频率每日可增加 1～3 倍，须由经过严格培训的专业治疗师实施，在门诊或住院进行；第二期治疗以优化和巩固第一期治疗为目的，须根据每例患者的病情制订治疗方案。手法淋巴引流可以间断实施，但是压力包扎和功能锻炼须连续。如果需要可重复第一期的治疗。第三期以维持治疗效果为主，仍实施间断疗法，手法淋巴引流的频率相比于第二期少，需要穿戴压力装置和手法淋巴引流同时进行。

第一期治疗期间手法淋巴引流后需 23 小时使用弹性绷带，在此期间患者应学会自行使用弹性绷带，待水肿基本消退后进入第二期治疗，以维持和巩固前期的治疗效果。在此期间，手法淋巴引流后患者主要穿着弹力裤袜或弹力手套，必要时加用弹性绷带。由于淋巴水肿是尚无法根治的疾病，大多数患者需终生穿着弹力裤袜或弹力手臂套。值得注意的是，在第二期治疗中采用绷带包扎还是穿压力袜或压力手臂套，要根据患者的具体情况决定，也可以交替使用（表 10-3）。

表 10-3 淋巴水肿的阶段性 CDT

病程	体征	第一期：综合消肿治疗	第二期：巩固治疗	第三期：维持疗效
Ⅰ期	凹陷性或非纤维化水肿，肢体抬高后水肿消退	MLD：1 次/日，弹性绷带包扎，锻炼，治疗周期为 14～21 天	—	MLD：间断，必要时长期穿戴压力装置
Ⅱ期	组织发生纤维化，抬高肢体水肿不能消退	MLD：1～2 次/日，弹性绷带包扎，锻炼，治疗周期为 20～28 天	MLD：1～2 次/周，治疗周期为 2～5 年，压力装置或弹性绷带包扎、锻炼，重复Ⅰ期治疗	MLD：间断或 1 次/周，长期绷带包扎或穿戴压力装置，锻炼
Ⅲ～Ⅴ期	组织纤维化明显或呈象皮肿，皮肤变硬出现典型的棘状或疣状病变	MLD：1～2 次/日，弹性绷带包扎，锻炼，治疗周期在 30 天以上	MLD：2～3 次/周，治疗周期为 5～10 年，弹性装置或弹性绷带包扎，重复Ⅰ期治疗	MLD：间断或 1～2 次/周，长期绷带包扎或穿戴压力装置，锻炼，重复Ⅰ期治疗

MLD. 手法淋巴引流。

（1）乳腺癌根治术后继发性上肢淋巴水肿手法引流综合消肿治疗

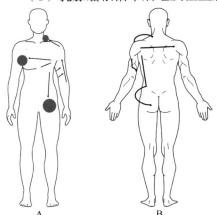

图 10-4 单侧上肢继发性淋巴水肿手法引流操作流程示意图

1）单侧乳腺癌根治术后继发性上肢淋巴水肿，手法引流操作流程示意图见图 10-4。

胸背部治疗：①仰卧，在肩部做轻抚；②在健侧腋窝淋巴结和淋巴回流通路做轻抚；③轻抚并激活胸骨间连接双侧腋窝淋巴结之间的吻合支；④从水肿侧胸部向非水肿侧胸壁做按压；⑤从水肿侧的胸壁向非水肿侧的腋窝做按压；⑥按压激活患侧躯干腋窝-腹股沟之间的淋巴通路；⑦从患侧胸部向同侧腹部做按压（打开腋窝-腹股沟的吻合支）；⑧轻抚患侧胸骨旁和肋间淋巴结；⑨俯卧，激活两侧肩胛间腋窝淋巴结之间的交通支；⑩从水肿侧向健侧做按压；⑪从患侧腋窝向同侧腹股沟区域做按压；⑫治疗患侧脊柱旁和肋间淋巴结。

上肢治疗：①首先治疗上臂外侧，从近心端开始按压，然后做远心端治疗；②治疗上臂内侧，向外侧方做按压；③治疗尺骨窝，向外侧方做按压；④治疗肘部、前臂、手、手指，依次向近心端做按压。

2）双侧乳腺癌根治术后继发性上肢淋巴水肿，手法引流操作流程示意图见图10-5。

胸背部治疗：①仰卧，轻抚肩部；②腹部深部手法引流；③双侧躯干外侧轻抚，激活并打开腋窝-腹股沟之间的交通支；④从淋巴淤滞的上部躯干向健康的下部躯干做按压；⑤从上部躯干向腹股沟淋巴结做按压；⑥治疗患侧脊柱旁和肋间淋巴结。

上肢治疗：①取俯卧位或坐位，轻抚锁骨上区；②在双侧躯干外侧轻抚打开腋窝-腹股沟之间的交通支；③治疗双侧棘突旁和肋间淋巴结；④治疗双侧锁骨上三角，向锁骨上淋巴结按压；⑤上肢的治疗与单侧相同，患者可以仰卧或取坐位；⑥从肩胛部和侧胸部向腹股沟区引流上肢的水肿液；⑦双上肢同时治疗

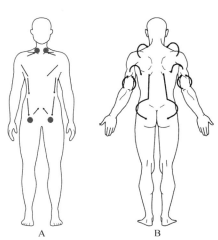

图 10-5　双上肢继发性淋巴水肿手法引流操作示意图

建议住院进行，如果不能住院，应避免双上肢同时被弹性绷带包扎。

（2）腹股沟淋巴结摘除后下肢淋巴水肿的手法引流综合消肿治疗

1）单侧腹股沟淋巴结摘除后下肢淋巴水肿，单侧下肢继发性淋巴水肿手法引流操作流程示意图见图10-6。

胸腹部治疗：①取仰卧位，轻抚锁骨上区、颈肩部；②腹部深度治疗；③按压轻抚患侧腋窝淋巴结，打开腹股沟-腋窝交通支；④从水肿躯干向同侧腋窝按压消除水肿；⑤打通两侧腹股沟区淋巴交通支；⑥从患侧腹股沟区向健侧按压，舒缓水肿；⑦治疗患侧下腹部水肿；⑧取俯卧位，打通患侧腹股沟区-腋窝淋巴交通支；⑨向腋窝区舒缓同侧臀部的水肿；⑩轻抚健侧腰部，打通后方两侧腹股沟之间的交通支；⑪向健侧舒缓患侧下腹部的水肿；⑫治疗患侧腰椎旁淋巴结。

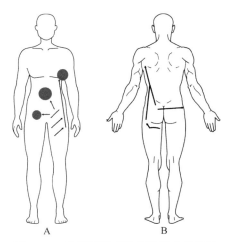

图 10-6　单侧下肢继发性淋巴水肿手法引流操作流程示意图

下肢治疗：①取仰卧位，从近心端开始，舒缓大腿水肿；②连续从大腿内侧向外侧做按压；③以同样方法治疗整个大腿，远心端最后完成；④治疗膝部、小腿和足；⑤取俯卧位，疏导大腿外侧水肿；⑥从大腿内侧向外侧舒缓水肿；⑦治疗腘窝和腘窝淋巴结，结合膝关节的被动运动；⑧用基本手法治疗小腿后方腓肠肌区域；⑨用拇指旋转手法结合关节运动治疗踝周水肿。

2）双侧腹股沟淋巴结摘除后下肢淋巴水肿，双下肢继发性淋巴水肿手法淋巴引流操作流程示意图见图10-7。

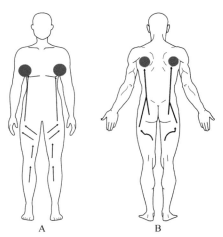

图 10-7 双下肢继发性淋巴水肿手法淋巴引流操作流程示意图

胸腹部治疗：①取仰卧位，轻抚锁骨上区；②腹部深度治疗；③治疗双侧腋窝淋巴结；④打开双侧腹股沟-腋窝淋巴通路；⑤从水肿的腹股沟区向腋窝区按压舒缓水肿；⑥取俯卧位，从后侧方打开双侧腹股沟-腋窝淋巴通路；⑦向腋窝区舒缓双侧臀部的水肿；⑧治疗双侧腰椎旁淋巴结；⑨用基本手法治疗下肢水肿。

2. 外科手术治疗 淋巴水肿没有绝对的手术指征。即使手术使肢体水肿恢复到水肿 I 期，淋巴循环也不可能完全达到正常，患者还是要长期使用弹力袜或弹性绷带。瑞典医生 Brorson 最先开展淋巴水肿脂肪抽吸手术。以清除患肢的皮下增生组织为目的，最先用于乳腺癌相关上肢继发性淋巴水肿的治疗。该手术创伤较广，不适用于淋巴管尚存的淋巴水肿肢体，可选择性用于晚期纤维化明显、淋巴管广泛闭塞和脂肪沉积严重的病例。术后的可能并发症有局部皮肤坏死、出血、静脉血栓、血肿。术后需长期（日和夜）用强力的弹性绷带包扎，否则肿胀易反弹，其长期效果有待进一步观察。

下肢淋巴水肿外科手术治疗的核心理念是恢复正常的淋巴引流和切除异常的皮肤组织，分为切除患肢多余纤维和脂肪组织的还原性手术和恢复淋巴组织连续性和功能的移植或重建手术两种方式。上述两种方法均可能对淋巴水肿有效，主要应用于保守治疗失败的中晚期下肢淋巴水肿患者，如何选择术式主要取决于纤维脂肪组织沉积的程度和淋巴水肿所处的阶段。

还原性切除术适用于以纤维脂肪成分为主的晚期淋巴水肿患者，主要包括患肢病变组织切除术和抽脂术。直接切除手术将病变部位皮肤和软组织切除至深筋膜，然后在切除区域进行皮肤移植，通过此方法术中浅表皮肤淋巴侧支被进一步去除，没有针对淋巴循环障碍本身，对肢体的损害和侵犯较大，仅适用于下肢淋巴水肿晚期组织增生和纤维化等严重的情况。抽脂术通过切除多余的脂肪组织，打开肌肉筋膜以促进浅表淋巴引流向深部，减少了淋巴液的生成。与传统的直接切除术相比，具有创伤小、安全性高、可反复抽吸等优点，适用于保守治疗无效或出现脂肪肥大的晚期患者。但抽脂术并不能治愈淋巴水肿，随着病情进展淋巴液重新缓慢淤积，肢体肿胀可复发、加重。晚期患者因患肢体积增大，术中抽脂更加困难，术后效果欠满意，行抽脂术的预后不如早期患者。

淋巴组织重建手术属于微创外科手术中的一种，目的是通过手术重建淋巴水肿病变部位的淋巴循环，可大致分为血管化淋巴结移植术和淋巴旁路手术。血管化淋巴结移植术是利用腋窝、腹腔等含有淋巴结供体部位的游离皮瓣或组织，将其移植到淋巴水肿患肢，重建该部位的淋巴循环，可有效地降低淋巴水肿和下肢蜂窝织炎的发生率。血管化淋巴结移植术已被用于治疗妇科肿瘤术后淋巴水肿的患者，其潜在缺点是存在供体部位淋巴水肿的风险。淋巴旁路手术又称淋巴-静脉吻合术，是将患肢淋巴管或淋巴结与相邻的小静脉吻合，重建受损淋巴组织的传入传出循环，对患有早期淋巴水肿的患者效果明显。改进后的淋巴旁路手术选用瓣膜功能较好的静脉，保证了淋巴液从淋巴管流入静脉的单向性，减少了当淋巴管压力小于静脉压时发生血液反流、血栓堵塞吻合口的现象，提高了该术式的远期效果。

3. 西药治疗 针对 0 期或 I 期淋巴水肿患者，利尿剂短期疗效较明显，但长期疗效欠佳，并且对于出现纤维化、瘢痕的患者，利尿剂效果较差。长期应用利尿剂还可能导致水和电解质紊乱。利尿剂对减轻胸腹腔淋巴积液（乳糜胸腔积液、乳糜腹水）及蛋白丢失性肠病可能有效，对于恶性肿瘤引起的恶性淋巴水肿可能短暂有效，常用的有氢氯噻嗪、螺内酯、呋塞米。抗生素类药物用于治疗淋巴水肿引起的急性炎症（蜂窝织炎、淋巴管炎或丹毒）。七叶皂苷类代表药物为迈之灵（马栗树籽提取物片）。欧洲马栗树籽提取物（法国生产）主要用于治疗慢性静脉功能不全，以及各种原因所致的软组织肿胀、静脉性水肿，对单纯的淋巴水肿效果不明显，对静脉功能障碍引发的静脉-淋巴混合型水肿的治疗可能有辅助作用。地奥司明可用于治疗慢性静脉功能不全和静脉曲张，具有静脉抗炎作用。

4. 中医治疗法 在外治法方面，主要以针刺、拔罐为主，治疗目的是改善局部纤维化。针刺治疗以疏导为主，患侧治疗取穴（太渊、尺泽、阳池、阳溪、曲泽、后溪、中渚、液门、云门、期门、章门、京门等）。除此之外，还需要对水肿部位皮下的结节及条索进行针刺，在针刺后行刺血拔罐治疗。需要注意的是，只有在患者皮肤无破损、局部无感染的情况下可以行刺血拔罐治疗。刺血时建议应用 1ml 注射器进行点刺，进针频率 3～5 次/秒，进针范围 9～16cm²，在每个进针范围内，点刺 5～8 个部位，进针深度 0.5～1.0cm，针刺刺血操作过程中需要严格遵循无菌观念，刺血部位须做好消毒，刺血后，局部拔罐治疗，留罐时间为 8～10 分钟。患者若合并淋巴管炎，勿进行针刺及刺血等有创治疗。部分患者针刺后，针孔处会持续有淋巴液渗出，应用碘伏纱布持续按压后缓解；按压后仍有淋巴液外渗者，可在渗液的局部行温灸治疗，针刺及刺血后 24 小时内禁止洗澡，避免感染。通过针刺及刺血拔罐治疗改善局部纤维化后，需要尽快开展 CDT 治疗。

二、症状最新研究进展

淋巴水肿可影响所有年龄段、所有文化和性别人群的心理健康和生活质量。研究发现，原发性和继发性淋巴水肿的患者在所有评估类目（如身体状况、日常生活、社交生活、情绪幸福感、治疗、满意度和职业或家庭）中的生活质量均明显受损。在淋巴水肿对心理社会影响的系统评估中，乳腺癌相关淋巴水肿的 23 项研究中，有 19 项总结了淋巴水肿和治疗对个人心理和社会心理的影响，对个人的影响包括消极的自我认同、情绪障碍和心理困扰，对社会心理的影响包括边缘化感和公众场合表现冷漠、财务负担、社会孤立感和性欲减退。此外，在 11 个定量研究中，淋巴水肿患者较差的社会幸福感有统计学意义，所有 12 篇综述性定性研究都报道了与淋巴水肿有关的负面的心理和社会影响。Petrek 和 Heelan 在回顾有关淋巴水肿的文献后指出，淋巴水肿的评估之所以很少，可归因于以下几方面，包括相对忽视女性健康问题的历史，以及也许是最重要的原因，即传统观点认为生活质量没有根除肿瘤和监测肿瘤复发重要。对淋巴水肿的忽视不仅意味着许多女性并未得到诊断，也未能获得基本的预防信息，同时，还阻碍了有效心理社会干预的发展。

密苏里大学研究小组对淋巴水肿进行的研究是以 Andersen 等提出的肿瘤、压力和疾病进展的生物行为模型，是以压力和应对模式为指导进行的（图 10-8），将解决问题和社会支持视作潜在的可以减少淋巴水肿进展的保护机制，模型反映了我们对淋巴水肿的客观和主观指标的概念，特别是肢体体积变化和相关的淋巴水肿症状，以及应对有效性和症状管理。模型还描述了治疗结果的多个维度，即心理社会调整，特别是社会心理困扰、肿瘤相关生活质量、家庭功能、慢性病调整及功能健康状况。总体生活质量受心理社会调整和功能健康状况的影响，其结果应该是未来干预研究的重点。

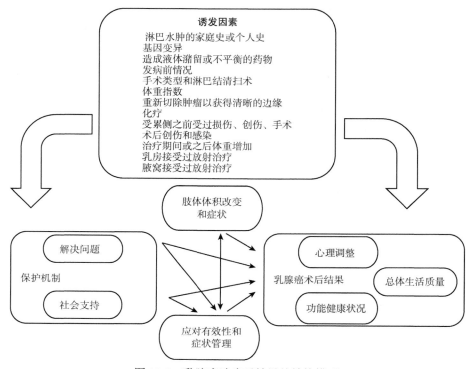

图 10-8 乳腺癌治疗后结果的结构模型

三、健康指导

1. 功能锻炼指导

（1）术后采用多层绷带加压疗法：用棉垫卷或高密度泡沫垫在患侧肢体下，再缠绕多层低伸缩性绷带，每阶段治疗结束后重新包扎，疗程 18 天至 8 周。要求绷带层数由远端（手腕部）向近端（肘肩部）逐渐减少，这样可以保证由远端至近端压力逐渐减小，防止淋巴液倒流，并且可以促进肌肉泵的压力作用。

（2）功能锻炼：患者手术后即开始进行功能锻炼。手术结束当日需适当抬高患肢，按功能位摆放；术后 6 小时开始由肢体远端向近端按摩；术后第 1 天开始活动患侧腕和手部；术后第 2 天可做肘部的屈伸运动、深呼吸以刺激淋巴液流动；术后第 4 天可做耸肩等主动运动。为避免管道和切口部位压力过大，应注意避免活动过度导致疲劳；术后 7~10 天，拔除引流管后可开始做肢体与躯体成 90°以上的动作，包括肩胛骨和肩的各种方向运动，每日2 次。在功能锻炼过程中，要向患者示范每个步骤并根据患者的实际情况循序渐进活动。

（3）皮肤护理：穿柔软、宽松的衣服，减少对皮肤的摩擦，避免皮肤被划伤引起感染。若皮肤破溃或突然出现红、肿、热、痛等感染迹象应立即就医，积极进行抗感染治疗。

（4）饮食护理：建议摄入富含蛋白质、维生素且易消化的食物，避免辛辣。要低盐、低脂饮食，避免钠摄入过多。

2. 心理疏导 乳腺癌手术后，生理上的变化会导致患者心理产生较大的落差，这与乳腺癌发病与患者长期处于劣性刺激有关。护理人员首先需要了解并感受患者的术后心理状态，鼓励患者发泄和表达情绪，同时，倾听患者的心声，根据患者的性格差异，针对性地给予心理疏导。向患者宣讲术后功能锻炼的重要性。对于部分患者体象的改变，护理人员有必要联合家庭成员帮助其树立信心，并邀请患者家属参与治疗过程。中医的情志调摄，如开展五行音乐疗法、适度功法锻炼（太极拳、八段锦、五禽戏等），也有一定的积极意义。

3. 饮食指导

（1）减少高油脂及高胆固醇食物的摄入：在肠道吸收营养物质的过程中，油脂及胆固醇会以乳糜微粒的形式从小肠进入淋巴系统，最终进入血液，摄取高油脂和高胆固醇的食物可能会对局部淋巴水肿产生影响。

（2）减少辛辣刺激性食物的摄入：对淋巴水肿患者而言，避免感染是控制病情的重要方法之一。食用辛辣刺激性食物，易导致患者出现咽部感染，从而有可能使淋巴水肿加重。

（3）增加高蛋白质食物的摄入：肿瘤及感染是继发性淋巴水肿患者常见的疾病，为了更好地应对这些威胁，患者需要摄入较多的高蛋白质食物，以提高机体免疫力。

（4）无须减少饮用水：饮用较多还是较少的水，对淋巴水肿患者的淋巴淤滞量影响并不大，因此无须担心饮水过多造成水肿。

（5）少食或不食以下食物：含麸质的谷物，油炸食品，用盐和硝酸盐加工的肉类，用豆类、麸子等替代品加工的肉类，糖类零食（如糖果、能量棒、冰激凌、果子露、蜂蜜等），大豆制成品，甜味饮料，酒类。

第十一章　肿瘤患者骨髓抑制管理

第一节　骨髓抑制概述

近年来，抗肿瘤药物在肿瘤治疗领域的应用取得了极大的进展，目前已有某些肿瘤能通过化疗达到治愈的效果，如绒毛膜癌、睾丸癌、急性淋巴细胞白血病、伯基特淋巴瘤、肾母细胞瘤、霍奇金病、弥漫性组织细胞淋巴瘤、急性髓细胞白血病和子宫癌等。值得注意的是，大多数抗肿瘤药物的作用是受剂量影响的，剂量越大疗效越好，治愈率也越高。而化疗所诱导的骨髓抑制是影响化疗药物剂量极限的关键因素，严重的骨髓抑制不仅会导致化疗计划改变、延迟或中断，也严重地影响着肿瘤患者的生活质量，并且增大了其发生感染的风险。因此，对化疗相关的骨髓抑制进行有效的预防及管理，是改善肿瘤患者预后，提高其生存质量的重要举措。

一、定　　义

骨髓是各种血细胞生长发育的场所，是人体最主要的造血器官，由造血细胞和造血微环境两大部分组成。在化疗过程中，化疗药物会对增殖旺盛的细胞，尤其是对造血细胞产生与对抗肿瘤细胞相同的杀伤作用，从而导致造血干细胞受到不同程度的破坏，这种骨髓细胞中的造血干细胞（hematopoietic stem cell，HSC）或造血祖细胞（hematopoietic progenitor cell，HPC）的受损即为骨髓抑制，可以发生在骨髓造血的各个系统当中。

二、发　病　机　制

1. 造血干细胞及其微环境受损　造血干细胞是骨髓中最原始的造血细胞，具有高度的自我更新和自我复制能力，可保护造血系统免于各种不同危机下的耗竭，对各种细胞毒性药物较造血祖细胞有更强的抵抗能力。造血干细胞由造血祖细胞进一步分化而来，其增生和分化满足正常造血需求及各种造血危机，如失血、溶血或感染时机体对血细胞的需求。造血微环境是孕育造血干细胞的"土壤"，是调控造血的中心环节，其增殖分化受粒细胞集落刺激因子（granulocyte colony stimulating factor，G-CSF）、促红细胞生成素（erythro- poietin，EPO）及白细胞介素-1 等刺激各种祖细胞增殖的正性调控因子和干扰素-1、巨噬细胞炎性蛋白-1 等起抑制作用的负性调控因子共同调节，二者之间相互制约，维持着造血功能的平衡。研究表明，化疗致骨髓抑制的关键机制在于造血干细胞及其微环境受损。

2. 细胞通路被过度激活或调节不当　化疗是通过诱导受基因毒性或致癌应激影响的细胞衰老来发挥抗癌作用的，主要涉及的通路有 DNA 损伤或端粒缩短触发的 p53-p21（Cip1/Waf1）通路和 Ras-Raf-MEK-Erk/p38 激活的 p16（Ink4a）-Rb 通路，但如果通路被过度激活或调节不当，就会导致干细胞衰竭和过早衰老，从而造成骨髓抑制。

3. 活性氧抑制造血干细胞的自我更新，并诱导其衰老　活性氧（reactive oxygen species，ROS）参与调节各种细胞功能，包括增殖、分化、动员等。当细胞暴露于某些细胞毒性药物后，ROS 水平会迅速升高并抑制造血干细胞的自我更新，诱导造血干细胞衰老。此外，ROS 也可通过 p53-p21、p38-p16 通路诱导造血干细胞衰老，引发骨髓抑制。

4. 化疗药物对造血微环境中的因子转录产生影响　化疗药物也会通过影响造血微环境中合成分泌的造血因子、干扰黏附分子及趋化因子的转录来引发骨髓抑制。

三、疾病特点及影响因素

1. 临床表现　骨髓抑制的主要表现为白细胞、血小板、血红蛋白减少，其中白细胞计数下降最为明显，其次是血小板减少，红细胞减少相对不明显。

（1）白细胞减少症状

1）发热：体温上升是白细胞下降的患者发生感染的一个重要症状，甚至可能是唯一的症状。60%的发热症状，代表患者受到感染；其他 40%可能与恶性肿瘤、肝转移及药物或输血后的过敏反应等因素有关。体温的变化也可能因皮质类固醇及其他解热镇痛药及抗生素的使用而受到影响，此时中性粒细胞和淋巴细胞的数值变化及炎症反应症状便成为判断患者是否存在感染的重要依据。

2）中性粒细胞及淋巴细胞的变化：由于骨髓功能的抑制而引发感染的患者，其中性粒细胞及淋巴细胞的变化并不像一般感染患者呈升高现象。因此，除了观察检验数值的变化外，还应配合临床症状、患者主诉及体格检查的情况，以了解患者感染状况。

3）正常呼吸形态的改变：包括呼吸声音的改变，咳嗽或咳嗽形态的改变，呼吸困难、呼吸急促、有痰或痰的性质改变，喉咙疼痛。

4）泌尿形态的改变：包括排尿困难、尿频、血尿、絮状尿、尿痛、排尿灼热感、尿液性状改变等，这些都是泌尿道感染的征象。

5）皮肤或黏膜的改变：皮肤或黏膜可能有红肿热痛或脓肿的形成，特别是口腔黏膜、肛门黏膜和侵入性导管插入处，最可能出现临床征象，护理人员须严密观察。

6）消化道的变化：患者可能有严重腹泻。

7）血液中有微生物的存在：血液培养检查可能发现微生物的存在。

8）败血症的早期症状：包括精神倦怠，四肢末端湿冷，脉搏加快，喘息，体温上升或下降，以及凝血酶原时间（prothrombin time，PT）、活化部分凝血活酶时间（activated partial thromboplastin time，APTT）延长。

9）其他：疲倦、虚弱、脉搏浅快。

（2）血小板减少症状

1）皮肤紫斑或瘀斑：常出现于上肢或下肢远端肢体或黏膜，使用止血带或压脉带后会出现斑纹，小切口可能会渗血不止。

2）胃肠系统改变：胃肠道出血、便血、吐血、口腔齿龈出血。

3）呼吸系统改变：呼吸状态改变、咯血、咳痰、流鼻血。

4）泌尿生殖系统改变：血尿、月经过多。

5）神经系统改变：意识改变，出现意识障碍，失去定向感、头痛、颅内压升高、卒中、视物模糊、视网膜剥离。

（3）红细胞减少症状：红细胞的主要功能是携带氧气到各组织器官，因此红细胞减少时就会造成组织缺氧。缺氧则会导致呼吸系统和心血管系统产生代偿作用，因而致使机体产生一些贫血的症状。贫血分为轻度贫血、中度贫血和重度贫血。①轻度贫血：几乎没有症状，或者在剧烈运动之后出现呼吸喘息的现象。②中度贫血：无力、长期倦怠、头晕目眩、呼吸困难、心悸及用力后大量出汗。③重度贫血：面色口唇苍白、疲倦、心悸、晕眩、晕厥、呼吸困难、心动过速、对冷敏感、虚弱、食欲缺乏。特别是老年人，可能会发展成严重的心脏并发症。原因在于心脏为了代偿组织的缺氧状况，工作负担加重，最后导致充血性心力衰竭。在严重贫血情况下，心肌氧合不足会产生心绞痛情形，这可能与充血性心力衰竭合并发生，也可能单独发生。

2. 疾病的分类　骨髓抑制可分为急性骨髓抑制和潜在骨髓损伤两种类型。大多数化疗药物都对骨髓具有高度毒性，通过引起造血干细胞的耗竭而导致急性骨髓抑制的发生。急性骨髓抑制通常在化疗结束后很短时间内发生，可以通过造血生长因子（hematopoietic growth factor，HGF）的应用促进骨髓造血恢复。然而，一些对于造血干细胞具有高选择性毒性的药物，如卡铂、白消安、卡莫司汀等，在应用时会导致机体造血干细胞储备的减少及其自我更新能力的损伤，这会使一些急性骨髓抑制的患者发展成为潜在的骨髓损伤。

与急性骨髓抑制不同，潜在骨髓抑制的发生机制是造血干细胞的自我更新受损导致其储备持续下降及造血微环境的损伤，这类损伤是潜伏和持久的，几乎无法逆转，甚至在后期肿瘤巩固治疗中可能恶化为发育不良或骨髓异常综合征。但是，由于HGF等的应用，潜在骨髓损伤的患者在造血干细胞储备减少的情况下仍具有正常的血细胞计数。这种特殊的表现使长期潜在的骨髓损伤进一步被隐藏，因此，此类患者在临床上极易被忽视。

3. 疾病的影响因素

（1）基因多态性：是导致骨髓抑制的重要原因。单核苷酸多态性（single nucleotide polymorphism，SNP）是基因组水平上由单个核苷酸变异所引起的DNA序列多态性，是人类可遗传变异中最常见的一种，占所有已知多态性的90%以上。这类遗传变异可改变药物代谢动力学相关基因的功能，造成代谢环节中关键酶功能差异，从而影响药物在体内的效应。国内学者通过PCR和Sanger测序法检测蒽环类药物代谢及转运途径的4个候选基因的SNP位点，结果显示，不同的基因位点对应不同程度的骨髓抑制发生率。

（2）术前中性粒细胞百分比的水平：研究显示，术前中性粒细胞百分比的水平是不同骨髓抑制程度的独立影响因素，并且是保护因素。在出现骨髓抑制的情况下，化疗前中性粒细胞百分比每升高 1 个单位，重度骨髓抑制发生的概率约为升高前的 78.9%。中性粒细胞百分比正常范围是 50%～70%，该指标升高提示机体内可能存在细菌感染，现已有研究表明，该指标可帮助预测 COPD、进展性脑梗死等疾病的预后。

（3）骨髓抑制的发生主要与化疗方案明显相关：一项国外研究显示，三阴性乳腺癌新辅助化疗时的含铂方案与病理完全缓解率相关，但其代价是血液学毒性增加。我国学者在对比多西紫杉醇与多西紫杉醇联合吡柔比星和环磷酰胺在局部进展期乳腺癌化疗效果的研究中观察到后者的 Ⅲ、Ⅵ度血液学毒性反应发生率为 71.4%，明显高于前者。关于老年恶性肿瘤术后化疗相关性贫血的临床分析显示，完成 3 个周期化疗的乳腺癌患者发生贫血的概率为 34.5%，并且化疗周期的增加会升高贫血的发生率，除此之外，化疗剂量及密度也是影响骨髓抑制发生率的重要原因。以上研究共同提示，化疗药物类型、联合或序贯、化疗周期、剂量及密度均与骨髓抑制的发生率存在相关性。

（4）患者自身基础情况：①年龄＞65 岁且接受全量化疗。②既往接受过化疗或放疗。③肿瘤侵犯骨髓。④近期手术和（或）开放性创伤。⑤全身体能状况较差，合并其他疾病，如肝（血清胆红素超过正常值 2 倍）、肾（肌酐清除率≤50ml/min）、心、肺、内分泌等基础疾病。⑥营养状况差。⑦慢性免疫抑制状态，如 HIV 感染，器官移植和移植后的长期免疫抑制等。目前还没有关于骨髓抑制风险评估的统一模型，因此，应该根据患者具体情况进行个体化的临床判断。

（5）年龄和生活质量评分：对于化疗诱发的重度骨髓抑制有明显影响，主要表现在大于 60 岁的老年患者和生活质量低下的患者更容易因化疗而导致重度骨髓抑制，这与老年患者的行为状态下降及心脑血管系统的慢性合并症有关。随着患者年龄的增加，以及行为能力和生活质量的下降，患者的骨髓功能受到明显影响，骨髓承受化疗打击的能力和再生修复能力也明显下降。

第二节 骨髓抑制的评估

在所有血细胞中，因粒细胞平均生存时间最短，为 6～8 小时，因此骨髓抑制常最先表现为白细胞下降；血小板平均生存时间为 5～7 天，其计数下降出现较晚、较轻；红细胞平均生存时间为 120 天，受化疗影响较小，下降通常不明显。多数化疗药物所致的骨髓抑制，通常见于化疗后的 1～3 周，持续 2～4 周后逐渐恢复，以白细胞下降为主要表现，可伴有血小板下降。少数药如吉西他滨、卡铂、丝裂霉素等则以血小板下降为主。所以在化疗后可通过检测白细胞和血小板的数量来评估患者是否发生了骨髓抑制。

一、WHO 抗癌药物急性及亚急性毒性反应分度标准

目前，对化疗相关的骨髓抑制的评估与诊断多采用世界卫生组织（WHO）抗癌药物急性及亚急性毒性反应分度标准。该标准以白细胞计数、血红蛋白计数、血小板计数及粒细胞计数作为评估骨髓抑制严重程度的指标，将骨髓抑制的严重程度分为 0～Ⅳ级，该量表

的评估结果是临床工作人员衡量是否进行干预的重要指标（表11-1）。

表 11-1　WHO 抗癌药物急性及亚急性毒性反应分级标准（骨髓抑制）

分级	标准
0 级	白细胞≥4.0×10^9/L，血红蛋白≥110g/L，血小板≥100×10^9/L，粒细胞≥2.0×10^9/L
Ⅰ级	白细胞（3.0～3.9）×10^9/L，血红蛋白 95～109g/L，血小板（75～99）×10^9/L，粒细胞（1.5～1.9）×10^9/L
Ⅱ级	白细胞（2.0～2.9）×10^9/L，血红蛋白 80～94g/L，血小板（50～74）×10^9/L，粒细胞（1.0～1.4）×10^9/L
Ⅲ级	白细胞（1.0～1.9）×10^9/L，血红蛋白 65～79g/L，血小板（25～49）×10^9/L，粒细胞（0.5～0.9）×10^9/L
Ⅳ级	白细胞<1.0×10^9/L，血红蛋白<65g/L，血小板<25×10^9/L，粒细胞<0.5×10^9/L

二、中性粒细胞减少性发热的风险评估

化疗导致的中性粒细胞减少是化疗相关骨髓抑制中的一种，可能导致化疗药物剂量减少、化疗时间延迟甚至中性粒细胞减少性发热（febrile neutropenia，FN）和感染，从而增加患者医疗负担、降低化疗效果和生存质量，严重影响患者预后。正确评估化疗导致的中性粒细胞减少发生的风险，早期识别 FN 和感染，进行合理的预防和治疗，对提高抗肿瘤治疗整体疗效、降低患者死亡风险等具有重要意义。

粒细胞减少性发热指 ANC<0.5×10^9/L 或预计 48 小时内下降至<0.5×10^9/L 合并单次口腔温度测定≥38.3℃或≥38.0℃持续超过 1 小时。在预测 FN 患者并发症的危险分层中，提供 MASCC 危险指数评分应用最为广泛。该评分系统出自多国协作组织对肿瘤患者支持治疗的指南，评分≥21 分为并发症低风险患者，<21 分为并发症高风险患者。临床可将 MASCC 危险指数评分作为对 FN 患者评估的常规筛查工具，以促进危险分层的划分（表11-2）。

表 11-2　MASCC 危险指数评分

分值	特征	分值	特征
5	粒细胞缺乏伴发热，无明显症状或症状较轻	3	不伴有需静脉补液的脱水症状
5	无低血压（收缩压>90mmHg）	3	粒细胞缺乏伴发热，症状明显
4	无慢性阻塞性肺疾病	3	无须入院治疗
4	实体瘤或血液恶性肿瘤且无霉菌感染史	2	年龄<60 岁

第三节　骨髓抑制的护理管理

一、症　状　护　理

化疗后的骨髓抑制可以发生在参与骨髓造血的各个系统当中，其对白细胞产生的影响最为明显，其次是对血小板、红细胞产生的抑制。对于化疗患者进行早期、及时、有效的护理干预，可在一定程度上缓解骨髓抑制恶化程度，提高患者生存质量。下文以血细胞减少类型分类，介绍化疗后骨髓抑制患者的护理管理措施（表11-3）。

表 11-3　骨髓抑制的护理措施

血细胞减少类型	护理措施
白细胞减少	（1）摄取充足的营养素以维持体内完整的免疫功能
	（2）适当的活动及睡眠以保持患者的体力
	（3）避免让患者暴露于易引起感染的环境中，如有传染性疾病的人、动物的排泄物，以及含有蓄积液体的容器，如花瓶等。还应避免食用生冷食物，如生鱼片、生鸡蛋等
	（4）保持皮肤及黏膜清洁，防止损伤：具体包括维持个人的清洁；使用中性肥皂清洗身体，避免使用浴巾搓洗皮肤，以免皮肤受损；避免使用香水等刺激皮肤的物品；经常清洗头发，但须避免因指甲抓头皮而致头皮损伤；注意口腔清洁并观察有无溃疡；保持皮肤干燥，时常更换衣物、修剪指甲；预防便秘或减少使用直肠栓剂、灌肠等易导致直肠黏膜受损的治疗方式
	（5）维持泌尿道的正常功能：鼓励患者多饮水，至少 3000～4000ml/d；指导女性患者排尿、排便后由前往后擦拭；指导经期女性勤换卫生巾，以防感染；指导患者每日更换内衣裤，以维持清洁
	（6）严格执行洗手程序，对家属进行手卫生指导，注意防止交叉感染
	（7）监测白细胞及白细胞分类计数的变化
	（8）密切观察生命体征的变化以察觉有无感染的症状
	（9）静脉注射护理：避免注射部位潮湿；观察注射部位有无红、肿、热、痛等；中心静脉导管需 7 天更换，以防细菌滋生；维持输液通道通畅
	（10）减少客访，对家属及患者进行指导，了解感染的严重性及注意事项
血小板减少	（1）监测血小板、部分凝血酶原时间、活化部分凝血酶原时间的变化
	（2）持续评估容易发生出血的部位，以期及早发现出血
	（3）告知患者以下事项，以预防出血：①维持皮肤的完整性防止损伤：避免可能会造成身体伤害的活动；避免用钢板或精细的网状锉刀修剪指甲及用电须刀刮胡须；避免穿着紧身衣物、粗糙的纺织品及使用止血带。②维持口腔黏膜的完整性：食用软的、温和的食物，避免食用温度高、机械及化学刺激性强的食物；使用软毛牙刷温和地清洁口腔，用含有低浓度乙醇的漱口剂漱口，避免使用牙线，使用凡士林或可可脂润滑嘴唇。③维持胃肠道黏膜的完整性：保证足够的水分摄取及活动量以避免便秘；预防便秘的发生；避免直肠侵入性措施，如灌肠、使用肛门塞剂及肛温表；避免胃肠道刺激，造成胃出血，如必须服用类固醇时要同时服用制酸剂或乳制品。④维持上呼吸道黏膜的完整性：避免用力擤鼻，增加空气湿度；若出鼻血持续 10 分钟以上或大量出血时，应立即通知医护人员。⑤维持生殖泌尿道黏膜完整性：每日饮水 3000ml 以上；避免灌洗阴道及使用阴道塞剂；指导在性交前使用水溶性润滑剂。⑥避免颅内压的升高：避免用力时屏住呼吸，避免剧烈的活动。⑦避免使用造成或延长出血的药物，如阿司匹林、阿司匹林制剂、非类固醇抗炎制剂、抗凝血药物、吩噻嗪类药物
	（4）预防伤害并减少侵入性治疗以维持皮肤及黏膜的完整性：①减少静脉穿刺频率：若需要注射，则选择使用小号、短、尖锐的针头；拔除针头后穿刺部位按压 5 分钟，若 5 分钟内流血未能停止，可于注射部位使用沙袋加压并通知医师。②在做完骨髓穿刺或骨髓切片检查后，于穿刺部位加压并指导患者卧于穿刺或切片部位上 1 小时。若出血未停止，可使用沙袋放于穿刺或注射部位上并通知医师。③若必须进行导尿，则使用小管径的导管，充分地润滑，轻柔地插入及拔除
	（5）维持及达到良好的营养状态：应鼓励患者摄取高蛋白质、高能量的食物及饮料，维生素 C 与维生素 K 的摄取亦可减少出血的发生
	（6）血小板的输注：当患者有临床出血征象时，应立即给予血小板输注，以减少出血引发的严重并发症（如颅内出血或内出血）。但为有效治疗出血，减少因多次重复输注血小板引发的抗原抗体反应，以及输注血液中所含白细胞导致的各项输血反应等，须慎选血小板种类，采用合适的输注方法，以达最大输血效益。血小板输注后需评估血小板输注后增加率，以确认治疗效果并预测异常血小板破坏的发生
红细胞减少	（1）预防因循环不良造成的潜在性损伤：①评估皮肤以观察是否有损伤存在。②指导患者了解因贫血引起循环较差而导致的温度知觉的改变。③避免使用电热毯及热水袋。④测量洗澡水的温度。⑤提供毛毯与温暖的衣物以增进舒适及促进血液循环
	（2）预防组织缺氧造成的呼吸困难，指导患者保持适当的休息，避免活动过度造成组织需氧量及耗氧量上升

续表

血细胞减少类型	护理措施
红细胞减少	（3）预防因制动及贫血造成的潜在性皮肤完整受损：①指导患者了解皮肤破损的危险性。②指导患者常翻身并多移动无法活动的关节部位。③指导患者全关节运动，协助下床活动以促进血液循环。④鼓励进食高蛋白、高维生素、高矿物质的食物
	（4）输血：当患者出现临床输血征象时，应立即给予血液输注
	（5）遵医嘱给予口服铁剂时，应对患者进行用药宣教，指导其了解服用铁剂的注意事项及不良反应
	（6）适当的营养补充：①评估患者日常饮食结构。②了解营养照顾者及患者是否有补充营养的来源及能力。③指导患者了解生成红细胞的日常食物。④安排营养咨询，提供有关饮食需要量、营养及进食计划的书面数据。⑤当发生厌食问题时：评估导致厌食的因素并设法去除；鼓励少量多餐；鼓励使用适当的调味品以增进食欲；为患者提供安静舒适的进食环境，避免被打扰或中断

二、症状最新干预进展

骨髓抑制目前多以针对各类血细胞下降的对症治疗为主，治疗药物为鲨肝醇、利血生、维生素 B₄、铁剂、叶酸等常规升血细胞西药，以及粒细胞集落刺激因子（granulo cytecolony-stimulating factor，G-CSF）、血小板生成素（thrombopoietin，TPO）、促红细胞生成素（erythropoietin，EPO）等细胞因子、相应成分输血等。常规升血细胞药物作用缓慢且疗效欠佳，G-CSF 等部分药物起效较快，但其作用稳定性较差，治疗费用高昂，临床使用受一定的限制。由于升血细胞药物的临床局限性，越来越多的研究开始趋向于研究中医药疗法对化疗后骨髓抑制的临床应用。目前，可以将针对该症状的中医药疗法分为中药方剂和针灸治疗两大类。

1. 中药方剂 近年来，中医药专家在防治化疗所致骨髓抑制方面开展了卓有成效的工作，以孙燕院士为代表的西医肿瘤专家也认为"中西医结合的方法不仅仅在临床上已经被证明有可行性，而且也正在被药理学，免疫学和分子生物学从理论上阐明其可行性"。大量的研究结果也证实了中医的方法确实能够有效减轻化疗所致的骨髓抑制等毒副作用，目前中药对化疗相关的骨髓抑制的防治研究可分为单味中药及提取物防治、经方或验方治疗、现代临床自拟方剂防治及中成药防治四个方向。

目前在采用单一药物提取物来探索中药促进骨髓恢复造血功能的研究当中，其药物选择以补益类中药居多，如人参、红景天、鹿角霜等。经方、验方治疗化疗所导致骨髓抑制的研究，一般多采用健脾益肾、养血补气、滋阴温阳等方剂，如十全大补汤、八珍汤、归脾汤、炙甘草汤、甘麦大枣汤、右归丸、四君子汤等。现代自拟组方防治骨髓抑制的临床研究则主要以益气养血、益精填髓、温阳通络等补益类治法为主。针对中成药防治骨髓抑制的临床研究的药物组成则以益气养血类为主，如十一味补气养血胶囊、裴氏升血颗粒、地榆升白片、参芪扶正注射液等。此类药物大多在临床上已使用较长时间，安全性较好，研究结果也显示其具有不同程度的临床获益。

2. 针灸治疗 面对纷繁复杂的骨髓抑制治疗方案，针灸治疗以其安全无毒、经济简便等优势在各类疗法中占据了重要的一席之地。研究认为，针灸疗法可通过促进骨髓细胞增殖功能、修复造血微环境、调节造血干细胞的信号通路等途径改善骨髓抑制，其疗效已被诸多临床试验和动物实验所证实。此外，骨髓抑制中的白细胞减少更是世界卫生组织所认可的 64 种针灸适应证之一，其治疗效果不容小觑。

目前临床上关于针灸治疗化疗后骨髓抑制的方法多种多样，但各类针灸疗法间缺乏横向比较，对于相关临床决策也缺乏一定指导性。为解决这一现实问题，国内学者对针灸疗法干预化疗后骨髓抑制的临床试验进行了检索及网状荟萃分析，结果显示，针灸疗法不良反应发生率低、安全性较好，并且可以有效预防化疗后血液毒性反应的发生率。其中手针、穴位注射可能分别是预防 I 度～IV 度血液毒性反应、III、IV 度血液毒性反应的最佳针灸干预手段。在各类血细胞计数方面，穴位注射提升白细胞与血红蛋白计数疗效相对最佳，电针疗法提升血小板与中性粒细胞计数疗效相对最佳。研究建议应结合临床实际情况合理选择针灸疗法。

三、健 康 指 导

1. 保持心情舒畅　负面情绪对机体免疫系统有抑制作用，故化疗后骨髓抑制的患者应保持乐观开朗的心境，避免不必要的情绪刺激，积极配合治疗，勇敢面对现实，坚持接受化疗。

2. 指导饮食与营养　化疗后骨髓抑制的患者应保证均衡营养，摄入高热量、高蛋白、富含膳食纤维的各类营养素，做到不偏食、不挑食，荤素搭配，精细混食，多饮水、多进食水果、蔬菜。忌辛辣、油腻等刺激性食物及生冷、熏烤、腌制、霉变食物。

3. 运动及功能锻炼　适当的运动有利于机体增强抵抗力，减少化疗后骨髓抑制的发生。应指导患者早期进行功能锻炼，以利于其功能重建和提高自理能力。

4. 提高自理能力和自我保护意识　指导患者合理安排日常生活，注意休息，避免过度疲劳，不吸烟，少饮酒，讲究卫生。指导患者睡前及三餐后漱口，用软毛牙刷刷牙，保持口腔清洁。教育患者避免与感染人群接触，日常做好自我防护，提高自我保护意识。

5. 定期复查　督促患者定期检查血常规及肝肾功能，以便及早发现异常、及时就诊。

6. 动员社会支持系统的力量　良好的社会支持可满足患者的爱与归属感的需要及自尊的需要。因此应鼓励患者家属给予患者更多的关心和照顾，提高其生活质量。

如今，化疗已成为肿瘤治疗不可或缺的一种手段，但化疗带来的严重骨髓抑制使得肿瘤患者的"治愈"计划荆棘丛生，这不仅会降低患者的生活质量、增加治疗成本，甚至还会导致患者死亡。令人惊喜的是，近年来针对化疗后骨髓抑制的治疗研究有了长足的发展，疾病相关发生机制也逐渐被阐明，这将为临床预防及管理化疗所致骨髓抑制提供新的思路。护理工作者应积极推动目前症状管理的最新研究成果向临床转化，以期为患者提供更多科学、有效的护理干预方案。

第十二章　肿瘤患者周围神经病变管理

第一节　周围神经病变概述

化疗是目前治疗肿瘤的重要方式之一，可延长患者的生存时间，但也伴随着一些令人困扰的副作用。化疗所致周围神经病变（chemotherapy-induced peripheral neuropathy，CIPN）是临床常见的一种药物剂量限制性不良反应，发生率约为74.02%。化疗结束后，CIPN持续存在，使患者面临身体和功能上的挑战，出现社交困难，情感、睡眠障碍等，生活质量受到严重影响。CIPN之所以会严重影响患者生活质量，一方面是由于目前国际指南中尚未有推荐预防或治疗CIPN的方法，另一方面是由于其症状不像其他化疗副作用那样反应迅速，容易受到医护人员和患者的忽略。因此，使用系统、科学、规范的管理方法来降低化疗所致周围神经病变的发生率，不仅可以提高肿瘤化疗患者的生活质量，也顺应了临床对于CIPN症状管理方案的迫切需求。

一、定　　义

化疗药物在消灭肿瘤细胞的过程中对周围神经或自主神经造成损伤而产生的感觉障碍被称为化疗所致周围神经病变，它是目前化疗最常见且有可能造成永久性损害的不良反应，发生率仅次于血液病变。CIPN在铂类、氟尿嘧啶类、微管蛋白抑制剂紫杉类及长春碱类、免疫调节剂（沙利度胺）、蛋白酶体抑制剂（硼替佐米）等化疗药物的使用中多见，并且呈剂量依赖性，临床上常通过减少化疗药物剂量或停药来延缓CIPN，这对化疗疗效及肿瘤患者生活质量会产生严重的影响。

二、发　病　机　制

目前，关于CIPN发生发展的具体机制尚未有明确定论，可能包括炎性刺激、离子通道改变、线粒体损伤、氧化应激和神经元细胞轴突转运等。

1. 神经元轴突转运中断　造血DRG上的神经元依赖于其内置的微管轴突传递信息和提供能量才能得以生存，而类似微管蛋白抑制剂则会通过抑制微管蛋白聚合，影响纺锤体微管形成，导致囊泡蓄积、滑面内质网断裂，使外周神经轴索运输系统损伤，造成DRG神经元细胞坏死，从而引发CIPN。同样，相关研究表明顺铂也会抑制DRG神经元转运，其机制可能是顺铂与DNA形成d（GpG）或d（ApG）形式的1,2-链内加合物，这直接阻止了 DNA 模板链上的 RNA 聚合酶 I 的转录进程，使转录过早地终止，从而导致神经元内蛋白的合成和轴突转运出现障碍。

2. 离子通道改变　离子通道的稳定对于维持机体的生命活动有重要的意义。长春碱类、铂类药物等常以离子通道作为靶点，引起疼痛、过敏等临床反应。有学者发现长春新碱通过干扰线粒体上的钙离子转运体，使钙离子难以被线粒体吸收、转运，从而堆积在细胞质内，造成钙离子活跃，影响了其向细胞外流出，使神经递质分泌增多、神经胶质细胞受损，从而引发 CIPN。奥沙利铂会导致背根中心神经元的钠离子外流增加、内流减少，以及膜电位负值增加和动作电位减弱，导致周围神经高敏感性与高兴奋性，对奥沙利铂急性周围神经毒性产生介导作用。

3. 线粒体功能障碍　正常活性的线粒体可以维持神经元的基本功能与代谢。髓鞘线粒体维持远端神经、表皮神经纤维支配的皮肤等区域的功能需要神经轴索侧突的芽生或再生作用，这一过程依赖于神经营养因子，并且会消耗大量来源于线粒体的 ATP，以维持周围神经轴索和神经纤维的不断生长和保持神经纤维弹性。紫杉醇作为抗微管装配的抑制剂，已被证实可导致感觉神经元线粒体功能损害，具体表现为减弱线粒体呼吸功能、减少 ATP产量等。顺铂也可通过结合核 DNA、诱导线粒体膜去极化和线粒体 p53 的增加而导致线粒体损伤，从而引起 CIPN 行为学异常。

4. 炎性刺激　化疗会激活周围神经、施万细胞及背根神经节周围大量的巨噬细胞，有学者在 CIPN 的动物模型中发现，激活的巨噬细胞周围有神经损伤标志物转录激活因子 3的大量表达。另外，有研究表明，长春新碱、紫杉醇可以活化朗格汉斯细胞（langerhans cells，LCs），使其释放 NO 作用于外周神经细胞膜的特异性抗体，巨噬细胞聚集，激活神经胶质细胞，并作用于 C 纤维的末梢痛觉感受器，从而引发 CIPN。

5. 氧化应激　生物体活性氧/氮自由基（ROS/RNS）的产生和抗氧化保护系统之间的失衡即可激活氧化应激。化疗药物多通过线粒体损伤导致 ROS 产生增多来激活氧化应激，从而介导周围神经损伤。如铂类可抑制 DRG 神经元线粒体 DNA 复制，使 ROS 产生增加，从而损伤周围神经。另有学者指出，硼替佐米会增加 DRG 细胞中的 ROS 水平和 TRPV 1（瞬时受体电位通道）以激活氧化应激，诱发 CIPN。

三、疾病特点及影响因素

1. 临床表现　化疗所致周围神经病变的共同特点是药物剂量依赖及四肢远端对称性的周围神经病变。当使用的化疗药物不同时，临床表现也会有所差异，具体如下：

（1）铂类：铂类衍生物引发的 CIPN 主要临床表现为周围感觉神经受累，如四肢末端灼痛感、针刺感及麻木，可伴有肌肉震颤和酸痛，深反射减弱、精细运动受损和感觉共济失调。一般而言，运动神经受累较少见。此外，临床中也会偶见喉头痉挛引起呼吸困难等危急情况。

（2）微管蛋白抑制剂：主要包括紫杉类和长春碱类。其中紫杉类化疗药物在早期以急性疼痛综合征（paclitaxel-acute pain syndrome，P-APS）发病，在化疗后 3 天达到高峰，20%的患者疼痛评分 5～10 分，后期可出现麻木、感觉异常和肌肉及大关节疼痛，偶有脑神经、运动神经及自主神经损伤表现，并且会随化疗进程呈进行性恶化，须停药治疗。长春新碱诱发的 CIPN，一般在用药后的 6～8 周出现，初始表现为跟腱反射减弱及指尖感觉异常，通常手指比足趾的感觉异常情况严重，可发展为远端感觉丧失，甚至出现下肢无力或轻瘫。患者可出现眼睑下垂、复视、畏光、下颌痛、面瘫等脑神经受损表现。自主神经损害方面则表现为腹痛、排尿障碍，甚至发展为麻痹性肠梗阻、性功能障碍或直立性低血压等。

（3）疾病的分类：由奥沙利铂引发的周围神经病变可以分为奥沙利铂诱导的急性周围神经病变和奥沙利铂诱导的慢性周围神经病变两种。

奥沙利铂作为第三代铂类衍生物，使用剂量超过 540mg/m² 时，其诱导神经病变的发生率将逐渐增加，超过 1000mg/m² 时，50%～75% 的患者将会出现感觉异常症状。在输注奥沙利铂 24～48 小时内出现四肢感觉障碍，遇冷（如接触冷水、金属物品等）后加重，即称为奥沙利铂诱导的急性周围神经病变，此类周围神经病变发生在奥沙利铂化疗 6 周期后，发生率可达 80%～95%。另一种奥沙利铂诱导的慢性周围神经病变，其临床表现除了不会遇冷加重外与奥沙利铂诱导的急性周围神经病变相似，停药后常会缓解，但仍有部分患者会留有后遗症。目前，有研究显示，奥沙利铂诱导的急性神经病变可能能预测慢性神经病变的严重程度。

2. 疾病的影响因素

（1）药物剂量：化疗所致周围神经病变的发生与药物剂量直接相关。具体表现如下：顺铂达到 200～250mg/m² 时即可引发 CIPN，达到 500～600mg/m² 时，几乎所有患者临床检测均为异常；卡铂剂量一旦超过 300mg/m²，即可引起中度 CIPN；奥沙利铂剂量超过 540mg/m² 时，其引发 CIPN 的发生率将逐渐增加，超过 1000mg/m² 时，50%～75% 的患者就会出现感觉异常症状；紫杉醇单次剂量大于 175mg/m² 时，发生 CIPN 的概率可高达 46%～70%；长春新碱诱发 CIPN 的累积剂量为 30mg，一般在用药后的 6～8 周出现；沙利度胺剂量大于 150mg/d，则会出现 CIPN，其严重程度与时间及剂量呈正相关性；硼替佐米也可引起 CIPN，但决定其严重程度的是起始剂量而非传统的累积剂量。

（2）肿瘤分期：国内外相关研究结果均显示，随着肿瘤分期的升高，化疗药物累积剂量增加，导致 CIPN 的发病率及严重程度均有所升高。

（3）患者自身因素：化疗药物引起的神经病变与患者性别、年龄、肿瘤类型、合并糖尿病、有烟酒嗜好及身体状况等有关。由于老年人肝肾功能的退化，并且合并有其他疾病，化疗药物的潴留可对其产生较大的毒性。国外学者在研究每周大剂量顺铂的神经病变预后影响因素时提出：性别、肿瘤类型、曾用化疗、烟酒嗜好等与Ⅱ级以上神经病变有关。

（4）抑郁：肿瘤患者对疾病和治疗的不了解常会引发抑郁等心理问题，进而导致患者免疫力下降，加重治疗的副作用。国外一项研究显示，抑郁水平高的患者对化疗的刺激更加敏感，因此其 CIPN 症状也更明显。有时即使患者的临床症状相同，但由于心理因素的影响，其主观上感知到的 CIPN 的经历和严重程度却截然不同。因此。临床工作者应重视抑郁等心理因素对 CIPN 带来的负面影响。

（5）社会支持：可以给予患者物质和精神上的帮助，并且引导患者与他人沟通和交流，还可以鼓励患者用积极的应对策略去认识和管理 CIPN。同时，高水平的社会支持还可以使患者早日回归社会，从而改善其社会功能。

第二节　周围神经病变的评估

一、一　般　评　估

1. 评估患者肢体活动情况　观察患者是否出现周围感觉神经受累的表现；评估患者异常症状的开始时间、持续时间、变化规律及影响症状加重或减轻的因素。

2. 评估患者排尿及排便情况　对使用长春新碱类药物的患者，应额外评估患者有无尿频、腹痛、便秘等自主神经损伤的症状，以便对症治疗。

二、特异性评估

1. 周围神经病变的分级　国内外有关化疗药物所致神经病变的分级标准较多，目前尚无统一的标准，临床使用较多的为世界卫生组织和美国国家癌症研究所制订的分级标准。由于不同化疗药物神经病变特点不完全相同，有些药物研发机构为了更好地判断其神经病变持续时间和严重程度，也建立了专门的分级衡量标准，如奥沙利铂研发机构肿瘤中心。不同机构对于神经病变的分级标准有一定的差异，其简要比较详见表 12-1。

表 12-1　周围神经病变分级标准

标准制订单位	Ⅰ级	Ⅱ级	Ⅲ级	Ⅳ级
世界卫生组织	短时间感觉异常和（或）腱反射降低	严重感觉异常和（或）轻度无力	不能忍受的感觉异常和（或）明显的运动丧失	瘫痪
美国国家癌症研究所	腱反射消失或感觉麻木（包括针刺感），但不影响功能	感觉缺失或感觉麻木（包括针刺感），影响功能但不影响日常生活活动	感觉缺失或感觉麻木（包括针刺感），影响日常生活活动	长期感觉缺失，影响功能
奥沙利铂研发机构肿瘤中心	短时间的感觉异常，感觉麻木	治疗期间持续存在的感觉异常，感觉麻木	感觉异常，感觉麻木引起功能障碍	—

2. CIPNAT 量表（chemotherapy-induced peripheral neuropathy assessment tool，CIPNAT）　是美国南佛罗里达大学 Tofthagen 教授于 2008 年构建的一种患者自我报告型问卷，该量表主要分为两部分：第一部分为 CIPN 的症状体验，包括 9 项症状、感觉和运动神经受损两个维度共 36 个条目，用于评估症状是否发生、严重程度、困扰程度和发生频率；第二部分是 CIPN 对日常生活活动（activities of daily living，ADL）的影响，共 14 个条目，用于评估精细动作和一般活动两方面。该量表采用 0～10 分评分，总分越高，说明患者的 CIPN 症状越严重、困扰越大、持续时间越长、对 ADL 影响越大。2018 年，我国学者将此量表汉化后引入国内并在接受化疗的肿瘤住院患者中进行了初步验证，结果显示，总量表的 Cronbach α 系数为 0.940，分量表的 Cronbach α 系数分别为 0.920 和 0.890，各条目平均内容效度为 0.920，表明该量表具有良好的信效度。CIPNAT 已有韩文版及西班牙语版，被认为能够全面评估 CIPN，应用较为广泛。

3. 神经影像学检查　核磁有助于明确中枢神经是否受侵，可以在应用顺铂、沙利度胺的治疗中，确认脊髓后索的病变，但神经影像学用于 CIPN 的评价作用十分有限。

第三节　周围神经病变的护理管理

一、症 状 护 理

周围神经病变的护理措施见表 12-2。

表 12-2　周围神经病变的护理措施

症状护理	护理措施
评估	（1）使用患者可接受的评估工具定期评估患者行为和认知功能（如 CIPNAT 等） （2）患者自我报告症状时，评估患者行为或认知的变化是否是药物的副作用所致
预防	（1）向患者和（或）家属讲解 CIPN 相关体征和症状，提高其对疾病的了解程度 （2）指导使用奥沙利铂的患者在用药 72～96 小时减少冷暴露（如饮用冷液体、吸入冷空气、接触冷物品），加强保暖（如在天气寒冷时戴手套）避免感冒，防止 CIPN 症状加重 （3）对于手足麻木的患者须教育其做到"五防"，即防跌倒、防磕碰、防烫伤、防冻伤、防锐器伤
合作	（1）评估是否需要补充周围神经营养，如果损伤持续存在，应考虑咨询相关专家（如神经科医生、疼痛管理专家、物理/职业/语言治疗师、听力学家）进行专科干预 （2）必要时应组建多学科护理团队。多学科干预可促进患者肿瘤治疗后的恢复，物理治疗师、心理治疗师等与医护人员共同协作管理，可为患者生活功能恢复奠定良好基础
非药物管理	（1）根据患者情况，指导患者进行体育锻炼，每日至少一次。可选择有氧运动与抗阻运动相结合的方式，也可选择八段锦、太极等传统有氧运动项目 （2）根据患者使用化疗药物采取相应的预防护理措施。例如，在接受紫杉醇治疗时，使用冷冻疗法（如在输注药物之前、输注期间和输注之后使用冷冻袜子和手套）有助于减轻患者症状；而使用奥沙利铂的患者应禁止接触冷的物品，如直接接触输液架、床挡等金属物品。化疗期间若出现药物外渗，不得按常规进行冰敷，应采用利多卡因加地塞米松局部封闭后以喜疗妥外涂，避免 CIPN 症状加重。使用铂类药物时，因低温刺激可诱发咽喉痉挛，故应指导患者用温开水刷牙、漱口 （3）对主诉肢端麻木较重者，可采取按摩、热敷等护理措施来减轻四肢的麻木、刺痛感 （4）指导患者保持清淡、温软饮食，水果用热水浸泡加温后食用，忌辛辣刺激。鼓励患者多饮水，从而减少药物毒性作用，降低神经毒副作用 （5）减少对患者四肢皮肤的摩擦、不得涂擦刺激性液体、油膏 （6）加强对患者的心理护理，消除患者对于病情加重的顾虑，鼓励患者有效应对，提高其生活质量 （7）患者出现神经功能障碍症状时（如麻木、精细运动丧失、刺痛、步态障碍、便秘）及时报告医生并遵医嘱减少药物剂量或停药 （8）加强对临床医务人员的疾病知识培训，提高临床工作者对 CIPN 的认知水平

二、症状最新干预进展

1. 危险因素和预测因子　CIPN 发展的主要危险因素为化疗药物的剂量和持续时间。其他危险因素和（或）预测因子，可能包括年龄、性别、合并症、血液循环中生长因子水平、化疗前存在周围神经病变及使用过周围神经毒性药物等。目前，国外研究者试图通过基因学确认 CIPN 高危人群，其中一项 CALGB40101 全基因组实验发现 *FGD4* 基因与紫杉醇导致的周围神经病变的发生发展密切相关，该实验结果已在欧洲和非裔美国女性原发乳腺癌人群中得以证实。CALGB 临床试验将继续探索 *FGD4* 基因是否适用于转移性乳腺癌患者，以及基因 *EPHA5* 和 *FZD3* 能否作为周围神经病变的危险因素。这不仅可以避免不必要的毒性治疗药物，还可以为患者制订合适的化疗药物剂量，提高用药安全性。

2. 多模式运动干预　运动作为一种简单易行、可操作性强的非侵入性干预方法，在 CIPN 患者中的应用已成为近年来研究的热点。运动可以通过周围神经系统、中枢神经系统和心理社会过程的各种神经生理机制来缓解神经病变，这些机制在分子、亚细胞、细胞和神经水平上协同作用，以改善周围神经功能。研究表明，感觉运动能够增加 CIPN 患者单足、双足站立时的姿势稳定性；抗阻运动可以增加 CIPN 患者的肌肉力量；平衡训练可以改善患者的平衡功能。

但是单一形式的运动对 CIPN 症状的改善效果比较局限。近年来，国内外学者已经开始探讨联合多种运动的多模式运动干预对 CIPN 患者症状、平衡功能、生活质量的改善效果。目前，国内已有学者将此模式应用于临床结直肠癌 CIPN 患者中，该方案包括热身训练、感觉训练、平衡训练、抗阻训练四个部分（表 12-3），结果显示多模式运动干预对 CIPN 患者的症状、平衡功能、移动能力及跌倒自我效能均有改善作用。

表 12-3　化疗诱导的周围神经病变多模式运动处方

运动类型	具体操作
热身训练	（1）头部：站立位，双眼平视，双手自然放于腹前。缓慢使头最大限度地向左转，回归原位，然后同样方式向右转，重复以上动作 5 次 （2）颈部：站立位，双眼平视，颈部放松，将一手放于下颌，尽量上推，使颈部仰伸再回归原位，重复以上动作 5 次 （3）身体：站立位，双足开与肩同宽。双手叉腰，使身体缓慢地尽可能地后仰，再回归原位，重复以上动作 5 次 （4）躯干：站立位，两足稍分开，双手叉腰。尽力将躯干向左、右转，重复以上动作 5 次 （5）踝关节：站立或坐位，腿伸直，足尖尽量向上勾起，然后足背尽量向下压，双足各重复 5 次
感觉训练	（1）给予四肢肢体轻拍、叩打、轻微触摸、逆毛方向快速擦拭四肢皮肤，持续进行 3 分钟 （2）用大头针或棉签适度刺激四肢皮肤，持续进行 3 分钟 （3）用热水（40～50℃）和冷水（5～10℃）浸湿的湿毛巾擦拭四肢皮肤，训练温度觉功能，持续进行 3 分钟 （4）闭眼深蹲，8 次 1 组，做 2 组 （5）闭眼单足站立，每次坚持 15 秒，双下肢各做 2 次 （6）闭眼直线行走，沿 10 米走廊行走 2 个来回
平衡训练	（1）单足站立：无支撑，单足站立，每次坚持 15 秒，双下肢各 2 次 （2）双足踮足尖站立：无支撑，持续 30 秒 （3）侧向举腿：单足站立，另一只腿侧向举起，尽量举高，每次坚持 15 秒，双下肢各 2 次 （4）屈膝半蹲：双足开与肩同宽，弯曲双膝，尽量使双膝最前端超过足尖水平线，保持姿势，持续 30 秒 （5）踮足尖走路：抬起足跟，用足尖走路，沿 10 米走廊行走 2 个来回 （6）抬足尖走路：抬起足尖，用足跟走路，沿 10 米走廊行走 2 个来回 （7）足尖足跟行走：一足在前，一足在后，前足的足跟触碰后足的足尖，两足交替向前呈一条直线行走，沿 10 米走廊行走 2 个来回 （8）手扶栏杆，倒着走，沿 10 米走廊行走 2 个来回 （9）起-坐训练：坐在高度适宜的椅子上，大腿与地面平行，小腿与地面垂直，两足微分开，上身前倾，双手扶住扶手起立、坐下，重复进行 5 次
抗阻训练	哑铃弯举，哑铃 0.5～3.0kg（依照耐受情况选择），根据患者的练习情况和自身感受逐渐增加哑铃重量，每次 2～3 组，每组重复 10～15 次

3. 中医药疗法 古代中医典籍对于 CIPN 并没有详细准确的病名记载，现代医家根据自己的临床经验，多认为化疗药物耗伤脾胃，营卫气血生化不足，或药毒损伤经络，导致营血滞涩，脉络失养，而多将其归属于"血痹""络病""药毒"等范畴。

目前，中医应对 CIPN 的疗法主要包括辨证中药内服、中成药制剂、针刺治疗、外洗等。在采用中药治疗 CIPN 的方案中，可辨证选择补阳还五汤、八珍汤、十全大补汤等方剂，或者选择参附注射液、参麦注射液、黄芪注射液、艾迪注射液等中成药，还可选择祛麻煎外洗、鸡血藤浸洗等中药外洗方。此外，也可将针灸与中药治疗相结合，以改善患者神经传导功能、缓解疼痛程度、提高生活质量。

三、健 康 指 导

（1）指导患者及家属加强保护意识，防止受伤。

（2）应保持四肢清洁，避免受压、冷热刺激和皮肤受损，尤其是手指、足趾。建议患者冬季注意手足保暖，做家务时建议戴手套并使用温水，烧水、煮饭、吸烟时防止烫伤无感觉区。

（3）不要用无感觉的部位直接接触危险的物体，如运转的机器、重物等。

（4）腱反射消失、肌肉痉挛、肌力下降或肌肉有振动感觉的患者要避免上下楼梯，房间内禁放锐器，较硬且有棱角处用棉垫包裹，减少碰撞风险。独自活动时可用拐杖，必要时请专人护理，以防止意外发生。

（5）指导患者对感觉异常部位多加按摩，在肢体允许范围内进行主动及被动活动，以保持和增加关节活动度，防止肌肉挛缩变形，并且保持肌肉的生理长度和肌张力，改善局部循环、促进神经再生。

CIPN 是肿瘤治疗中常见且重要的药物不良反应，作为一种化疗药物的限制性不良反应，CIPN 的发生影响了化疗药物的应用及其有效性。随着肿瘤患者生存期的延长，CIPN 的不良影响日益突出，长期甚至永久存在的 CIPN 对患者生活质量造成了破坏性的影响。目前，有关 CIPN 的干预药物及治疗方案的有效性仍需进一步探讨。其中，中医药治疗在改善化疗所致周围神经病变方面有着独特的优势，其方法多样，效果显著，拥有广阔的应用前景，在当今的医疗形势下值得我们进一步挖掘。未来，我们应继续立足患者的切身感受，构建更简便、有效、经济的神经保护策略，从而进一步提高肿瘤化疗患者的生存质量。

第十三章　肿瘤患者皮肤黏膜毒性管理

第一节　皮肤黏膜毒性概述

随着医学生物技术在肿瘤领域的快速发展，肿瘤治疗由前基因组细胞毒性药物治疗转向后基因组靶向治疗的新时代。研究显示，靶向治疗结合传统化疗能够增加化疗的效果，恢复化疗的敏感性，提高患者的生存率。目前，临床上常联合化疗药物与表皮生长因子受体拮抗剂（epidermal growth factor receptor inhibitor，EGFRI）来治疗肺癌、结直肠癌、肾癌和胰腺癌等患者。随着靶向药物在肿瘤治疗领域日益广泛的应用，其产生的不良反应也逐渐凸显，在表皮生长因子受体拮抗剂目前已知的不良反应中，以皮肤毒性反应最为常见。

已有研究表明，皮肤毒性反应的出现与患者的生存获益有关，皮肤症状不仅会增加患者身体上的痛苦，也严重影响着患者的生活质量。因此，对治疗期间皮肤毒性反应进行有效防治，是改善肿瘤患者生存体验的重要举措。

一、定　　义

皮肤毒性是指化疗药物对皮肤的毒性作用，常见的有 EGFRI 导致的皮疹、干燥症、瘙痒症，以及细胞毒性化疗药物（如卡培他滨、氟尿嘧啶、多柔比星脂质体等）引发的手足综合征。手足综合征（hand-foot syndrome，HFS）也被称为肢端红斑，是指某些化疗药物在手足部毛细血管渗出导致周围组织损伤的不良反应。

二、发　病　机　制

1. EGFRI 导致的皮肤毒性反应　　表皮生长因子受体（epidermal growth factor receptor，EGFR）酪氨酸激酶区域是调节肿瘤细胞增殖、凋亡、黏附、侵袭、转移和血管生成的重要组成部分，多种肿瘤细胞常会出现 EGFR 的过度表达。EGFRI 能抑制 EGFR 酪氨酸激酶磷酸化和下游信号传导，通过阻断 EGF/EGFR 信号通路，从而抑制肿瘤细胞分化增殖血管生成，促使肿瘤细胞凋亡，减少肿瘤对放化疗的耐药作用。但 EGFR 也同时存在于所有正常上皮和部分间叶来源的细胞中（包括表皮角质形成细胞、外毛根鞘、皮脂腺），并且在调节皮肤及其附属器的生长分化、抗光损伤、抑制炎症、加速创面愈合方面具有重要作用。因此 EGFRI 在发挥抗肿瘤作用的同时，也会导致皮肤不良反应的发生。

研究表明，EGFRI 导致的皮肤不良反应发生机制主要涉及两个方面，即诱发炎症反应和抑制皮肤对微生物的抵抗。EGFRI 能诱导表皮角质形成细胞产生趋化因子，抑制抗菌肽和皮肤屏障蛋白的生成。体外经 EGFRI 干预的角质形成细胞能募集淋巴细胞，并且下调它们对金黄色葡萄球菌的细胞毒活性，从而诱发炎症，导致特征性的皮肤表现。

2. 细胞毒性化疗药物导致的皮肤毒性反应　化疗药物相关的手足综合征的发病机制至今仍未完全明确，关于其产生有以下假说。

（1）炎性反应：该学说认为手足综合征的发生与手足血管的炎性反应具有相关性，这种炎性反应可能是直接或间接由卡培他滨或其代谢产物导致的，有学者曾提出过假设，认为 HFS 是一种在手足上发生的炎症反应，这种反应与 COX-2 酶的过度表达有关，该假设在随后的一项回顾性试验中得到了验证。

（2）细胞毒性药物的直接损伤：一些化疗药物在人体内的代谢是通过小汗腺排出的，与其他部位相比手部与足部有更多的小汗腺，汗腺细胞的损伤造成了表皮层的损伤及大水疱的形成，导致了 HFS 的发生，其组织病理学改变包括基底角质细胞空泡变性，真皮血管周围淋巴细胞浸润，角质细胞凋亡和真皮水肿。

（3）机械压力损伤：该学说认为 HFS 发生的主要机制是机械压力（如日常生活劳动、行走等）对局部小血管产生持续的轻微损伤，导致毛细血管破损，使化疗药物出现外渗并损伤周围组织。虽然，这种发病机制多用来解释因靶向药物引起的手足皮肤反应，但同样也适用于由卡培他滨引起的 HFS。

三、疾病特点及影响因素

1. 临床表现

（1）皮疹：是由 EGFRI 导致的最常见的皮肤反应，具体表现为痤疮样皮疹和斑丘疹。痤疮样皮疹是指暴发性丘疹和脓疱，主要出现在头面部、上胸部和背部，常在治疗开始的 1～3 周出现，并且在 3～5 周达到高峰。初期表现为红斑、疱疹，后发展成脓疱，偶尔融合形成炎性斑块，脓疱破裂后可结痂，常伴有瘙痒甚至疼痛。靶向治疗早期多数患者皮损处脓疱细菌培养多为无菌，后期可伴有金黄色葡萄球菌感染，组织病理上可见无菌性化脓性毛囊炎和（或）继发二重感染。斑丘疹是指皮肤出现斑疹和丘疹，也被称为麻疹样皮疹，常见于上半身，多呈向心性发展，并且伴有瘙痒。

（2）皮肤干燥、瘙痒：四肢及出现过或正受皮疹影响区域的皮肤会随着时间的推移而发展为鳞片状皮肤（或皮肤变薄），并且出现瘙痒甚至皲裂，部分患者还会发生阴道及会阴部的干燥，且伴有小便疼痛。

（3）甲沟炎：是发生于指甲周围软组织的感染性疾病，通常出现在治疗后 1～2 个月，最常累及拇指和踇趾。主要表现为指甲外侧皱褶胀痛、甲周化脓性肉芽肿等。此外，指甲变色、甲裂也是常见的临床改变。甲沟炎可继发金黄色葡萄球菌、革兰氏阴性菌甚至白色念珠菌感染。

（4）手足综合征：最初表现为手掌和足掌感觉迟钝、麻木，然后可进展为刺痛和灼痛，局部可见红斑和水肿，病变多在手指远端脂肪垫的外侧，或者伴有指甲改变。局部红斑可发展为水疱，继而脱屑、糜烂、溃疡。反复发作的 HFS 可导致类似角化病的掌跖角质层肥厚。

2. 疾病的影响因素

（1）靶向药导致的皮肤毒性反应：有研究报道，索拉非尼治疗肾癌后致皮肤反应的发病率较高。女性患者、肝转移或转移受累器官大于 2 个，基线 WBC 计数$>5.5\times10^9$/L 是该类疾病的危险因素。此外，随着索拉非尼剂量的增加，皮肤症状加重，索拉非尼联合贝伐单抗等抗血管生成药物治疗后也可增加疾病发病率。

（2）手足综合征：药物剂量和女性患者是 HFS 的危险因素，且较高的累积剂量与 HFS 高发病率相关。另外，联合化疗可能会增加 HFS 的发病率，如多柔比星联合连续静脉滴注 5-FU 会导致 HFS 的发病率增加。

第二节　皮肤黏膜毒性的评估

一、一般评估

在患者接受治疗过程中应每周进行皮肤毒性程度评估并予以记录，评估内容包括症状级别、患者主观体验和其他不良反应。此外，为预防潜在的皮肤毒性反应，还应对患者进行黏膜和既往任何炎症性皮肤病病史的评估。

二、特异性评估

目前，对于靶向药物所致的皮肤毒性反应尚没有比较统一的国际评估标准，现多采用美国国家癌症研究所（表 13-1）、加拿大国立癌症研究院（表 13-2）或 WHO 对 HFS 的分级标准（表 13-3）、NCI 关于药物不良反应——皮疹/脱屑的分级标准（NCI-CTCAEversion4.0）（表 13-4）来评估化疗相关皮肤毒性。另外，也有根据化疗药物自身特点制订的相应分级标准，如卡培他滨和多柔比星脂质体。

表 13-1　美国国家癌症研究所 HFS 分级标准

NCI 分级	NCI 分级定义
1 级	轻微皮肤改变或皮炎（如红斑、脱屑）伴感觉异常（如麻感、针刺感、烧灼感），但不影响日常活动
2 级	皮肤改变（如 1 级），有疼痛，轻度影响日常活动，皮肤表面完整
3 级	溃疡性皮炎或皮肤改变，伴有剧烈疼痛，严重影响日常生活，明显组织破坏（如脱屑、水疱、出血、水肿）

表 13-2　加拿大国立癌症研究院 HFS 分级标准

NCIC 分级	NCIC 分级定义
1 级	不痛，红斑或肿胀、麻木、感觉迟钝、感觉异常和麻刺感、不影响日常生活
2 级	疼痛，红斑伴肿胀，影响日常生活、水疱或溃疡直径<2cm
3 级	皮肤潮湿、脱屑、溃疡、水疱和严重疼痛，干扰日常生活，不能穿日常的衣服
4 级	病变弥散或局部进展引起感染并发症，卧床或住院

表 13-3　世界卫生组织 HFS 分级标准

WHO 分级	WHO 分级定义
1 级	手足感觉迟钝、麻刺感
2 级	握物、行走不舒服，无痛感的隆起或红斑
3 级	掌、足底出现疼痛的隆起和红斑，甲周红斑和隆起
4 级	脱皮、溃疡、发疱、重度疼痛

表 13-4　美国国家癌症研究所 HFS 分级标准

NCI 分级	NCI 分级定义
1 级	无伴随症状的斑疹、丘疹或红斑
2 级	伴有瘙痒或其他症状的丘疹或红斑，局部脱屑或其他损害小于体表面积的 50%
3 级	严重而大面积的斑疹、丘疹或红皮病、疱疹；脱屑面积大于等于体表面积的 50%
4 级	大面积表皮剥落或皮炎
5 级	死亡

第三节　皮肤黏膜毒性的护理管理

一、症　状　护　理

皮肤黏膜毒性有时呈剂量限制性，因此治疗的最直接方法是降低剂量、延长给药周期。然而，药物剂量和周期的改变会对药物的疗效产生影响，因此临床上常通过其他辅助手段来缓解皮肤反应的症状，以保证继续用药。基于目前皮肤毒性反应可能的发病机制，症状管理的方法大多集中于预防性措施和炎症治疗方面（表 13-5）。

表 13-5　化疗相关皮肤毒性反应的护理措施

项目	护理措施
常规皮肤护理	（1）避免穿着紧身衣裤和鞋袜，选择柔软宽松的棉质衣物并保持清洁 （2）避免在无任何防护的情况下直接接触阳光。外出时可擦温和的防晒霜、戴遮阳帽或撑遮阳伞 （3）避免使用会导致皮肤干燥的产品（如含酒精的化妆品、热水） （4）不蓄胡须，定期清理毛发，使用剃毛发工具，使用皮肤保护或保湿产品，避免引起皮肤干燥 （5）不使用脱毛膏，不直接拔毛发 （6）不留指甲和趾甲，正确修剪 （7）定期使用温和含油无化学添加的护肤品滋润皮肤（如凡士林） （8）限制使用化妆品，使用温和的卸妆产品 （9）不用过热的水洗浴，浴后尽快涂抹润肤剂
皮疹的护理	（1）根据具体情况，可以考虑使用金银花液湿敷或芦荟胶涂抹皮疹好发处，预防皮肤毒性反应的发生。使用金银花液预防时，可在服用 EGFRI 前 1 天，用金银花水煎液湿敷头面部、上胸部、背部及手足等皮疹好发部位，2 次/天（早上起床后和晚上睡前），每次 20～30 分钟，温度 38～40℃，至靶向治疗结束。亦可以在服用 EGFRI 的同时，预防性将芦荟胶均匀外涂于皮肤反应的好发部位，每天 2 次（早晚各 1 次），直至靶向治疗结束或非计划停药后 2 周，对芦荟胶过敏者不得使用

项目	护理措施
皮疹的护理	（2）一级皮疹患者的护理：对患者进行预防措施的宣教和指导，密切观察严重程度变化，2 周后若症状无改善或恶化，则需按照二级皮疹处理 （3）二级皮疹患者的护理：加强常规预防措施实施的同时，可选用克林霉素、红霉素每日 2 次进行局部治疗，直至皮损修复至 1 级。头皮损伤可用 3%红霉素或 1%克林霉素洗液。外用皮质激素可选择用 0.1%甲泼尼龙乙酰甲胺磷、0.05%戊酸倍他米松 0.05%阿氯米松软膏，但使用不要超过 10 天。此外，若出现广泛脓疱可选用米诺环素 100mg，1 次/天或多西环素 100mg，1 次/天，连续使用不超过 4 周，2 周后再进行评估。若反应恶化或无改善，则应按三级皮疹治疗 （4）三级皮疹患者的护理：第 1 次出现三级皮疹需延期使用 EGFRI，但延期时间不超过 21 天，直至皮损改善且小于二级，若症状改善则维持原剂量，若未改善则终止治疗。第 2 次出现三级皮疹则延期使用 EGFRI，延期时间不超过 21 天，直至皮损改善且小于二级，若症状改善适当降低剂量（200/m²），若未改善终止治疗。第 3 次出现延期使用，延期时间不超过 21 天，直至皮损改善且小于二级，如症状改善，再次降低剂量（150/m²）。脓疱出现后，即使没有系统性的感染也应进行细菌培养。局部治疗可同二级抗生素使用，系统治疗可口服米诺环素 100mg，1 次/天，或多西环素 100mg，1 次/天，连用不超过 4 周。皮质激素可口服泼尼龙琥珀酸钠 0.4mg/kg，泼尼松 0.5mg/kg，连用不超过 10 天。重症患者须等待抗菌谱结果，口服四环素失败，可口服二线抗生素（阿莫西林/克拉维酸+克拉霉素）合并口服糖皮质激素（甲尼龙琥珀酸钠 0.4mg/kg，泼尼松 0.5mg/kg，连用不超过 10 天）。伴有瘙痒的患者可使用抗组胺药物。三级皮疹患者 2 周后再行评估，若反应恶化可考虑中断或终止靶向治疗 （5）四级皮疹患者的护理：患者需住院密切观察并终止 EGFRI 治疗，将渗出液进行培养，予以静脉补液。局部治疗可同二级抗生素的使用，直至皮肤损伤修复至一级。口服抗生素可同二级皮疹。此外，应静脉输注抗生素。四级皮疹患者应永久禁止使用该类靶向药
皮肤干燥、瘙痒的护理	（1）使用 EGFRI 患者应预防皮肤干燥，除做好常规护理措施之外，最重要的是要保持皮肤湿润，指导患者使用不含酒精的润肤霜，每日 2~3 次（在皮肤发生干燥之前使用） （2）若出现皮肤皲裂，推荐患者使用凡士林涂擦。湿疹皮肤区域可使用皮质激素，如 0.05%戊酸倍他米松、0.1%甲泼尼龙乙酰甲胺磷、0.05%阿氯米松软膏等。严重感染和湿疹可局部使用抗生素
甲沟炎的护理	（1）要求患者穿着宽松棉质鞋袜，避免在甲沟处产生摩擦和压力 （2）指导患者定期、正确修剪指甲和趾甲，但要避免过短 （3）用稀释盐酸或 3%硼酸溶液冲洗患处后封裹，可选用硅胶指套将浸有消毒液的纱布固定在患处，每天 2~3 次，每次 15~20 分钟 （4）指导患者在清洁家具或餐具时佩戴手套
手足综合征的护理	（1）每次随访时应仔细询问患者的症状，以早期发现和干预 HFS，及时调整化疗药物的剂量，延长治疗周期，或者暂停治疗 （2）指导患者继续应用常规皮肤护理措施以预防和减轻化疗所致手足综合征 （3）在给药期间用冰袋贴附在手腕和踝关节部位冰敷，使血管收缩，从而限制药物到达四肢，同时减少药物的外渗 （4）可单独使用维生素 B_6 软膏或片剂联合其他药物用来预防和治疗 HFS （5）指导患者正确、定期使用止汗剂，减少汗液分泌或局部使用氯化铝以预防 HFS 的发生 （6）可以根据具体情况，考虑使用水胶体。将含有神经酰胺的水胶体敷料贴于手部或足部患处，每 2~3 天更换 1 次，持续 4 周
心理支持	出现皮肤毒性反应的患者颜面部皮肤会发生一定程度的改变，外观上异于普通人，因此要做好患者的心理护理，帮助其树立应对皮肤毒性症状的信心。其次，护士应注意病房环境管理，营造和谐、融洽、包容的病房环境。另外，当患者出现瘙痒、疼痛等皮肤毒性症状时，护士应及时帮助患者缓解症状，减轻痛苦

二、症状最新干预进展

目前针对化疗所致的皮肤毒性反应所开展的临床研究日渐增多，但西医治疗存在一定的局限性。在治疗皮疹、甲沟炎等方面，我国古代医家积累了丰富的临床经验。随着中西医结合研究的深入，中医学在预防和治疗化疗相关皮肤毒性方面的优势被逐渐体现出来。目前，国内已对手足综合征的中医辨证分型及治法方药形成了专家共识，这对规范中医药疗法干预化疗相关皮肤毒性反应有着重大意义。

1. HFS 的中医分型及症状　根据对患者的临床观察结果，结合专家意见，将 HFS 分为以下 3 种中医分型：阳虚血瘀证、热毒蕴结证及血虚风燥证。

（1）阳虚血瘀证：患者局部以"黑、疮、寒、痛"为特征。黑：肌肤甲错，皮肤色素沉着、颜色晦暗、青紫、发黑，边界不清，多见于指间关节及甲床处皮肤，指/趾甲增厚。疮：暗红色斑疹，轻症在手指、足底，呈粟米粒大小散状分布，严重者在手掌、手背及足背部，融合成边界不清的斑片状暗红斑疹或伴糜烂。寒：四末不温，肢端怕冷。痛：手足疼痛、麻木，遇寒加重，随化疗周期逐渐发展为影响走路、拿物等正常生活。此外，患者的舌象表现为舌质淡或舌黯淡、有瘀斑，脉象则出现弦细或沉细等。

（2）热毒蕴结证：患者局部主症以"红、肿、热、痛"为特征。红：皮肤呈广泛鲜亮的红色，边界不清或脓肿形成。肿：自觉手足有肿胀感，常伴有或不伴疼痛、痒感或伴肉芽肿。热：自觉局部发热。痛：手足皮肤焮痛。患者的舌象出现舌苔薄黄，脉象表现为脉数。

（3）血虚风燥证：患者局部以"暗、裂、燥、痛"为特征。暗：皮损暗淡、无光泽或色暗萎黄。裂：皮肤皲裂、脱屑，常发生于足跟部、手掌大小鱼际，可呈大面积整片脱落，随之露出萎缩样皮肤，呈半透明羊皮纸样外观，指纹、皮纹变浅或消失，甚至皮下血管清晰可见。燥：手足皮肤干燥、粗糙、角化增厚。痛：疼痛，伴或不伴瘙痒，存在感觉敏感或感觉减退等异常感觉。患者舌质淡红有裂纹，脉虚细数。

2. HFS 各中医分型的治则及治法

（1）阳虚血瘀证：以温经通络，活血生肌为治则。外治常用方药为红花 10g，当归 20g，紫草 10g，老鹳草 20g，桂枝 10g。将上述中药放入 500ml 水中浸泡 15 分钟，煎煮 30 分钟至 200ml 药液。使用时将药液置于恒温足浴桶，加温水 1000ml，温度 35～37℃浸泡手足，每次 20 分钟，每日 2 次，14 日为 1 个疗程。注意事项：存在手足部位皮肤病的患者慎用，有药物接触过敏史者慎用，避免冷热刺激，洗后可外涂尿素软膏。

内服常用方药为黄芪桂枝五物汤加减，以温水煎服，每日 1 剂，早晚各 1 次，每次 200ml，餐后 1 小时温服，14 天为 1 个疗程，忌食生冷油腻之品。

（2）热毒蕴结证：以清热凉血，解毒生肌为治则。外治常用方药包括以下几种。处方一：大黄 20g，牡丹皮 20g，紫草 10g，马齿苋 20g，苦参 20g。处方二（金黄散）：大黄 25g，黄柏 25g，姜黄 25g，苍术 10g，厚朴 10g，陈皮 10g，甘草 10g，白芷 10g，天花粉 10g，忍冬藤 25g，络石藤 25g；有水疱者加苦参 20g、明矾 6g；瘙痒、脱皮者加白鲜皮 15g、防己 15g；皲裂者加白芍 30g、白及 20g。此证外治方用法及注意事项同阳虚血瘀证。

内服常用方药为仙方活命饮加减，用法参考阳虚血瘀证。血虚风燥证：以养血润燥，活血祛风为治则。外治常用方药为消风散加减：防风 9g，蝉蜕 6g，荆芥 9g，当归 20g，生地黄 15g，川芎 20g，红花 10g，苦参 12g，胡麻仁 9g，黄芪 15g。用法及注意事项同阳虚血瘀证。内服常用方药为滋燥养荣汤加减：当归 20g，熟地黄 15g，黄芩 10g，秦艽 10g，防风 10g，荆芥 10g，百合 20g，天花粉 10g，用法参考阳虚血瘀证。

三、健　康　指　导

（1）指导患者有不适及时就诊，要求患者每周到医院复查 1 次。

（2）指导患者继续坚持常规皮肤护理措施以预防和减轻皮肤毒性反应。

（3）指导患者对皮肤症状的好发部位进行监测，以尽早识别和报告体征及症状。

（4）指导患者避免对皮肤产生不必要的压迫，除了穿宽松的衣服和舒适、透气的鞋袜外，还应注意坐或躺在松软的表面上，并且应尽可能抬高腿部。

（5）指导患者避免饮酒，忌进食辛辣、刺激性食物。

（6）患者若出现水痘应防止破裂并使用抗生素预防感染。

第十四章　肿瘤患者化疗相关认知障碍管理

第一节　化疗相关认知障碍概述

随着肿瘤治疗技术的提高、肿瘤患者生存时间的延长，人们对肿瘤患者生活质量的关注度也越来越高。常见的肿瘤治疗方法有手术治疗、术后辅助化疗、内分泌治疗和放疗等，化疗是其中最常用的方法之一。近年来，伴随化疗出现的副作用受到临床工作者和研究者越来越多的关注。

谈及化疗常见的副作用，人们通常会提及恶心、呕吐、脱发和疲劳等。虽然，化疗相关认知障碍（chemotherapy related cognitive impairment，CRCI）也是一种发生率较高的副作用，但却常不为人们所知。关于这方面的系统研究起步于 20 世纪 90 年代末及 21 世纪初期，在这段时间内出现的相关研究主要集中于乳腺癌相关领域。研究者们采取横断面研究的方法观察到乳腺癌患者在化疗结束后存在着不同程度的认知受损，初步建立起了乳腺癌患者认知功能减退与化疗密切相关的概念。随后 Wefel 等对乳腺癌患者化疗前后认知功能变化进行了前瞻性纵向性研究，结果显示，对比化疗前后的数据显示 61%的患者出现了学习能力、注意力及处理速度等方面的认知下降。同时，这一研究也提示化疗相关认知功能损伤的程度可能十分轻微，甚至是受损后的认知功能可能仍然处于正常范围。因此，使用纵向对照研究方法十分有必要。近十年，出现了越来越多的前瞻性纵向研究，这有助于我们更深入地认识 CRCI 这一化疗的副作用。

化疗相关认知障碍的临床症状给肿瘤患者带来了极大的精神痛苦，同时也对患者的工作能力和日常活动及随后治疗方案的制订等带来了不良的影响。研究显示，化疗相关认知障碍在化疗结束多年后仍然持续存在，并且严重地影响着肿瘤患者的生活质量。因此，对化疗患者进行有效的症状管理，是提高我国肿瘤幸存者生活质量的关键之举。

一、定　　义

化疗相关认知功能障碍又称为化疗脑（chemobrain）或化疗雾（chemofog），是指患者在化疗中或化疗后出现的认知下降的现象，主要表现为记忆力减退、注意力不集中、空间感受损、行为能力下降及推理学习能力受损等。

二、发病机制

近年来，虽然对 CRCI 机制的研究越来越多，但其发生的明确机制仍未完全阐明，如何结合解剖结构、区域功能、复杂的脑网络理论等全面分析化疗对肿瘤患者认知的影响仍是摆在研究者面前的难题。目前研究显示，可能涉及的机制包括以下几个方面。

（1）细胞因子的改变。

（2）化疗患者脑结构、脑代谢和脑网络出现的异常现象。

（3）化疗药物的作用

1）直接作用：理论上来说，药物通过血脑屏障需要满足以下条件，即脂溶性强，足以通过被动运输进入脑，或者是可以利用血脑屏障上的内向转运因子进入脑并且不被外向转运因子所识别。尽管如此，仍有一些药物，即使没有满足以上条件，也有可能在脑内积聚。对于细胞毒性药物来说，即使是十分低的脑内浓度都有可能影响认知功能。目前已有多个动物研究探索化疗药物对认知行为的作用及其对中枢神经系统细胞的影响，提示化疗药物如卡莫司汀、顺铂、环磷酰胺、5-氟尿嘧啶、甲氨蝶呤及塞替派可减少神经细胞形成及海马区细胞的增殖，并且在使用卡莫司汀，顺铂或 5-氟尿嘧啶等治疗的动物中，这一药物反应还与海马区细胞死亡增加有关。在中枢神经系统中，以神经原始细胞及成熟的少突胶质细胞对化疗药物的毒性最为敏感。其中神经原始细胞的损伤有可能是迟发性神经毒性综合征，是神经认知功能缺陷发生发展的一个重要原因。

2）间接作用：各种不同的化疗药物对中枢神经系统有着相似的影响，这种现象提示化疗相关认知障碍也可能是化疗药物产生的共同的间接机制引起的，包括氧化应激反应、炎症反应及化疗药物诱导的体内激素水平改变。氧化应激反应是指化疗药物可以破坏机体内的活性氧平衡，使自由基和过氧化物的产生失衡，导致机体氧化应激水平上升。这些自由基和过氧化物对肿瘤细胞会产生毒性作用，是多种化疗药物重要的抗肿瘤机制之一，但是自由基并不受血脑屏障的影响，是可以轻易进入中枢神经系统的，自由基作用于中枢神经细胞可使其线粒体 DNA 抗氧化能力下降及发生点突变，导致认知功能的下降。其次，肿瘤和化疗都可以使机体炎症因子的释放增加，这些炎症因子主要有 IL-1、IL-6 及 TNF-α。炎症细胞因子通过主动转运的途径可以轻易通过血脑屏障进入脑，尤其是在脑室周围血脑屏障相对不那么坚固的区域。脑内海马区域炎症细胞因子受体丰富，因此，外周细胞因子水平的增加可以损伤位于海马区域的神经干细胞，导致海马体积的减小，最终表现为记忆力下降等认知功能损伤。

（4）相关遗传物质的改变：与认知功能相关的基因变异可能与认知功能改变的风险增高有关。现阶段主要有两方面的研究，分别探究载脂蛋白 E（apolipopr otein E，Apo E）及儿茶酚邻位甲基转移酶基因型与肿瘤患者认知功能的关系。

值得注意的是，研究提示，单一机制可能无法解释化疗所致认知障碍，因此有必要对各机制之间的相互关系进行进一步探索。

三、疾病特点及影响因素

1. 临床表现 认知障碍又称为认知功能衰退、认知功能缺损或认知残疾，泛指各种原因引起的多种程度的认知功能损害，包括从轻度认知功能损害到痴呆，是老年人群中最常见的疾病状态之一。临床表现为记忆障碍、失用、失认、失语、视空间障碍及一系列的精神心理症状，是一种介于正常衰老和痴呆之间的不稳定的认知功能损害状态。化疗相关认知功能障碍主要表现为记忆力减退、注意力不集中、空间感受损、行为能力下降及推理学习能力受损等。

2. 疾病的影响因素

（1）肿瘤分期和化疗周期：研究显示，化疗期患者认知障碍程度随肿瘤分期和化疗周期的增加而加重。肿瘤分期和化疗周期是反映乳腺癌患者处于何种疾病状态的指标，其分期越晚表明患者的病情相对越重，受到的创伤也越大，患者的认知障碍程度越重。

（2）病耻感：研究显示，病耻感越高的肿瘤化疗患者认知障碍程度越低。李江婵等认为病耻感会使患者产生抑郁、焦虑等情绪，影响自信和自尊，但是由于病友间相互鼓励和支持，患者可从自我贬低状态中调整过来，热衷于社交和集体活动，这有助于认知的恢复，从而降低认知障碍。此外，自尊程度越低的患者，面对他人的歧视与贬低感知越发强烈，患者因患病而感到被标签化、被歧视和贬低、不被理解，这就会导致心理和人格障碍。但是，患者的这种表现更容易被医护人员和家属发现，因此相关支持人员也可以引导患者提高人际交往能力，使患者勇于面对自己，尊重现实，改变患者对周围事物的看法，这都有助于改善其认知，不断降低其认知障碍的程度。

（3）认知需求：有学者指出，认知需求越高的乳腺癌患者认知障碍程度越低。认知需求是指个体对事物的追寻、了解、认知的内在动力。认知需求较强的人愿意主动去思考，因此，个体较高水平的创造力能够被激发，使得此类人群善于完成复杂的任务。另外，高认知需求可以提升健康和幸福感，有助于降低认知障碍。此外，高认知需求的肿瘤患者还善于转移注意力，能够努力提升自己，经常进行深入思考。这些行为都可以增进患者与他人的联系，提升患者思考及记忆等方面的认知能力，有助于降低认知障碍的发生。

（4）年龄：与化疗相关认知障碍的关系仍存在争议。刘少华等认为年龄与患者感知认知障碍呈负相关，即年龄越小的患者认知损害程度越重。李秋娜等发现，随着年龄的增加，高龄患者的脑功能逐渐衰退，而放化疗对脑组织损害加剧，容易导致认知障碍发生。

（5）居住地：随着居住环境与生活水平的提升，患者的认知障碍程度变低。可能是由于城镇的患者居住条件一般比乡村好，基础设施和医疗卫生条件比较完善，容易接触到与疾病相关的知识，对知识的敏感性较强，病情和身体状况的变化能够及时发现，从而及时就医，病情可以得到有效控制，进而减轻肿瘤患者的认知障碍程度。此外，城镇的患者一般有稳定且收入较可观的就业单位，可以雇佣护工或保姆承担主要的家庭事务，从而有精力教育孩子和照顾亲人，融入良好的家庭氛围，并且健康知识认知度高，能够判断自己的病情变化，这有助于改善认知，降低认知障碍。

（6）精神状态：患者的精神状态越差，认知障碍程度越严重。首先，这可能是由于患者担心自身形体、疾病等，从而加重了其精神压力和心理负担。同时长期化疗会造成机体各项功能紊乱，如神经功能、胃肠功能紊乱等不良反应，从而加重患者的负性情绪。部分研究者认为恶性肿瘤是心理疾病导致的，患者的心理问题可能是乳腺癌患者发病的一个重要原因，并且对患者的治疗、恢复及预后也有显著影响。

第三节　化疗相关认知障碍的评估

肿瘤患者认知障碍的评估主要有两种：客观认知功能评估、主观认知功能评估。客观认知功能评估是通过神经心理学测验反映患者的认知功能水平，主观认知功能评估是通过自我报告反映患者自身的认知功能水平。目前，国际认知及肿瘤顾问委员会对化疗相关认知功能损伤的研究设计方法及认知评估手段做出了推荐，客观量表仍然是评估认知功能的金标准。

一、客观认知功能评估

客观评估法通过神经心理学测验反映不同认知域的认知表现，具有较好的客观性和即时性，其目标是获得参与者的最佳表现。客观评估法在减少已知干扰因素的环境中进行测试，因此结果可能不能检测出患者在日常情况下的认知障碍。也就是说，神经心理学成套测验与日常技能和表现的相关性有限，生态学效度较差。另外，客观评估法耗费的时间成本相对较高，可能无法在临床大范围使用。

常用的客观认知功能评估工具：听觉词语记忆测验（the rey auditory verbal learning test，AVLT）、霍普金斯学习测验（hopkins verbal learning test，HVLT）、字广度测验（digit symbol substitution test，DSST）；连线测验-B（trail making test-B，TMT-B）、卡片分类测验（wisconsin card sorting test，WCST）、语言联想测试（the benton controlled oral word association，COWA）、复杂图形测验（complex figure test，CFT）、画钟测验（clock drawing test，CDT）等。

二、主观认知功能评估

各种心理状态主观自评问卷在 CRCI 相关研究中被广泛应用。在有些研究当中，甚至是唯一的研究工具。与客观评估的认知功能相比，主观认知功能评估较多依赖患者的主观感受。自我报告的认知功能状况切实反映了患者在日常生活中的认知改变和对自身认知功能的满意度，并且这些自我报告的情况与患者的生活和工作等密切相关，生态学效度良好，对大脑微小的损伤可能具有更高的敏感性。这种评估方法具有简易、可行、所需人力物力资金较少等优点，可进行较大范围调查。但同时主观评估工具也存在主观性强、干扰因素多、问卷多种多样、信度和效度不一致等缺点。因此，使用主观认知评估工具，不易对不同研究及不同时间点进行比较。

有研究指出肿瘤幸存者经常报告认知问题，但其神经心理测试的得分仍在正常范围。这种现象一方面提示主观评估认知功能可能反映早期较轻微的认知变化，并且与患者日常生活及功能密切相关。另一方面也揭示了传统神经心理测试可能对于肿瘤幸存者经历的早期相对微妙的认知变化缺乏敏感度和特异度，这反映了主观认知功能评估的独特价值。

1. 癌症治疗功能评估-认知功能分量表（functional assessment of cancer therapy-cognitive function，FACT-Cog） 是由 Wagner 等根据临床专家及肿瘤患者自我报告的认知问题编制的，主要涉及的认知域有注意域、记忆域、言语流畅性等，适用于评估肿瘤患者认知功能状况。该量表共包括 4 个维度 33 个条目，每个条目采取 Likert 5 级评分（0="从来没有"，4="一天几次"），以表明在过去一周每种状况发生的频率。其中，患者感知到的认知能力需正向计分，其他维度需反向计分。因此，总分及分量表得分越高，代表认知功能越好。该量表能够评估肿瘤患者存在的认知功能障碍，已有诸多研究表明其具有良好的信效度。Cheung 等将其进行汉化，并且在乳腺癌患者对其信效度进行了验证，结果较为理想，分维度的 Cronbach α 系数为 $0.760 \sim 0.940$，但是该量表目前尚无总分的范围界定。

2. 欧洲癌症患者生活质量问卷-认知功能分量表（European organization for research and treatment of cancer quality of life questionnaire，EORTC QLQ-C30） 是 Aaronson 等编制的欧洲癌症患者生活质量问卷中的一部分，包含两个条目，即"您在集中精力做事情方面有困难吗，比如看报纸或看电视?"和"您在记忆事物上有困难吗？"，每个条目采用 Likert 4 级评分（1="没有"，4="非常多"）。该量表可在一定程度上反映肿瘤患者的主观认知功能，但是无法对认知障碍进行全面的评估。

3. 认知失败问卷（cognitive failures questionnaire，CFQ） 是 Broadbent 等编制的问卷，主要是针对一般人群的认知功能进行评估。其包含了注意、记忆力、运动功能障碍 3 个维度 25 个条目，每个条目采用 Likert 5 级评分（1="从不"，5="总是"），得分越高，表示个体过去 6 个月中认知障碍程度越高。有学者将此量表用于肿瘤患者评估中并进行了相关的研究，结果显示，该问卷对于特定人群缺乏一定的针对性。

4. 多元认知能力自评问卷（multiple ability self-report questionnaire，MASQ） 是 Seidenberg 等编制的问卷，要求个体通过自我报告反映 5 个领域的认知功能，具体包括语言、视觉感知、言语记忆、视觉空间记忆和注意力。问卷分为 5 个等级 48 个条目，每个条目要求个体对其当前出现的特定认知问题的频率进行评分（从"几乎从不"到"几乎总是"）。有学者使用该量表在无神经系统或精神疾病的正常个体及癫痫个体中做了信效度检验，研究结果显示其心理计量学特性良好。

5. 多因素记忆问卷（multifactorial memory questionnaire，MMQ） 是由 Troyer 等编制的针对认知功能-记忆领域的问卷，该问卷主要关注元记忆的相关特征，反映个体对自身记忆过程的思考，多用于研究中老年人的主观记忆下降问题。该量表包括 3 个维度：日常感知记忆能力、日常记忆策略及辅助手段的使用、与记忆相关的情绪感受（即记忆能力的满意度），条目采取 Likert 5 级评分（0="从不"，4="一直"）评估参与者在过去两周每种陈述发生的频率。已有学者在肿瘤患者的研究中采用记忆能力子量表来评估患者的主观记忆功能受损情况。

第三节　化疗相关认知障碍的护理管理

一、症　状　护　理

当下国内外关于化疗相关认知障碍的研究正在逐年增多，但总体来看仍处于起步阶段，如何对化疗相关认知障碍患者进行有效护理管理的研究寥寥无几。认知是人类心理活动中的一种，是指个体认识与理解事物的心理过程，由多种认知域组成，包括时间空间定向、执行能力、计算、结构能力、语言理解、表达及应用等。改善化疗相关认知障碍患者的症状与维持其护理效果是不可能一蹴而就的，这是一个漫长的改变过程，需要长时间渐进式地进行。在这种患者有主诉，但病理生理机制未明、评估手段与治疗方法皆无金标准的情况下，医护人员应该共同努力从各个角度出发，帮助患者解决认知障碍主诉，教会患者更多化疗相关认知障碍的知识，满足患者对疾病的知识需求，改善其出院后症状管理方式，促进其身心健康状态，帮助他们更好地回归社会、脱离疾病的困扰。

目前，针对化疗相关认知障碍的护理管理措施见表 14-1。

表 14-1 化疗相关认知障碍的护理管理措施

护理管理措施	具体内容
完善医院健康支持系统	（1）入院护理：介绍自己和在提供照护中的角色；向患者/家属/重要亲友介绍环境及各种设施；收集病史，进行身体、心理和社会评估；为患者制订照护计划、护理诊断、护理结局和护理措施 （2）为患者出院或转科做好准备：确认患者具备出院指征并与医生、患者/家属/重要亲友，以及其他医务人员合作，以保证患者照顾的连续性；协助患者/家属/重要亲友做出院准备；了解患者和主要的照顾者是否掌握出院后照顾所需要的知识或技能；帮助患者/家属/重要亲友制订照护计划，建立为患者提供出院后照护所必需的家庭环境；制订出院后追踪随访的计划 （3）加强心理护理：护理人员应给予充分的心理支持，并且积极与患者进行沟通和交流，从交流中了解患者产生负面情绪的原因，根据具体不良情绪实施针对性的护理干预措施，使患者能够建立战胜疾病的自信心，提高患者对护理的依从性；在实施心理干预的过程中，护理人员应保持柔和的态度，并且给予患者充分的尊重，不可表现出嘲讽情绪；告知家属加强患者心理支持的重要性，应使患者能够感受到来自家庭的支持，减少不良情绪的产生，以改善其认知障碍的严重程度 （4）完善医院健康教育路径：根据化疗相关认知障碍患者的健康需求与疾病发展的轨迹，建立和完善院内健康教育路径，确定临床最佳教育节点、方式及内容
行为疗法	（1）患者制订自我管理策略：协助患者制订认知改变的系统性计划；鼓励患者选择一种促使其维持行为的强化方式或奖励方法；指导患者正确记录 （2）活动疗法：教导患者及其家属认识到身体、社交和认知活动在保持身体功能和健康中的作用；鼓励患者参与日常工作及休闲活动，如合唱、排球、台球、散步等；监测患者对活动疗法的生理、心理及社会反应 （3）音乐疗法：告知患者音乐疗法的目的并根据患者的爱好选择音乐；帮助患者采取舒适体位及调整合适音量，并且在倾听过程中限制外来刺激（如灯光、声音、访客、电话）
认知疗法	（1）提高患者接受信息的能力和意愿：与患者建立和谐关系；鼓励患者用语言表达自己的感觉与关心的事物；适当时讨论患者特别关心的事情；提供时间让患者提问并讨论其关心之事；适当时，鼓励患者接受现实情况并协助患者建立对自身能力的自信心；协助患者了解疾病相关知识，给患者提供改善行为的理由（如鼓动性的评论、理由及新的疾病进展信息） （2）重建认知：协助患者确认负面情绪（如生气、焦虑、绝望）及压力源（如情景、时间、人际关系）；协助患者认识自己对压力源的错误认知；协助患者用更现实的方式解释压力情境、事件和人际关系 （3）增进记忆：根据患者的信息组织能力，建立不同的沟通方法；运用适当的记忆技巧增进记忆，如视觉影像、记忆增进工具、记忆游戏、联想记忆、反复背诵及图片认知记忆等；适当时提供定向训练，如让患者复述其个人资料和一些日期并为患者提供集中注意力的机会；与患者/家属讨论一些实际经历过的记忆问题，适当时重复患者最后一次的话语以刺激记忆；监测经过训练后患者记忆力的变化并及时调整记忆训练方案 （4）建立记忆日记：解释日志疗法的多种方法并确定一种（包括自由的照明书写、有主题的书写或集中记录）；营造适合书写的环境，如舒适的体位、良好的环境等

护理管理措施	具体内容
提高患者学习能力	（1）提高患者信息的处理和理解能力：在患者准备好学习后再进行教育，与患者一起确定共同并切实可行的学习目标；根据患者的认知、心理动机和（或）情绪能力调整教育内容并于适当时按照从简单到复杂、从已知到未知或从具体到抽象的顺序安排教育内容；提供利于学习的环境；根据患者的知识水平和理解能力调整教育方式 （2）增进患者获得、处理和理解与健康和疾病相关的信息的能力：首次接触患者时，通过正式和（或）非正式的评估来确认患者的健康知识水平；应用多种沟通工具（如录音录像设备、数码视频装置、电脑、模型、图表等）增加患者健康知识

二、症状最新干预进展

1. 计算机化认知干预　是指用计算机语言对干预内容进行编程，让患者在计算机上进行认知功能训练，以达到延缓其认知功能衰退的目的。目前国内外认知康复训练软件包括Posit Science、视听统合训练等，涉及注意力、记忆力、处理速度、执行功能等多个模块，通过针对性游戏训练项目，可使患者身心放松，自主神经兴奋，达到脑功能提升和康复效果。计算机化认知康复训练在一定程度上可以改善肿瘤患者认知功能，是近几年的主要研究趋势。其干预方法简单，趣味性较强，但相关干预研究时间较短，且长期效果不佳。另外，网络远程干预的质量难以把控，其结果的准确性有待进一步研究。

2. 虚拟现实技术干预　是由三维计算机模拟现实，构建与之相应的镜像环境，通过多种传感设备，使用户在此环境中进行交互式体验，达到特殊目的的一种技术，具有沉浸、交互、想象三个特征。利用其特征，虚拟现实技术可根据不同患者的情况个体化设计方案，虚拟可重复场景，对记忆力等认知损伤的恢复疗效较好。目前，已经建立的虚拟认知康复系统对颅脑损伤的认知障碍患者的注意力、空间知觉有明显的改善作用。对于因认知退化引起的认知障碍，基于虚拟现实技术的认知和身体训练可明显改善轻度认知障碍老年人的认知功能和神经效率。虚拟认知康复不受地点的限制，有利于患者出院后的持续干预。目前，虚拟现实技术在乳腺癌患者认知恢复的研究处于起步阶段，未应用于其他肿瘤患者的认知干预，因此，其疗效需要进一步探讨。

3. 中国传统疗法干预　作为传统中医治疗措施，针灸可改善大脑代谢，调节神经元功能，促进突触形成和生长，保护大脑神经功能行为，改善脑微循环和脑代谢等。在轻度认知障碍的老年患者中，针灸可调节大脑网络，通过增加认知相关的区域之间的连通性，改善患者的认知功能。研究发现，针灸可减轻照射后脑组织血脑屏障的急性破坏程度，保护大鼠的空间学习能力，减轻大鼠的放射性认知障碍。研究提示，虽然辐射诱发的认知障碍是不可逆的，但针灸可减轻放疗损伤程度，未来的研究应该关注对于鼻咽癌患者在放疗前进行针灸是否可以减轻对认知功能的损伤，以及放疗后进行针灸及与其他干预措施结合对于认知损伤恢复的疗效。

三、健 康 指 导

受益于临床路径的不断完善，目前，我国患者的住院时间显著缩短，但患者出院后延续性护理衔接还有待完善，并且患者对于改善认知的相关知识需求较大。面对这样的健康需求特点，结合 NCCN 2022 年发布的肿瘤幸存者临床实践指南，我们建议为认知障碍的患者提供以下健康指导。

1. 教授患者强化认知的组织策略 例如，使用笔记本和计划器等记忆辅助工具；将物品放在同一个地方；使用备忘录或具有相似功能的智能手机。

2. 指导患者合理安排日常活动 鼓励患者在一天能量水平最高的时间进行认知要求最高的任务。

3. 提供支持性教育 为患者提供日常可以使用的放松或压力管理技巧。

4. 指导患者积极参与体育锻炼及心智训练 例如，鼓励患者参与日常体力活动及瑜伽、正念减压和脑力游戏等。

5. 指导患者合理使用药物 建议限制酒精和其他改变认知和睡眠药物的使用。

6. 积极干预相关疾病 对抑郁、情绪困扰、睡眠障碍、疲劳、疼痛等及时进行管理。

近年来，世界肿瘤医学水平不断发展，许多肿瘤患者的结局也迎来了新的转机。与此前相比，很多类肿瘤都出现了发病率增高、治愈率增高、生存时间延长、回归社会生活率增高的改变。因此，患者自身、临床医疗工作者及研究学者等也对肿瘤患者的生活质量给予了更多的关注。随着诊疗水平的提高及肿瘤的筛查工作的普及，许多患者的肿瘤确诊年龄提前，很多人在发现疾病时可能仍然处于工作阶段。在这种情况下，化疗相关认知功能障碍的发生不仅严重影响着患者未来的生活质量，还会影响患者重返职场工作的信心与可能性，这对促进肿瘤患者重回社会造成了巨大的阻碍。目前关于肿瘤患者化疗相关认知障碍的研究还处于起步阶段，医疗工作者们应提高对 CRCI 的知晓程度，只有对疾病不断的学习与了解，临床人员才有可能在合适的时机采取最佳的干预措施改善或减轻患者的认知损伤，从而提高其生活质量。

第十五章　肿瘤患者焦虑障碍管理

第一节　焦虑障碍概述

一、定　　义

焦虑障碍是指个体预期到将要发生困难或危险时体验到的紧张、不安等难以应付的不良情绪状态，当患者对自己生命安全、前途命运等过度担心时会产生一种烦躁的负性情绪——焦虑。焦虑障碍是一种防御机制，是一种缺乏明显客观原因的内心不安或预期即将面临不良处境的一种不愉快情绪。焦虑障碍主要表现为普遍存在紧张感及害怕、不安和痛苦等，个体感到难以应付发生的事情，身体出现明显的不适感，如出汗、呼吸加快、头晕乏力等。

二、发　病　机　制

1. 神经传导系统　在焦虑的病理生理学中，神经传导系统一直是人们关注的焦点。研究表明，惊恐障碍患者的中枢去甲肾上腺素系统过度活动，伴有焦虑症状的患者可能出现血清素失调。此外，在多种焦虑类型中还发现了胆囊收缩素受体、神经元、苯二氮䓬类受体的功能异常，以及下丘脑-垂体-肾上腺轴和促肾上腺皮质激素释放因子神经元功能的异常表现。

2. 神经回路模型　在焦虑的神经回路中，杏仁核似乎起着核心作用。它接受来自皮质外感觉系统和丘脑的大量传入投射，在恐惧和焦虑的传递和解释中起着至关重要的作用。杏仁核还有助于将储存的记忆和感知与当前环境联系起来，并且参与显性线索和对环境条件反射。传出通路介导自主神经、神经内分泌和骨骼运动对焦虑刺激的反应。参与传出反应的结构包括蓝斑（locus ceruleus，LC）、海马体、下丘脑、导水管周围灰质和纹状体。焦虑引起的自主神经变化是由交感神经和副交感神经通路介导的。

LC 被认为在对恐惧和焦虑的认知、神经、心血管和骨骼运动反应中发挥作用。异常高水平的 LC 活动会导致整个大脑中去甲肾上腺素的释放增加，这可能会增加病理上的恐惧和焦虑。焦虑的神经回路是复杂的，涉及皮质结构、杏仁核和海马体的神经元网络可能参与将认知意义与引发焦虑的事件联系起来，并结合记忆数据以促进适应性反应。焦虑反应的情境调节需要海马体。下丘脑参与信号激活和肽类激素的释放，以应对压力和焦虑。导水管周围灰质是引发恐惧相关行为的关键区域，并参与与恐惧相关的非阿片类药物镇痛。在焦虑障碍中神经回路中的几个层次可能出现功能失调。

三、疾病特点及影响因素

1. 分类　焦虑症以焦虑情绪体验为主要特征，可分为慢性焦虑（广泛性焦虑）、急性焦虑发作（惊恐障碍）、恐惧症（包括社交恐惧症、特定对象恐惧症）等三种常见形式。

2. 临床表现　焦虑可以有情感、认知、行为或躯体表现。情绪症状包括紧张、恐惧、易怒和忧虑的感觉。在认知方面，患者可能会存在过度担心或难以集中注意力。行为上，焦虑患者可能表现出回避或强迫倾向。焦虑的生理表现通常比心理特征更突出，并且经常与肿瘤症状和治疗效果重叠。焦虑的躯体症状包括肌肉紧张、不安、睡眠障碍和疲劳。强烈的焦虑或恐慌可表现为更明显的症状，如心悸、出汗、颤抖、呼吸急促、胸痛、恶心、头晕、肢麻或窒息感。

3. 影响因素

（1）年龄因素：陈虹等在关于晚期肿瘤患者发生焦虑抑郁心理的情况及相关影响因素的研究中发现，晚期肿瘤患者的年龄与其发生焦虑的水平呈负相关。其他研究发现，50岁以下的癌症患者被检出焦虑情绪的概率较高。这可能与中年人承担多种社会角色及生活压力较大有关。可见肿瘤患者出现焦虑情绪的概率及程度与其年龄有密切的关系，年龄因素是肿瘤患者出现焦虑情绪重要的影响因素之一。

（2）病程：李艳群等对不同病程的肿瘤患者进行关于情绪障碍的研究，结果发现，在病情确诊的初期，肿瘤患者出现的焦虑情绪最严重，其焦虑情绪可随着其病情的发展逐渐减轻。张卫红等对肿瘤患者发生焦虑情绪的相关因素及干预对策进行了研究，结果发现，病程≤0.5年、病程在0.6～1.9年、病程≥2.0年的肿瘤患者，其HAMA评分相比差异有统计学意义。病程为0.6～2.0年的肿瘤患者发生焦虑的水平明显低于病程≤0.5年及病程≥2.0年的同类疾病患者，可见肿瘤患者发生焦虑的水平与其病程有密切的关系。

（3）发生癌痛：疼痛是体温、脉搏、呼吸、血压四大生命体征之外的第五生命体征。癌痛是肿瘤患者普遍存在的症状，可降低其整体生活质量。发生癌痛的患者可出现焦虑、抑郁、悲观及绝望等负性情绪，并且可因出现负性情绪而加重癌痛程度。临床实践证实，对癌痛患者进行正确的疼痛评估，为其制订恰当的心理干预措施可减轻其焦虑等负性情绪，提高其生活质量。Akechi等在对1721例肿瘤患者进行调查后发现，在这些患者中有60%存在癌痛，有癌痛症状的患者出现焦虑和抑郁情绪的概率明显高于无癌痛症状的　患者。

（4）肿瘤相关因素：肿瘤患者的抑郁和焦虑通常源于整个诊断、治疗、复发等一系列过程中，其中生理功能的改变（如头发脱落、性功能障碍或器官功能减退等），以及生存期望与实际结局间的差距，工作社会角色的改变，均可能加剧患者的心理压力。

（5）应对疾病方式：应对是个体对环境或内在需求及冲击所做出的具有恒定性、认知性及行为性的努力，是对抗应激反应的重要手段。罹患肿瘤是一件强烈的负性生活事件，应对此事件的方式可影响人发生应激反应的性质及强度，若其发生应激反应的性质及强度超过一定的范围，就会影响其发生焦虑的水平。刘景丽等在关于肿瘤患者焦虑抑郁情绪的发生率及相关影响因素的研究中指出，应对疾病的方式为"屈服"与肿瘤患者发生焦虑的水平存在相关性，其正相关系数为0.373（$P < 0.01$）。陈虹等对晚期肿瘤患者发生焦虑的

水平与其应对疾病方式的关系进行研究后发现，晚期肿瘤患者发生焦虑情绪的程度与其应对疾病的方式为"回避"呈负相关，合理地运用"回避"的应对疾病方式能有效缓解晚期肿瘤患者的焦虑情绪，可见肿瘤患者应对疾病方式的不同可影响其发生焦虑的水平。

（6）患者家属的情绪：家庭是最基本的社会支持体系，肿瘤患者的亲属在肿瘤患者进行长期治疗的过程中可起到至关重要的作用。研究结果显示，肿瘤患者的亲属发生心理疾病的概率等于或高于肿瘤患者，有97%的肿瘤患者家属存在悲观与焦虑的心理问题。肿瘤患者的家属是除了医务人员以外与患者接触最频繁的人，其情绪可直接影响肿瘤患者焦虑水平。陈虹等对晚期肿瘤患者发生焦虑抑郁情绪的情况及相关影响因素的研究结果表明，此类患者发生焦虑情绪的程度与其主要家属照顾者发生焦虑情绪的程度呈正相关，可见肿瘤患者家属的情绪是肿瘤患者发生焦虑情绪的重要影响因素。

（7）社会支持度：根据性质的不同，社会支持可分为两类，其中一类是可见的、客观和实际的社会支持，包括物质援助、建立团体关系及家庭婚姻等；另一类是主观的、可体验到的或情感上的社会支持，如个体在社会中被支持、被理解、被尊重的情感体验等。社会支持可提高患者对不良刺激的应对能力和顺应性，缓冲生活事件或应激反应对其心理健康的影响。肿瘤患者发生焦虑情绪与其发生疼痛的程度有关，而其获得的社会支持与其发生疼痛及焦虑情绪的程度呈负相关，即患者获得的社会支持度越高，其发生疼痛的程度越低，发生焦虑情绪的程度也会随之降低，可见为肿瘤患者提供良好的社会支持能有效缓冲其心理应激反应，缓解生活事件对其造成的心理压力，延缓其临床症状的恶化，改变其不良行为。

第二节　焦虑障碍的评估

一、焦虑状态-特质问卷

焦虑状态-特质问卷（state-trait anxiety inventory，STAT）被公认为是测量焦虑水平的金标准，由 Spielberger 等于 1970 年编制并于 1983 年进行修订。STAT 分为两部分，即焦虑状态问卷和焦虑特质问卷。状态焦虑是指患者当前状态下的焦虑情况，是一种病理状态，持续时间短，程度相对较严重，有明显自主神经功能失调症状；特质焦虑为患者一贯的焦虑情况，是患者自幼表现出的焦虑倾向，并且可伴随终身。两部分问卷可分开使用，各自有 20 个条目，可根据实际情况进行选择。该问卷简单，信效度高，采用 Likert 4 级评分法，患者自评症状严重程度为"完全没有""有些""中等程度""非常明显"，分别赋值 1～4 分，总分值为 20～80 分，得分越高则表明患者越焦虑，完成测评需要 10～20 分钟。

二、焦虑自评量表

焦虑自评量表（self-rating anxiety scale，SAS）由 Zung 于 1971 年编制，又称 Zung 焦

虑量表。SAS 由 20 个项目组成，其评定依据为项目所定义的症状出现的频度，采用 Likert 4 级评分法，即"没有或很少有时间""少部分时间""相当多时间""绝大部分或全部时间"。20 个项目中有 15 个正向评分题，依次评分为 1、2、3、4；有 5 个反向评分题，依次评分为 4、3、2、1。SAS 主要统计指标为总分，评定时间 10～15 分钟，在自评者评定结束后，将 20 个项目的各项得分相加，即得总粗分。我国有研究对 1158 例正常人群的研究验证了该量表的各个项目信度较好，内容一致性较高，量表的 Cronbach α 系数为 0.931。

三、汉密尔顿焦虑量表

汉密尔顿焦虑量表（Hamilton anxiety scale，HAMA）由 Hamilton 于 1959 年编制，用于焦虑症患者测评，不宜用于精神病患者焦虑状态的评定。HAMA 属于他评量表，对评定者要求高，须进行一定的训练，评定时须由 2 名评定员进行联合检查，采用交谈和（或）观察的方式，检查结束后，2 名评定员各自独立评分，一般经过 10 次以上的系统训练后，可取得较高的一致性，评定时间 10～15 分钟。HAMA 包括 14 个条目，采用 Likert 5 级评分法，即"无症状""轻""中等""重"和"极重"，分别赋值 0～4 分。按全国精神科量表协作组资料显示，分界值为 14 分，总分超过 29 分，可能为严重焦虑；超过 21 分，肯定有明显焦虑；超过 14 分，肯定有焦虑；超过 7 分，可能有焦虑；小于 7 分，便没有焦虑症状。该量表具有较好的信效度，各单项症状评分的信度系数为 0.830～1.000。

四、医院焦虑抑郁量表

医院焦虑抑郁量表（hospital anxiety and depression scale，HADS）由 Zigmond 等于 1993 年编制，用来发现和评定综合性医院患者的焦虑和抑郁状态，是发现患者情绪障碍的可靠工具，广泛用于心身疾病中，具有较好的信效度。HADS 包含两个部分，即焦虑亚量表和抑郁亚量表，两个部分均有 7 个条目，总计 14 个条目。每条采用 Likert 4 级，分别赋值 0、1、2、3 分。评定标准按亚量表得分，0～7 分为无表现，8～10 分为可疑，11～21 分为有反应。每个分量表评定时间为 5 分钟左右。国外学者 Hicks 等于 1988 年证实该量表能够有效评估患者的术前焦虑状态，并且与焦虑视觉模拟量表的关联度为 0.670。

五、贝克焦虑量表

贝克焦虑量表（Beck anxiety inventory，BAI）由 Beck 等于 1988 年编制，为自评量表，评估者根据自身状况选择最适宜的选项。该量表由 21 个条目组成，采用 Likert 4 级评分法，即无、轻度、中度和严重，分别赋值 0～3 分，总分≥45 分即为存在焦虑症状。我国学者郑建荣等通过对 189 例被诊断为患有焦虑症的香港精神科门诊患者进行问卷研究，验证 BAI 中文版内部一致性良好，全量表 Cronbach α 系数为 0.950，折半相关系数为 0.920 和 0.890，即中文版 BAI 具有较好的信效度。

六、广泛性焦虑自评量表-7

广泛性焦虑自评量表-7（generalized anxiety disorder-7，GAD-7）由 Spitzer 等于 2006 年编制，共包含 7 个条目，采用 Likert 4 级评分法，即"完全不会""几天""一半以上的日子""几乎每天"，分别赋值 0~3 分。GAD-7 总分范围为 0~21 分，轻度、中度和重度的焦虑程度分界值分别为 5 分、10 分和 15 分，当分界值为 10 分时，GAD-7 的敏感度和特异度最佳，分别为 89% 和 82%。何筱衍等通过调查 600 名综合性医院普通门诊患者，发现该量表的 Cronbach α 系数为 0.898，重测信度系数为 0.856，GAD-7 和 HADS 总分及焦虑分量表分值和 HAMA 总分相关系数分别为 0.663、0.822 及 0.841。同时，推荐 GAD-7 中文版分界值取 10 分，其敏感度和特异度最佳，分别为 86.2% 和 95.5%，Kappa 值为 0.825，即中文版 GAD-7 在综合性医院普通门诊患者中具有较好的信效度。

七、症状自评量表

症状自评量表（symptom checklist-90，SCL-90）由 Derogaties 于 1973 年编制，是世界上著名的心理健康测试量表之一，成为广泛使用的精神障碍和心理疾病门诊检查量表。该量表包含 9 个维度 90 个条目，9 个维度分别为躯体化、强迫症状、人际关系敏感、抑郁、焦虑、敌对、恐怖、偏执及精神病性。SCL-90 每个项目采用 Likert 5 级评分法，即无、轻度、中度、相当重和严重，分别赋值 1~5 分，其中焦虑分量表的得分在 10~50 分之间。得分≥30 分，表明个体较易焦虑，易表现出烦躁、不安静和神经过敏，极端时可导致惊恐发作；得分<20 分，表明个体不易焦虑，易表现出安定的状态，即分数高低与焦虑程度成正比。SCL-90 可自评也可他评，一次评定时间为 20 分钟左右，评定时间范围为最近一周内，主要为成年人的神经症、适应障碍及其他轻度精神障碍患者，注意本问卷不适于躁狂症和精神分裂症患者。SCL-90 各症状效度系数为 0.770~0.990，量表内容丰富，反映症状全面，能准确评估患者自觉症状的特点。

第三节　焦虑障碍的护理管理

一、症状护理

1. 一般护理

（1）为患者提供安静舒适的环境。

（2）尊重患者所采取的解除焦虑的应对措施。

（3）耐心诚恳地与患者进行交谈，逐步取得患者信任，鼓励患者表达由于疾病引起的害怕、悲伤、恐惧等情绪体验。对于不善于表达的患者有意识地给予指导和示范，及时了解患者的心理需求和存在的问题。

2. 加强患者教育　对患者进行有效的健康教育，在了解患者基本情况、心理特征及焦虑原因的基础上，为患者讲解疾病相关信息、治疗方式、疾病预后等内容，使患者对自身情况有深入的了解，在一定程度上缓解其焦虑症状。向患者讲解肿瘤有关知识，解答患者疑问，因势利导地运用外部积极有利事例，矫正患者的认知偏差，帮助他们以一种新的眼光来看待其所面临的困境，强调正性情绪对疾病康复的重要性，指导患者学习应对不良生活事件和改善负性情绪的心理应对知识和技巧。

3. 建立社会支持　帮助建立支持型的家庭环境，协调患者与亲属之间的情感支持，指导患者亲属给予患者精神鼓励、经济支持和精心的生活照料。寻求同伴支持，鼓励患者积极参与心理治疗小组或支持小组。护士可以向患者提供支持小组的联系方式或帮助患者建立这种支持小组，安排乐观的患者用亲身经历去鼓励影响其他患者。鼓励患者参与抗癌组织，使他们在这种特殊的群体中相互支持、相互接受、相互交流、相互学习。这些支持提供了一种重要的社会联系，可以加速患者康复，同时可以减轻疾病导致的压力。

二、症状最新干预进展

1. 薰衣草干预　薰衣草精油口服可以有效治疗焦虑症，薰衣草吸入对治疗焦虑也有一定效果。通过按摩给予薰衣草精油似乎有效，但现有的研究不足以确定其具体效果。现有资料概述了基于薰衣草干预安全有效，未来研究要注意的安全性数据的报告。基于目前研究结果，薰衣草精油治疗相对安全，而且吸入治疗操作简单，价格低廉，在某些临床环境中被认为是一种治疗选择。

2. 音乐疗法　一项系统评价汇总结果表明，音乐干预可以减轻焦虑。研究结果表明，患者选择的音乐与研究人员选择的音乐、录制的音乐和现场音乐之间没有显著性差异，而化疗立即提供15~20分钟/次的音乐干预比在化疗期间提供30~45分钟的音乐干预对焦虑更有效。音乐干预可能是减少接受化疗的肿瘤患者焦虑和生活质量的有益工具，需要更多高质量的随机对照试验来确定这些工具的真正影响。一项随机对照发现听轻松的音乐可以减轻化疗引起的焦虑。在化疗前的护理计划中可以增加听轻松的音乐，以减少肿瘤患者的焦虑。一项研究首次探讨了在化疗候诊室的标准环境中加入音乐和视觉物体对乳腺癌患者焦虑水平的影响。结果表明，在候诊室的环境中引入绘画、人造植物和音乐对缓解等待化疗的肿瘤患者的焦虑水平有着明显的积极作用。

3. 认知行为疗法　对于中度至重度焦虑症患者，我们建议采用认知行为和（或）压力管理成分的干预措施。这些干预措施为患者提供了学习应对当前和未来压力源的适应性技能的机会。对于肿瘤晚期的患者，也可能受益于支持性表达方法来探索存在的痛苦。Greer等描述了一种帮助患者的方法，包括评估肿瘤所引起的恐惧在多大程度上是现实的，然后制订相应的策略（如以改变为导向或以接受为导向）。

4. 个性化的化疗前教育　一项随机对照试验纳入364例患者进行分析，其中127例接受了个性化的化疗前教育，237例未接受教育。个性化化疗前教育由医生和护士组成的团队开展，以通俗易懂的语言介绍肿瘤的发展、诊断、治疗方案、预后及化疗前准备和化疗后护理，分享并讨论了之前匿名接受类似化疗的患者的有用经验。在教育课程中还讨论了患者的具体问题。两组患者在年龄、性别、教育程度或治疗前 GAD-7 评分方面无显著性差异，但接受教育组治疗后 GAD-7 评分显著降低，并且接受教育组中重度治疗后焦虑患者较少。结果表明，个体化的化疗前教育包括内科医师和护理人员的围治疗期护理，与传统的在临床访视期间与医生简短讨论和治疗前统一知情同意相比，可以更有效地降低患者围化疗期焦虑。

三、健 康 指 导

（1）关心、尊重、同情、理解患者，鼓励患者以适当的方法表达内心感受，以减少心理负担。

（2）对严重焦虑的患者，护士要陪伴在其身旁，给患者安全感，倾听患者的主诉，让患者适当宣泄情绪并予以适当的安抚和安慰，以防不良情绪影响身体健康。

（3）对患者当前的应对机制表示理解并引导患者采用成熟的应对机制。必要时遵医嘱给抗焦虑药物帮助患者控制焦虑症状。

（4）指导患者掌握应对焦虑方法，如肌肉放松法、深呼吸运动、生物反馈放松法等；鼓励患者按可控制和可接受的方式表达焦虑、激动。

（5）向患者讲解疾病知识，不回避患者的不适体验，帮助患者进行不适感觉分析，了解症状的产生有无特定因素。

第十六章　肿瘤患者抑郁障碍管理

第一节　抑郁障碍概述

一、定　　义

抑郁障碍是一种常见的心理障碍，其核心症状主要为"三低"，即明显而持久的情绪低落、兴趣减退、思维和认知功能迟缓，可伴有躯体症状，如体重大幅增加或降低、失眠或嗜睡、感到疲劳等，严重者甚至出现自杀念头和行为。

二、发　病　机　制

1. 神经递质假说　关于抑郁障碍发病机制的研究最早提出的便是神经递质假说，神经递质是神经系统调控身体各项功能的小分子极性化合物，分为兴奋性神经递质和抑制性神经递质，人体中含有大量的多种类型的神经递质，研究证实与抑郁障碍发作相关的神经递质主要有多巴胺、乙酰胆碱、5-羟色胺、去甲肾上腺素和神经肽等。

（1）多巴胺、去甲肾上腺素同属于儿茶酚胺类神经递质，其诱导抑郁障碍发作的主要病理机制存在相同之处，多巴胺的神经调控功能较多，内分泌功能、情感控制等均与多巴胺相关，但是多巴胺含量下降或是受体结合作用受到抑制等均能导致多巴胺调控功能下降，导致患者内分泌功能紊乱、认知功能出现障碍等，从而导致抑郁障碍的发作。研究证实，抑郁障碍患者体内去甲肾上腺素含量明显低于健康人群，去甲肾上腺素含量低会通过反馈调节机制导致突触前膜 α_2 受体敏感性和活性增强，进而增加腺苷磷酸环化酶的活性，导致细胞内钙离子的浓度上升，进而反馈抑制去甲肾上腺素的合成，形成恶性循环，逐渐加重患者的病情。

（2）研究证明，抑郁障碍发作与乙酰胆碱水平失调有密切的关系，当患者感受到沉重的外部压力时，脑内乙酰胆碱的水平和活性逐渐增强，诱发乙酰胆碱功能亢进症，导致脑内促肾上腺皮质激素和促释放因子的水平上升，进而导致抑郁障碍。

（3）最早的关于抑郁障碍发病机制的研究便指出 5-羟色胺与抑郁障碍的发作具有密切的关系，抑郁障碍患者体内 5-羟色胺的水平含量较低，5-羟色胺受体自身表达水平增加，抑制 5-羟色胺的活性和释放，使脑内各项调控活动失衡，导致抑郁障碍的发作。

（4）神经肽类物质是内源性小分子物质，对于身体各项功能均有不同程度的调节作用，该类物质的含量变化与抑郁障碍的发作并无直接的关系，但是其含量的变化能够影响患者的各项功能，间接引发抑郁障碍。

2. 神经可塑性假说 继神经递质假说后，部分专家学者提出神经可塑性假说，他们通过解剖及观察抑郁障碍患者的脑部影像学资料发现，抑郁障碍患者边缘系统部分脑区结构和功能发生改变和受损，其中海马体神经元受损和萎缩是抑郁障碍患者的明显病理特征。

3. 神经内分泌紊乱和免疫功能下降 实验证明，免疫功能紊乱与抑郁障碍的发病具有密切的关系，上文中提到的与抑郁障碍发作有密切关系的神经递质中，存在不少的神经递质与免疫系统功能有关。由此可见，与健康人相比，抑郁障碍患者的免疫功能也存在一定的问题，抑郁障碍患者的神经调控系统处于异常的活跃状态，能够使各类神经递质的表达出现异常，从而导致各类神经递质的含量均偏离正常值，引起身体内分泌功能紊乱。

三、疾病特点及影响因素

1. 分类

（1）根据严重程度，可以将抑郁障碍分为轻度、中度、重度。

（2）根据是否伴有精神病性症状，可以分为伴有精神病性症状的抑郁障碍和不伴有精神病性症状的抑郁障碍。

（3）根据发作次数，可以分为首发抑郁障碍、复发性抑郁障碍。

（4）根据是否伴有躯体症状，可以分为伴有躯体症状的抑郁障碍和不伴有躯体症状的抑郁障碍。

2. 临床表现

（1）核心症状：心境或情绪低落、兴趣缺乏及乐趣丧失，这是抑郁障碍的关键症状，诊断抑郁状态时至少应包括上述三种症状中的一种或两种。情绪低落指患者体验到情绪低、悲伤。患者常诉说自己心情不好，高兴不起来，在低沉、灰暗的情绪基调下，患者常会感到绝望、无助和无用。兴趣缺乏是指患者对各种之前喜爱的活动缺乏兴趣，如业余爱好、体育活动等。乐趣丧失，即快感缺失，是指患者无法从生活中体验到乐趣。

（2）心理症状群：包括焦虑、自责自罪、精神病性症状（妄想或幻觉）、认知症状（注意力和记忆力下降）、自杀倾向和行为、精神运动迟缓或激越。

（3）躯体症状群：躯体症状群包括睡眠障碍、食欲紊乱、性欲缺失、活力减退或丧失，其中精力丧失情况晨重晚轻。

3. 影响因素

（1）家庭月收入：家庭月收入水平是影响患者情绪状态的重要因素。家庭月收入低的肿瘤患者抑郁障碍发生率明显高于月收入高的患者。可能是由于月收入低的家庭在日常生活中本身家庭负担重，心理社会压力大，而长期化疗又要面对巨额医疗费用的支出，这使原本拮据的家庭雪上加霜，患者通常担心家属因自己患病投入大量的财力而拖累家庭，因此更易发生抑郁障碍。

（2）费用支付方式：相关研究指出抑郁障碍的发生与费用支付方式有一定的相关性。目前化疗药物价格较高，加之需用辅助化疗药物，每个疗程都是一笔巨额支出，自费患者必须独立承担沉重的医疗费用，他们更容易觉得自己是家庭的负担，而医保患者在医疗资源分配上占有优势，家庭经济负担相对小。因此自费患者更容易产生抑郁情绪。

（3）肿瘤分期：沈丽达等在对老年肿瘤患者抑郁障碍的调查中发现，处于疾病进展期的老年肿瘤患者发生抑郁障碍的风险较病情稳定或好转的患者更高。晚期肿瘤患者大多处于恶病质状态加之化疗产生的各种不良反应使他们身体更加虚弱，他们更加担心自己的生存时长。另外，晚期肿瘤患者大多有比较明显的癌性疼痛，有研究显示，疼痛是一个可严重影响患者心理的因素，中、重度以上的疼痛可导致患者严重抑郁障碍。这种对亲人的留恋及对自己不幸命运的悲伤会使他们更容易产生抑郁情绪。

（4）化疗的不良反应：由于化疗所带来毒性的逐渐累积及时间的拖延，患者的抑郁情况也会随着时间的推移而逐渐恶化。严重的不良反应能降低患者战胜疾病的信心，更易使患者产生抑郁倾向，轻者不配合治疗，重者出现自杀行为。化疗不仅能引起患者抵抗力下降还可导致恶心呕吐、身体无力、脱发等躯体症状，这些都会加重患者的抑郁障碍。

第二节　抑郁障碍的评估

一、筛　　查

抑郁障碍的评估主要是基于存在典型的症状和体征，包括抑郁的情绪，或者兴趣和快乐的缺失，其他的症状和体征包括负罪感和失败感、刺激敏感性或自杀的想法。主要的评估包括判断抑郁障碍的严重程度，一些症状和体征可以帮助护士做出判断：①患者情绪低落超过2周。②患者的反应似乎已经超出紧张性刺激的部分。③家庭或朋友反映，该患者目前的情绪与其之前性格不同。④患者表示很难集中注意力在一件事情上。⑤患者自理能力下降。

如果通过筛查证明抑郁障碍是存在的，则需要做出一个更加全面深入的评估，这个评估建议由心理健康专家进行。

二、评估工具

1. 医院焦虑及抑郁量表（ hospital anxiety and depression scale，HADS ）　由 Zigmond 和 Snaith 编制，主要应用于综合性医院患者焦虑和抑郁情绪的筛查。HADS 由焦虑、抑郁2个维度各7个条目组成，采用 Likert 4 级评分。1993 年该表由叶维菲和徐俊冕译成中文版本，量表效度为 0.920，总体信度为 0.860，重测信度为 0.910。HADS 作为一个焦虑和抑郁的筛查量表，能直观反映患者的主观感受，常用于综合性医院筛查潜在焦虑或抑郁症状的患者，尤其适合内外科门诊或住院患者。

2. 流行病学调查用抑郁自评量表（ center for epidemiological survey depression scale，CES-D ）　由美国国立精神卫生研究院于 1977 年编制，较广泛地被用于流行病学调查，用以筛查健康人群中有抑郁症状的对象，也可用作临床检查。该量表可评定抑郁症状的严重程度，着重个体的情绪体验，较少涉及躯体症状，共包含 20 个条目，受调查者需要按照过去 1 周内出现相应情况或感觉的频度评定，采用 Likert 4 级评分，得分≥16 分表示可能有抑郁症状。经验证明该量表有良好的信度及效度。

3. Zung 抑郁评定量表（self-rating depression scale，SDS） 由美国 Duke 大学华裔教授 Zung 于 1965 年编制，用于测评受调查者有无抑郁症状及其严重程度。该量表包含 20 个与抑郁症状有关的条目，采用 Likert 4 级评分，将所有项目得分相加即得到总分。总分>40 分可考虑筛查阳性，即可能有抑郁障碍存在，须进一步检查。分数越高，表示抑郁程度越重。

4. 简明心境问卷（profile of mood states，POMS） 包括 6 个分量表，即紧张-焦虑、抑郁-沮丧、愤怒-敌意、疲乏-迟钝、迷惑-混乱及精力-活力，共计 65 个条目。6 个分量表均具有较高的内部一致性和重测信度，其得分之和构成总分，总分也可单独使用。近年来国外较广泛地将其应用于肿瘤患者家属在心理干预前后情绪变化的评估。

5. 症状自评量表（symptom check list-90，SCL-90） 由 Derogatis 于 1977 年编制，1983 年修订。曾有 58 项原始版本及 35 项简约版本。SCL-90 是一种国内广泛使用的心理状态症状量表，包括躯体化、强迫症状、人际关系敏感、抑郁、焦虑、敌对、恐怖、偏执、精神病性及其他等 10 个维度共 90 个条目，各症状效度系数为 0.770~0.990，并且量表内容丰富，反映症状全面，能准确评估患者自觉症状特点，可对有特定心理障碍的患者及健康人群进行有效鉴别。

6. 贝克抑郁量表第 2 版（Beck depression inventory-Ⅱ，BDI-Ⅱ） 是应用最为广泛的抑郁症状自评量表之一，是 Beck 等于 1996 年对 Beck 抑郁量表第 1 版（BDI）进行修订重新编制而成，中文版本由王振等引进翻译，可用于对精神疾病患者和正常人群过去 2 周内抑郁症状及其严重程度的评估。该量表由 21 个条目组成，为 0~3 级评分，评分总和为量表总分，总分 0~63 分。根据原量表提供的划界分，总分 0~13 分为无抑郁，14~19 分为轻度抑郁，20~28 分为中度抑郁，29~63 分为重度抑郁。目前对 BDI-Ⅱ 中文版进行的研究表明，该量表在抑郁障碍患者中的 Cronbach α 系数为 0.940，各条目与总分的相关系数为 0.560~0.820，各条目间相关系数为 0.180~0.710，重测信度为 0.550，量表内部一致性较好。

第三节　抑郁障碍的护理管理

一、症状护理

1. 饮食护理 摄入充足的营养可使患者减轻疲惫；碳水化合物有镇定作用，可使患者精力充沛，避免疲劳和抑郁发作；含有大量脂肪酸或蛋白质的饮食可以抑制神经递质的合成，缓解患者精神紧张。

2. 护患沟通及同伴支持 在建立信任关系的情况下，对于抑郁障碍患者建议应用持续的情绪支持方法来管理。这种信任的关系有助于问题的解决，以及了解患者的感受，与患者建立良好的交流。护士应采用富有技巧性的沟通和交流方法，以便和患者成为同伴关系。对于患者的支持干预包括来自朋友和家庭的支持。此外，护士可以向患者介绍其他有相似疾病并且预后良好的病友，让其传授治疗经验与抗病经历，使患者增加战胜疾病的信心，从而减轻不良情绪。

对于有自杀倾向的患者，一旦其表现出自杀想法，护士应立即评估其付诸行动的可能性，必要时将患者转介到专业的精神科医院进行深入观察与治疗。护士应该做到以下几点：①为患者营造安全的治疗环境，不得留下任何绳索、尖锐物体和其他一切可能让患者伤害自己的东西。②与患者建立密切的关系，鼓励其表达自我感受。有自杀倾向的人通常认为其别无选择，护士应协助他们寻找其他解决途径。③协助患者进行必要的精神咨询并遵医嘱使用抗精神病药。④与患者达成协议，引导其不做造成自己伤害的事情，对于不愿达成协议的患者须格外注意。⑤调动患者的辅助支持系统，必要时对患者进行看护，或者进行连续的、经常性的监察。

二、症状最新干预进展

1. 自助式正念干预　包括院内干预及院外干预。首先和患者建立良好的护患关系，向患者讲解正念及正念训练的理论知识，指导患者进行正念进食及正念呼吸，并感受身体变化及不同部位的感受，出院后定期进行正念冥想、正念行走及正念活动，通过正念活动增加对身体的觉察力，同时增强其平衡性、灵活性。正念干预可以使患者的脑结构、神经系统发生变化，使躯体内环境保持稳定，进而减少焦虑、抑郁等负性情绪的发生。正念通过反复感知，帮助患者重新认识事物，阻滞了反刍思维，促进正性情绪的产生，利于纠正患者对疾病和自身的认知偏差，减轻个体压力，提高身心调节能力，从而改善负性情绪水平。微信督导可以加深与患者的情感交流，解决患者的疑惑，提供疾病相关知识，从而减少患者恐惧、焦虑、抑郁等负性情绪。

2. 网络团体认知行为治疗　一般以线上视频群聊开展，将患者根据症状或病情发展阶段分组，每组由一名护士负责管理，定期开展线上会议，每次由一名护士主讲，一名心理治疗师解答心理方面的专业问题，主题结束后心理治疗师语音指导患者进行渐进性肌肉放松训练。要求患者居家期间每天记录当天的情绪、思维及认知，并评估是否合理，于再次入院化疗时交给护士，由此作为回顾患者上周情绪的依据。认知行为治疗是目前临床应用最多且疗效明确的整合心理治疗。有研究显示，认知行为治疗可以在某些精神障碍的治疗上取得与药物相同甚至超过药物疗效的治疗效果，其复发率也低于药物治疗。团体认知行为治疗是指以团体的形式来完成认知行为治疗，帮助团体中的成员改善认知、情感、态度和行为。对恶性肿瘤患者的团体认知行为治疗不仅可以减轻焦虑、抑郁，也可以减轻疼痛、恶心、呕吐等临床症状，提高患者生活质量。

3. 集体音乐干预　由音乐治疗师及心理咨询师对护士或其他团队成员进行培训，进行音乐治疗具体操作和引导，心理咨询师在音乐治疗过程中对患者的表现进行观察并对其分享的感受进行分析，由其他成员协助音乐治疗进行，观察并记录患者表现。音乐治疗干预在安静舒适的环境中开展，音乐类型以积极、放松为主。相关研究发现在减少化疗相关的痛苦、负面情绪和认知回避方面，参加集体音乐干预的乳腺癌女性比在家听音乐或没有听音乐的女性体验到更有益的效果。因此，团体音乐干预可以被认为是一种有价值的干预措施，可以改善化疗期间和之后的焦虑及抑郁和认知扭曲的影响。

三、健 康 指 导

（1）鼓励患者与家人、朋友保持良好沟通，如果持续情绪低落，建议寻求专业的心理咨询师或精神科医生的帮助。

（2）保持健康的生活习惯，合理饮食并进行适量运动，同时规律作息，避免熬夜。

（3）鼓励患者给自己设定一些短期可实现的小目标，逐步恢复信心。

（4）鼓励患者发展个人兴趣爱好，如阅读、绘画、听音乐或园艺等有助于转移注意力，减轻对疾病的过度担忧。

（5）指导患者避免不良习惯，戒烟限酒，烟草和酒精可能加重抑郁症状。

（6）指导患者限制使用网络，减少对社交媒体的依赖，避免过度沉浸在负面信息中。

第十七章　肿瘤患者失眠管理

第一节　失眠概述

一、定　义

　　失眠是指患者的睡眠时间和（或）质量不能令人满意并影响白天社交功能的主观感受。失眠的特点是难以入睡（入睡时间超过 30 分钟），睡眠维持障碍（夜间觉醒次数≥2 次）、早醒，睡眠质量下降，总睡眠时间减少（通常少于 6 小时），同时伴有日间功能障碍。肿瘤相关性失眠（cancer related insomnia，CRI）又称肿瘤相关性睡眠障碍或癌因性失眠，是指肿瘤患者睡眠时间、睡眠质量的缺乏，甚至影响正常生活的一种主观性体验，其主要临床表现为入睡困难、睡着后易醒、醒后难以入睡及伴或不伴多梦、醒后疲乏等。癌因性失眠，统属于失眠综合征范畴，简言之为肿瘤患者伴发失眠，属于继发性睡眠障碍。

二、发　病　机　制

　　1. 肿瘤相关性失眠的发病机制　目前对于失眠的发病机制研究较为明确，包括睡眠控制系统失调、神经递质分泌异常等。

　　（1）睡眠控制系统：主要分为睡眠诱导区（脑干的中缝核、孤束核等）和觉醒诱导区（脑桥背内侧被盖的蓝斑头部等）。人体主要通过生物钟开启睡眠诱导区及觉醒诱导区的开关，使上行抑制或激活系统利用特殊的神经递质对大脑皮质产生抑制或激活，从而诱导睡眠和觉醒。如果觉醒诱导区出现异常导致大脑皮质激活，将造成异常觉醒，从而引起失眠。

　　（2）参与睡眠调节的神经递质：睡眠的维持需要多种神经递质的参与，如多巴胺、去甲肾上腺素具有促进觉醒的作用，5-羟色胺能够诱导慢波睡眠。若神经递质分泌异常，则引起失眠。

　　2. 肿瘤相关性失眠的影响因素

　　（1）肿瘤免疫与中枢神经递质：肿瘤免疫学与神经病学的综合研究表明，肿瘤相关性行为（如失眠、抑郁、焦虑等）的发生发展可能存在肿瘤免疫的参与。当免疫炎症反应被启动后，肿瘤细胞的炎症因子可通过调节神经内分泌途径，即中枢神经系统的神经递质来影响睡眠-觉醒调节。

　　（2）肿瘤细胞因子：肿瘤作为全身性疾病，肿瘤细胞不仅以单克隆方式增殖转移，同时还会释放一些特殊的细胞因子。某些细胞因子可能与肿瘤患者的一些症状有关，如肝癌患者因肿瘤细胞分泌胰岛素样细胞因子导致肝癌患者出现低血糖。同样肿瘤细胞可能释放部分细胞因子进而影响睡眠，如 TNF-α 及 IL-1 通过调节慢波睡眠来影响睡眠，IL-6 通过调节觉醒时间和慢波睡眠来改变睡眠结构，IL-4 和 IL-10 能抑制睡眠。另外可能还存在其他肿瘤细胞因子影响睡眠质量，这有待进一步研究。

（3）褪黑素（melatonin，MT）：由人脑松果体产生释放，是人体昼夜节律系统的重要组成部分，还与部分肿瘤的发病相关。褪黑素可能通过以下机制抑制肿瘤发生：①清除自由基和刺激抗氧化酶产生。②促进肿瘤细胞的凋亡。③抑制血管生成和恶性内皮细胞的增殖。褪黑素通过影响人体生物钟调节，致使肿瘤细胞昼夜失调，进而导致肿瘤进展并引起睡眠障碍。

（4）激素：部分恶性肿瘤相关性失眠患者的激素水平发生紊乱，可能与下丘脑-垂体-肾上腺轴（HPA 轴）和下丘脑-垂体-甲状腺轴（HPT 轴）有关。肿瘤患者可能因为罹患疾病后心理压力过大，或者因长期睡眠紊乱和治疗导致身体处于慢性应激状态，进而激活杏仁核和 HPA、HPT 轴，使得皮质醇和甲状腺激素分泌紊乱，影响睡眠状态。

三、疾病特点及影响因素

1. 分类

（1）按病因可分为原发性失眠和继发性失眠。①原发性失眠：诊断依据中国精神疾病分类方案与诊断标准第二版修订版中相关内容，是指难以入睡或维持睡眠困难或睡眠后精力未恢复，这种状态至少维持在一个月并引起患者具有临床意义的苦恼或社交、职业及其他重要功能的损害，同时排除其他睡眠障碍、精神障碍及躯体疾病、酒精或药物等医学问题引起的失眠情况。②继发性失眠：是指由于各种原因导致的失眠。

（2）按病程可分为急性失眠（病程小于 4 周）、亚急性失眠（介于急性和慢性之间）、慢性失眠（病程大于 6 个月）。

（3）按临床表现形式可分为入睡性失眠、睡眠维持性失眠、早醒性失眠。

（4）按严重程度可分为轻度失眠、中度失眠、重度失眠。

2. 临床表现

临床常见的失眠表现：①睡眠潜伏期延长，即入睡时间超过 30 分钟。②睡眠维持障碍，即夜间觉醒次数≥2 次或凌晨早醒。③睡眠质量下降，即睡眠浅、多梦。④总睡眠时间缩短，即通常少于 6 小时。⑤日间残留效应，即次晨感到头昏、精神不振、嗜睡、乏力等。

3. 影响因素

（1）性别、年龄、职业等个人因素：研究表明，从性别分布上来看，失眠患者女性明显多于男性，这应该与女性的激素水平不稳定有关。从年龄分布上来看，30～40 岁的中青年睡眠障碍发生率明显呈上升趋势，这与目前中青年的家庭、工作及社会压力较大有关。老年人群因为生理性睡眠衰退造成夜间觉醒次数增多及持续觉醒时间变长，睡眠紊乱也较常出现。从职业分布上来看，退休人群的睡眠障碍发生率较高，这与退休人群因脱离工作岗位后难以适应新的生活状态，不再被人需要的失落感等造成的心理变化有关。脑力劳动者的平均工作时间越长，发生睡眠障碍的概率越高。从性格分布上来看，个性敏感，较容易紧张、焦虑、性情急躁、追求完美的人，容易受到周围环境的刺激，并且对刺激的反应也较强烈，精神心理上容易紧张，从而导致睡眠障碍。从生活习惯上来看，规律且合理饮食习惯有助于睡眠，适度的运动也能帮助改善睡眠状况。肿瘤患者，特别是中青年患者，通常难以从原本家庭的主要支柱力量过渡到被亲属照顾的状态，而且部分患者因为疾病被他人认为丧失劳动能力，从而离开工作岗位。患者难以接受这些落差，导致睡眠障碍。有些患者对疾病的恐惧及对预后和治疗费用的担忧也是导致失眠的重要原因之一。

（2）躯体疾病因素：各种躯体疾病造成的不适感觉，如心脏疾病引起的心慌、胸痛、胸闷、呼吸困难；呼吸系统疾病引起的发热、流涕、咳嗽咳痰、呼吸困难；消化系统疾病引起的腹部胀痛、恶心呕吐、腹泻；糖尿病造成的皮肤干燥瘙痒；皮肤病导致的皮疹、发热、瘙痒；泌尿系统疾病引起的尿频、尿急、尿痛、尿血等，均可影响睡眠。肿瘤患者本身可能因疼痛、咳嗽、腹泻等影响睡眠，脑转移时颅内压增高、脑组织水肿或压迫神经进而影响主导睡眠及昼夜节律的部分（如下丘脑）从而造成睡眠障碍。相关研究发现，有超过50%伴有癌痛的患者存在睡眠障碍，并且疼痛程度与失眠程度呈正相关。剧烈疼痛不仅增加肿瘤患者痛苦，而且影响其睡眠，特别是暴发痛，若是夜间出现暴发痛将明显影响肿瘤患者的睡眠质量。肿瘤造成疼痛的原因除了直接损伤感觉神经，还有侵犯破坏血管造成缺血、出血，侵犯空腔器官造成梗阻、穿孔。疼痛是一种不舒服的感觉和情绪体验，急慢性疼痛均可导致睡眠障碍。急性疼痛导致短暂睡眠紊乱，肿瘤患者可能存在长期疼痛并伴随暴发痛，慢性疼痛不能得到有效控制将导致失眠慢性化，因此其失眠通常是混合性的，常造成癌性疼痛与睡眠障碍的恶性循环。

（3）生存环境因素：生活、工作环境的改变对于睡眠也有影响，部分人群可能因"认床"导致睡眠障碍，即进入陌生环境后一时难以适应，长时间养成的习惯被迫改变造成失眠。另外，睡前接触电子产品（如玩手机、听MP3）、看电视节目、吃宵夜、饮浓茶或咖啡等也会影响睡眠。肿瘤患者住院阶段由于环境改变可能会加剧睡眠障碍，如夜班护士查房、同病房患者睡眠习惯不同、一间病房内多人造成私密性降低、病床过窄、床垫过硬、床单被套柔软性欠缺、医疗仪器（如输液泵、心电监护仪、吸氧装置）等的使用，这些因素均会影响患者睡眠。常见引起失眠的环境因素：①睡眠环境的改变。②强光。③噪声。④温度异常。⑤寝具不适等。

（4）药物因素：有研究发现，多种临床药物均有可能影响睡眠质量。例如，长期使用皮质类固醇激素、止咳平喘药、抗癫痫药物、含有咖啡因的药物，会引起机体兴奋而导致失眠。另外，一些利尿剂会引起电解质紊乱，或者因服药时间不宜，导致夜间尿频而影响睡眠。肿瘤治疗中使用的某些化疗药物，如培美曲塞，因干扰叶酸代谢导致口腔溃疡；放射治疗导致的放射性肺炎、肠炎等；部分靶向药物所致的皮肤黏膜反应、手足综合征、腹泻等；一些免疫治疗导致的发热、免疫性肺炎等；骨转移时使用唑来膦酸导致的骨痛、流感样症状；肿瘤患者因感染使用喹诺酮类抗生素造成神经系统不良反应；化疗药物如紫杉醇类预处理使用激素引起机体的兴奋性增高；一些消化道肿瘤肠梗阻痉挛性疼痛，使用抗胆碱能药物后出现的心率加快、口干、排尿困难等；化疗后骨髓抑制使用集落刺激因子导致的骨痛、发热等，以上这些均会影响患者的睡眠。

（5）精神心理因素：精神紧张、焦虑状态或抑郁等均可引起失眠，主要表现为入睡困难、易醒、醒后难以入睡等，当精神心理因素去除后，睡眠状态可得到改善，目前研究表明，近 80% 的失眠与精神心理因素相关。肿瘤患者因为疾病原因导致精神压力变大，甚至因为对于疾病的恐惧造成焦虑，进而影响睡眠。

第二节　失眠的评估

一、主观评估工具

1. 匹兹堡睡眠质量指数（Pittsburgh sleep quality index，PSQI）　是 1989 年由匹兹堡大学精神科医生 Buysse 等在总结前人文献和有关评估工具的基础上编制而成的，是目前临床和相关研究中应用最广泛的量表之一。Beck 等在 2004 年基于 2 个不同肿瘤患者样本共计 419 例受试者填写 PSQI 问卷，发现 PSQI 的 Cronbach α 系数为 0.770～0.810，具有良好的内部一致性、可靠性和结构效度。但是 PSQI 量表题目较多、耗时长，不适用于临床快速了解肿瘤患者失眠严重程度和治疗方案选择等方面的信息需求。

2. 失眠严重程度指数（insomnia severity index，ISI）　用于评估患者的失眠严重程度，量表采用 Likert 5 级评分法，每个条目 0～4 分，总分 0～28 分。根据评分指南：0～7 分为无临床意义失眠，8～14 分为轻度失眠，15～21 分为中度失眠，22～28 分为重度失眠，分值越高代表失眠越严重。Savard 等对 1670 例不同类型肿瘤患者进行纵向研究评估，发现其 Cronbach α 系数为 0.900，相关系数为 0.650～0.780，2～3 个月间隔的重测信度为 0.770 和 0.730，结果支持 ISI 的内部一致性和时间稳定性，其结构效度也得到了各种睡眠测量和生命质量测量的相关性的支持。

3. 阿森斯失眠量表（Athens insomnia scale，AIS）　是俄亥俄州立大学医学院副院长 Dan Sedmark 教授于 1985 年设计的，因其自测结果较为准确且便于运用而广泛推广于临床，成为国际医学界公认的评价失眠的标准量表。此量表用于评价被试者近 1 个月的失眠严重度，适用于存在睡眠障碍的患者。测评内容包括夜间睡眠状况及日间状态，在临床研究中研究者也可根据自身需要适当调整时间范围。量表从入睡时间、夜间苏醒、总睡眠时间、总睡眠质量、白天情绪、白天身体功能、白天思睡等 7 个方面对睡眠质量进行测量，总分在 0～21 分，分数越高，表明睡眠质量越差。

二、客观评估工具

1. 多导睡眠仪检测（polysomnography，PSG）　根据美国睡眠医学学会（American academy of sleep medicine，AASM）的指南及评分手册规定，多导睡眠仪检测包括心电图（electrocardiogram，ECG）、呼吸、血压、脉搏、睡眠结构图、快速眼动睡眠期（rapid eye movement，REM）所占的百分比、非快速眼动睡眠期（non-rapid eye movement，NREM）所占的百分比、血氧饱和度、脑电图（electroen-cephalogram，EEG）、眼球运动、肌电图和鼾声频谱分析等，是目前睡眠质量检测的"金标准"。通过仪器测量睡眠的生理特性、睡眠结构及其伴随症状的病理、生理参数，检测、确定、量化睡眠相关的呼吸异常和周期性肢体运动，客观地评估前一天整晚的睡眠结构、睡眠质量和其他生理参数。但由于对研究者要求较高，设备较贵等，多导睡眠仪监测更多地被应用于睡眠呼吸障碍的评估。目前PSG被广泛应用在肿瘤相关领域，以评价患者的睡眠结构及睡眠/唤醒模式进而探索改善患者生命质量。Fox等研究表明，患有乳腺癌的女性出现入睡困难、多梦易醒的情况后伴随更严重的疲劳和白天认知功能障碍；Berger等发现肿瘤患者疲劳出现的频率与夜间醒来次数呈正相关，而且这种情况在化疗期间更为明显；Parker等研究发现晚期肿瘤患者夜间睡眠时间明显减少，并且易醒次数明显增多。

2. 多重睡眠潜伏期测试（multiple sleep latency test，MSLT）　可以客观地衡量一个人的入睡倾向，是评价嗜睡的标准，可以灵敏测量患者睡眠剥夺类型或潜在的病理状况。虽然MSLT可以帮助诊断原发性嗜睡或特发性失眠症，但仅凭此测试不足以确诊这两种疾病。MSLT检测包括EEG、眼电图和ECG。具体的方法：患者处于适合睡眠的环境（即黑暗、安静的房间）中并尝试入睡。若患者成功入睡，则会在每个睡眠周期进行持续15分钟的REM睡眠检测，记录睡眠等待时间。若患者未能成功入睡，则在20分钟后终止检测并记录睡眠潜伏期为20分钟。因此必须确认至少6小时的睡眠才能使MSLT有效，以最大限度地减少睡眠剥夺对MSLT的混杂影响。

3. 腕动仪　是一种基于患者活动和睡眠质量的评估，可以客观测量患者的睡眠-觉醒周期并补充睡眠时间和一系列睡眠障碍（包括睡眠不足综合征）等其他睡眠参数。在验证敏感度、特异度和准确性以评估腕动仪与PSG每分钟一致率的研究中，腕动仪和PSG在成年人群中的总体时间一致性显示为91%～93%。在不同年龄段的健康受试者中，腕动仪和PSG之间的历时一致性也很高（>85%）。Grutsch等对84例晚期非小细胞肺癌患者进行了腕动仪的验证，研究结果表明，腕动仪可以有效评估肿瘤患者的眠浅易醒是否是由昼夜节律紊乱引起。与PSG比较，腕动仪具有以下优点：①更便于使用。②对患者无任何限制，并且可以直接观察并对同一时期的睡眠和觉醒重要参数进行量化。③成本低（大约为PSG的5%）。④可以连续1个月进行每天24小时的记录。⑤用简单的装置绘制睡眠唤醒曲线并自动计算。⑥腕动仪是患者居家测量工具，因此与PSG比较，对某些睡眠参数具有更大的外部有效性。

4. 脑电双频指数（electroencephalogram bispectral index，BIS）　其监测在临床上通常用于指导麻醉管理并基于EEG指标间的关系提供参数。双频指数是一个由时域、频域和高阶谱子参数（EEG的特征）组合而成的复杂参数，根据大量临床数据将多个EEG的不同参数整合到单个变量中，所以双频指数在此处的定量脑电图（QEEG）参数中是唯一的。由于睡眠和麻醉之间脑电图的相似性，BIS可以用于评估镇静和睡眠相关行为。Giménez等通过对12例患者进行BIS的有效性和可行性验证，结果表明BIS在睡眠监测方面有一定的优势。同时亦有研究表示，BIS值为75～90说明患者进入浅眠，BIS值为20～70则进入非快速眼动睡眠，BIS值为75～92则进入快速眼动睡眠，该方法能有效检测患者的睡眠深度。由于双频指数检测设备大多应用于ICU等重症监护病房，研究者使用其检测睡眠脑电图时也要因地制宜。

第三节　失眠的护理管理

一、症状护理

1. 病因护理　消除或减轻患者的症状，可使患者对治疗产生希望和信心。最大限度地进行症状控制可以有效地提高患者的生活质量，制订相应的护理措施。例如，有效控制术后疼痛，对于癌痛患者遵循 WHO 推荐的三阶梯镇痛法，按时足量给予口服镇痛药物，达到有效镇痛，可以减少患者心理上对疼痛的恐惧感，改善疼痛与睡眠紊乱间的恶性循环。由服用抗高血压药物、利尿剂等引起的睡眠障碍，可调节用药量和用药时间。对于因化疗引起的恶心、呕吐等，应指导患者在适当的时间进餐，按时给予止吐药物。化疗尽量在日间完成，指导患者尽量日间饮水，避免夜间治疗和患者夜尿频繁而影响睡眠。

2. 舒适的睡眠环境　病室环境安静、隔音、避光，减少相互干扰，必要时给患者戴耳塞或眼罩，符合患者的个人睡眠习惯。室内通风透气，温度、湿度适宜，无异味，室温保持在 20～24℃，湿度 50%～60%。夜间尽量使用柔和的壁灯，仪器声、谈话声尽量降至最低。夜间巡视时用灯光弱的手电，做到说话轻、走路轻、开门轻、动作轻。整理床单位，保持床铺干燥、整洁，选择高度适中的枕头和厚薄适中的被褥。携带管道患者妥善固定管路，引流管长度以不影响患者翻身为宜，协助患者舒适卧位，有效促进睡眠。

3. 合理用药　催眠药物可暂时缓解睡眠紊乱，长期应用则会产生依赖，致使药效丧失、药源性失眠，应详细地向患者讲解催眠药物的作用及不良反应，及时与患者、医生进行沟通，合理选择及调整用药，必要时可加用一些治疗药物，如苯二氮䓬类药物、抗抑郁药或催眠药等，帮助患者度过严重的失眠阶段，但应避免长期服药。对催眠药有依赖性的患者，可给予暗示或使用安慰剂，使患者摆脱药物，恢复正常睡眠。

4. 睡前护理　认真做好晚间护理，就寝前协助患者做好洗漱、排便、整理床单、更衣等，视病情协助患者喝热牛奶、热水泡足及各种有助于入睡的活动。协助患者洗漱，温水沐浴，穿宽松舒适的棉质睡衣以利于患者休息，睡前不要过饱或饥饿，避免大量饮水，入睡前应排尿。

5. 心理护理　肿瘤诊断及肿瘤知识的缺乏易使患者出现焦虑情绪，导致患者出现睡眠困难。多与患者进行交谈，建立朋友式的关系，利用通俗易懂的语言，根据不同患者的文化背景、生活习惯、人际关系及信仰等情况将健康教育内容传授给患者，有针对性地将疾病的发展情况和预后情况对患者进行讲解，使患者全面了解疾病进展，做好应对疾病思想准备，教会患者如何配合治疗，以减少恐惧感，预防并发症。

二、症状最新干预进展

1. 正念减压疗法　成立正念减压疗法小组，为不同类型患者制订相应主题。课程内容应涵盖练习时间、小组间讨论、个人反馈等。先让患者了解正念理论，之后再开始正式的训练，训练内容应包含全身扫描、静坐冥想、行走冥想、正念瑜伽、正念呼吸等。由肿瘤科护士提供的失眠认知行为干预，可以缩短慢性失眠肿瘤患者的主观、客观入睡潜伏期和入睡后觉醒时间。对肿瘤患者进行失眠认知行为疗法可使用多种方式，包括面对面干预和个人或团体形式。失眠认知行为干预策略包括睡眠限制、刺激控制、放松训练、认知治疗。

2. 运动干预　建议所有的早期肿瘤患者（0～Ⅲ期）进行有规律的有氧运动（例如，步行，每周 3 次，中等强度，持续 8 周），以改善不同类型的、处于不同治疗阶段肿瘤患者的睡眠质量。瑜伽可能是有效、安全、耐受性良好和令人愉悦的支持性疗法，可作为其他锻炼方式的替代。对于偏好瑜伽的失眠患者可以鼓励其进行瑜伽锻炼。建议选择低到中等强度的瑜伽，结合轻柔的"哈达瑜伽"和"恢复"姿势，配合呼吸和冥想练习，每周 1～5次，每次 50～120 分钟，持续 4～26 周，可帮助其改善失眠。但考虑安全因素，骨科肿瘤和心肺肿瘤患者不应进行瑜伽锻炼。同时，练习的速度和某些姿势必须予以调整以使患者适应。中国传统运动气功和太极拳可作为一种补充疗法，对改善肿瘤失眠患者的睡眠质量有潜在的益处。

3. 中医护理　研究表明，常用的中医护理干预对失眠安全有效，并且指南提出建议使用药枕、按摩、药膳的方法缓解失眠。针灸可以改善肿瘤患者的失眠，穴位建议选择神门穴、三阴交穴、百会穴。但这些干预的实施需要专业的中医知识，若有专业的中医科医护人员的参与和指导，就能更好地辨证施治。

三、健　康　指　导

（1）临睡前限制液体摄入量。睡前 3 小时内避免进食过多，睡前 4 小时内避免摄入咖啡因。

（2）定期于上午或下午进行身体锻炼，避免在睡前 3 小时内进行中度及剧烈运动。

（3）保持规律的就寝时间和起床时间。如有必要，每天下午最多小睡 1 次（不超过 30分钟）。

（4）晚上不宜饮酒，尽管酒精能帮助紧张的人入睡，但会使人在后半夜容易苏醒。

（5）尽量不要带着问题和烦恼睡觉，避免过度思考致使精神高度紧张而导致失眠。

（6）保持房间的黑暗、安静和舒适的温度。临睡前减少暴露在强光下（如计算机、手机屏幕等），关掉电子设备和发光设备。

（7）将钟表放置于看不见的地方，减少因不停看表引起的焦虑和紧张。

第十八章 肿瘤患者化疗诱导性闭经管理

第一节 化疗诱导性闭经概述

一、定 义

化疗诱导性闭经是指化疗可能会影响绝经前的年轻患者的卵巢功能，诱导其发生提前停经、闭经和绝经及一系列围绝经期的变化，目前界定为 3 个月的闭经（停经）且卵泡刺激素（follicle stimulating hormone，FSH）≥30MIU/ml（未孕者）。化疗造成的卵巢功能损害使部分乳腺癌患者发生暂时或永久性闭经，称为化疗诱导性闭经（chemotherapy induced amenorrhea，CIA）。乳腺癌患者在手术治疗时或药物治疗前并未达到停经的状态，但在接受化疗和（或）内分泌治疗中或治疗后月经不再来潮者，根据以下判断标准判断其是否为永久性停经（绝经）：①年龄≥50 岁，化疗后或在服用选择性雌激素受体调节剂（selective estrogen receptor modulator，SERM）药物期间闭经至少 12 个月，并且雌二醇（estradiol，E_2）及 FSH 水平连续测定至少 3 次均达到绝经后水平者。②年龄在 45～50 岁，化疗后或在服用 SERM 药物期间闭经至少 24 个月，并且 E_2 及 FSH 水平连续测定至少 3 次均达到绝经后水平。部分患者可能在接受乳腺癌治疗前因各种原因导致子宫不完整或完全切除，而卵巢尚保留，这类患者虽然无月经来潮，但其卵巢仍然能够分泌雌激素。由于切除子宫对卵巢的血供也会造成一定影响并使卵巢功能衰减，这类患者则根据下列标准判断其绝经状态：①年龄≥50 岁，化疗后满 1 年，并且 1 年内至少连续 3 次测定 E_2 及 FSH 水平均达到绝经后水平。②年龄在 45～50 岁，化疗后满 2 年，并且 2 年内测定 E_2 及 FSH 水平至少连续 3 次均达到绝经后水平。

二、发 病 机 制

1. 卵巢的内分泌功能 卵巢主要分泌雌激素和孕激素。雌激素由卵泡的颗粒细胞和黄体细胞分泌，主要为雌二醇、雌酮和雌三醇，其中以雌二醇分泌量最大、活性最强。孕激素由黄体细胞分泌，以孕酮生物活性最强。

（1）雌激素的生理作用

1）促进卵泡发育及排卵。

2）促进子宫发育，使子宫内膜发生增生期变化，还可使子宫颈分泌大量清亮、稀薄的黏液，有利于精子穿透及存活。

3）促进输卵管的运动，有利于精子和卵子的运行。

4）刺激阴道上皮细胞增生、角化并合成大量糖原，其分解产物使阴道分泌物呈酸性，增强阴道抗菌能力。

5）激发及维持女性第二性征。

6）对代谢的影响：促进蛋白质合成，特别是促进子宫内膜细胞的增殖与分化，促进骨的成熟及骨骺的愈合，促进肾小管对水和 Na^+ 的重吸收。

（2）孕激素的生理作用

1）在雌激素作用的基础上，使子宫内膜进一步增生并出现分泌期改变，为受精卵着床提供适宜的环境。

2）抑制子宫收缩，利于安胎。

3）促进乳腺腺泡发育，为分娩后泌乳做准备。

4）具有产热作用，使基础体温升高，排卵后体温可升高 0.5℃左右。

2. 月经周期及形成机制　女性自青春期起，除妊娠期外，随着卵巢功能的周期性变化，在卵巢分泌激素的影响下，子宫内膜发生周期性剥脱、出血的现象称为月经。以月经为特征的这种周期性变化称为月经周期。月经周期的长短有个体差异，平均为 28 天。每个月经周期是从月经第 1 天起至下次月经来潮前一天止。根据卵巢激素的周期性分泌和子宫内膜的周期性变化，可将月经周期分为三期。

（1）增殖期：月经周期第 5～14 天。腺垂体卵泡刺激素与黄体生成素的分泌开始增加，卵泡开始生长发育，并分泌雌激素。在雌激素的作用下，子宫内膜逐渐修复增殖，血管及腺体增生，但腺体尚未分泌。血中雌激素浓度在排卵的前一日左右达到峰值。通过雌激素的正反馈作用，血中促性腺激素释放激素、黄体生成素、卵泡刺激素分泌增多，黄体生成素浓度增加最为明显，形成黄体生成素峰，使已经发育成熟的卵泡破裂排卵。

（2）分泌期：月经周期第 15～28 天。排卵后，在黄体生成素作用下，卵巢内形成黄体，继续分泌雌激素和大量孕激素。这两种激素特别是孕激素，使子宫内膜进一步增生变厚，血管扩张充血，腺体迂曲并开始分泌含糖原的黏液，为受精卵着床和发育做准备。若卵子未受精，则黄体退化，进入月经期。

（3）月经期：月经周期第 1～4 天。由于黄体退化萎缩，血中雌激素与孕激素水平急剧下降，子宫内膜脱落、出血，形成月经。月经血呈暗红色且不易凝固。经期内子宫内膜脱落形成的创面容易感染，应注意经期卫生，避免剧烈活动。若月经期出现较明显的腹痛，称为痛经，可由饮食不当、精神因素、疾病等引发，应注意养成良好的生活习惯。

综上所述，月经周期是子宫内膜在卵巢分泌激素的影响下发生的周期性活动，是下丘脑-垂体-卵巢轴调控的结果。

3. 化疗对卵巢的影响　化疗是肿瘤治疗中的一种重要手段，因其疗效确切，故临床应用广泛。但因化疗药物对靶细胞选择性较差，对正常组织细胞存在着明显的细胞毒性作用，在杀灭病变细胞的同时对正常组织和细胞也有不同程度的损伤。大部分抗肿瘤药物会影响细胞分裂，尤其是对于卵巢颗粒细胞和卵泡膜细胞等具有分裂功能的细胞。然而，这些药物对卵巢功能影响差异很大，某些药物对卵巢功能没有影响，而部分药物会导致永久性性腺功能减退。通常有化疗史的女性，其卵巢中原始卵泡数量正常或轻度减少，较大的成熟卵泡数目减少更明显，表明这些药物对卵泡发育的影响超过对卵母细胞的影响。女性出生时，每个卵巢包含大约 30 万个卵母细胞。剩余卵泡的数量随着每个月经周期的减少而减少，剩余卵泡的数量在一定程度上决定了女性的生育能力，并且可预测绝经时间。通常在 51

岁时，女性体内只剩下大约 1000 个卵泡。接受乳腺癌治疗的女性在化疗后由于卵泡衰竭而有卵巢衰竭的风险。化疗引起闭经的发生率取决于患者的年龄和使用的化疗药物，如环磷酰胺是最常见、最强效的诱导卵巢功能衰竭的药物。

三、临床分类及影响因素

1. 临床分类　闭经分为原发性闭经与继发性闭经。原发性闭经是指年龄>14 岁，第二性征未发育，或者年龄>16 岁，第二性征已发育，月经还未来潮。继发性闭经是指正常月经周期建立后，月经停止 6 个月以上，或者按自身原有月经周期停止 3 个周期以上。按生殖轴病变和功能失调的部位分为下丘脑性闭经、垂体性闭经、卵巢性闭经、子宫性闭经及下生殖道发育异常性闭经。WHO 将闭经归纳为 3 种类型：Ⅰ 型，无内源性雌激素产生，卵泡刺激素水平正常或低下，催乳素水平正常，无下丘脑-垂体器质性病变的证据；Ⅱ 型，有内源性雌激素产生、卵泡刺激素及催乳素水平正常；Ⅲ 型，卵泡刺激素水平升高，提示卵巢功能衰竭（表 18-1）。

表 18-1　不同病变部位所致闭经的分类及病因

类别	原发性闭经	继发性闭经
下丘脑性闭经	功能性	功能性
	应激性闭经	应激性闭经
	运动性闭经	运动性闭经
	神经性厌食所致闭经	营养相关性闭经
	营养相关性闭经	器质性
	基因缺陷或器质性	下丘脑浸润性疾病
	促性腺激素释放激素（GnRH）缺乏症	下丘脑肿瘤
	下丘脑浸润性疾病	药物性
	下丘脑肿瘤	
	头部创伤	
	药物性	
垂体性闭经	垂体肿瘤	垂体肿瘤
	空蝶鞍综合征	空蝶鞍综合征
	先天性垂体病变	希恩（Sheehan）综合征
	垂体单一促性腺激素缺乏症	
	垂体生长激素缺乏症	
卵巢性闭经	先天性性腺发育不全	卵巢早衰
	染色体异常	特发性
	特纳（Turner）综合征及其嵌合型	免疫性
	染色体正常	损伤性（炎症、化疗、放疗、手术）
	46，XX 单纯性腺发育不全	
	46，XY 单纯性腺发育不全	
	酶缺陷	
	17α-羟化酶缺陷	
	芳香酶缺陷	
	卵巢抵抗综合征	

续表

类别	原发性闭经	继发性闭经
子宫性闭经及下生殖道发育异常性闭经	子宫性闭经： （1）先天性子宫阴道缺如综合征 （2）雄激素不敏感综合征 下生殖道发育异常性闭经： （1）宫颈闭锁 （2）阴道闭锁 （3）阴道横隔 （4）处女膜闭锁	宫腔或宫颈粘连 感染性，多见于结核性感染 创伤性，多次人工流产术后及反复刮宫
其他	导致雄激素水平升高的疾病 多囊卵巢综合征 分泌雄激素的卵巢肿瘤 卵泡膜细胞增殖症 先天性肾上腺皮质增生症 甲状腺疾病	

2. 原发性闭经和继发性闭经的诊断流程（图18-1，图18-2）

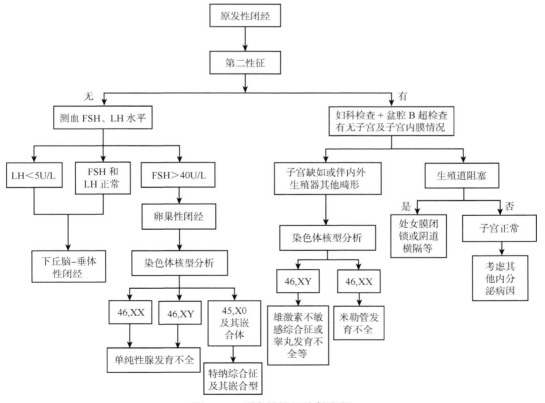

图18-1　原发性闭经诊断流程

FSH. 卵泡刺激素；LH. 黄体生成素

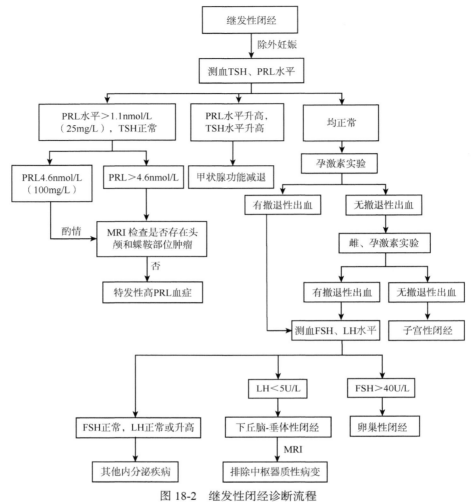

图 18-2　继发性闭经诊断流程

PRL. 催乳素；LH. 黄体生成素；TSH. 促甲状腺激素；FSH. 卵泡刺激素

3. 影响因素

（1）药物因素：高卵巢损伤风险的化疗药物包括烷化剂类（cyclophosphamide，CTX）、氮芥等；中卵巢损伤风险的化疗药物包括紫杉醇（紫杉类）、顺铂（铂类）、多柔比星（蒽环类）等；低或无卵巢损伤风险的化疗药物包括甲氨蝶呤、氟尿嘧啶（胸苷酸合成酶抑制药）等。

（2）年龄因素：年长的乳腺癌患者化疗诱导性闭经发生率高于年轻的乳腺癌患者。

第二节　化疗诱导性闭经的评估

近年来随着抗肿瘤治疗的进步，乳腺癌患者长期生存率得到改善。手术、化疗和内分泌治疗等综合治疗手段相结合，可以明显改善年轻乳腺癌患者的无病生存时间和总生存时间，但同时也带来包括卵巢功能损伤等近期及远期不良反应。调查研究显示，经治乳腺癌患者妊娠率仅为 3%，比一般人群妊娠率低 40%。经治乳腺癌患者的生育能力取决于年龄和治疗方式。在乳腺癌治疗过程中，环磷酰胺等化疗药物会破坏卵巢功能，导致患者更早绝经。因 5～10 年的辅助内分泌治疗而延误最佳生育年龄，同样会降低患者的生育能力。另外，患者对生育问题的担忧可能会导致患者不愿开始或不能坚持抗肿瘤治疗。因此，对于肿瘤患者，尤其是年轻乳腺癌患者生育力的保护在全球受到越来越广泛的关注。所以化疗诱导性闭经的评估与筛查主要以乳腺癌患者为例。

临床上医生通常根据患者的一般情况、年龄、肿瘤情况（病理类型、分期、转移、复发风险、预后及遗传风险）、生育需求、卵巢功能，以及患者的家庭和心理状况，与患者充分沟通，综合评估后再决定化疗方案及卵巢功能保存和保护策略。

卵巢储备功能评估：化疗前须对肿瘤患者的卵巢储备功能进行评估，目前临床上常用基础 FSH、抗米勒管激素、窦卵泡计数等检测指标，结合年龄、月经状况来评价卵巢功能状态。年龄是评估卵巢功能最常用的指标，月经模式的改变是评估卵巢功能及生育能力的直观指标，可以进行简单的预测。临床上常用 FSH 值的异常升高评价卵巢功能下降，通常认为基础 FSH 水平<10U/L，提示卵巢功能正常；基础 FSH 水平>10～15U/L，预示卵巢储备功能减退；若女性 40 岁前出现持续 4 个月闭经或月经稀发，间隔超过 4 周且 2 次检测 FSH 均超过 25U/L，伴或不伴低雌激素症状，则可诊断为早发性卵巢功能不全；基础 FSH >40U/L 并伴有闭经，即卵巢功能衰竭。抗米勒管激素是目前认为反映卵巢储备功能最敏感的指标，且不受月经周期影响。

第三节 化疗诱导性闭经的护理管理

一、症 状 护 理

1. 制订合理的化疗方案 化疗方案和剂量是决定化疗对卵巢功能损伤程度的重要因素，选择化疗方案时要做到规范合理，临床医生既要考虑肿瘤的病理类型、肿瘤细胞对化疗药物的敏感性及化疗药物的作用机制，还要考虑药物的毒副作用及配伍原则等。

（1）乳腺癌：常用的化疗方案包括 A/EC（多柔比星/表柔比星+环磷酰胺）、TC（多西紫杉醇+环磷酰胺）、FEC（氟尿嘧啶+表柔比星+环磷酰胺）等。研究表明，不同的化疗方案对卵巢功能的损伤程度有较大差别，如 FEC 方案的闭经率明显高于 TE（多西他赛+表柔比星）和 NE（长春瑞滨+表柔比星），DTC（多西紫杉醇+吡柔比星+环磷酰胺）方案对卵巢功能的损伤程度明显大于 CAF（替加氟+吡柔比星+异环磷酰胺）方案。

（2）妊娠滋养细胞肿瘤：临床上低危患者常选择单一药物化疗，包括甲氨蝶呤单药方案或放线菌素 D 单药方案，高危患者常选择联合化疗 EMA-CO（依托泊苷+放线菌素 D+甲氨蝶呤+环磷酰胺+长春新碱）方案。单药化疗和联合化疗均可用于妊娠滋养细胞肿瘤患者的治疗，但联合化疗导致卵巢早衰的风险更高，对于年轻女性需谨慎考虑使用。

（3）血液系统肿瘤：青少年时期需行造血干细胞移植治疗的白血病患者，选用减低剂量预处理 RIC（氟达拉滨和美法仑）方案发生卵巢早衰的概率小于 BC（白消安和环磷酰胺）

方案，约有 90%接受 RIC 化疗方案的患者可以自发进入青春期。年轻霍奇金淋巴瘤患者，选用 ABVD（多柔比星+博来霉素+长春新碱+达卡巴嗪）方案对卵巢损伤小于 BEACOPP（博来霉素+依托泊苷+多柔比星+环磷酰胺+长春新碱+丙卡巴肼+泼尼松）方案，因此 ABVD方案可能是霍奇金淋巴瘤患者卵巢功能保护的较好选择。

2. 卵巢功能的保护与预防措施

（1）卵巢抑制：在治疗期间，抑制卵巢功能可减小化疗对卵巢的毒性。这可以通过给予促性腺激素释放激素激动剂（gonadotropin releasing hormone-agonist，GnRH-a）或口服避孕药可逆性地实现。一般建议化疗开始前 2～4 周开始应用 GnRH-a，规律应用至化疗结束，目前国内常用的 GnRH-a 有醋酸戈舍瑞林缓释植入剂、注射用醋酸亮丙瑞林微球等制剂，分为 3 周剂型及 12 周剂型。

（2）卵巢组织冻存和移植：卵巢组织冷冻是一种运用低温生物学原理冷冻保存卵巢组织的方法，相比于卵母细胞和胚胎冻存，卵巢组织冷冻可以保留卵巢的内分泌功能，并且不影响肿瘤治疗进程，但卵巢组织的冷冻与移植可能增加肿瘤复发的风险，如白血病、神经母细胞瘤、伯基特（Burkitt）淋巴瘤等的卵巢转移风险较大，所以在卵巢组织冷冻与移植前，须评估原发肿瘤卵巢转移的风险以确保其安全性。

（3）卵母细胞冻存：是指用外源性激素刺激卵泡成熟，获得卵母细胞，冷冻后保存。卵母细胞的获取需提供外源性促性腺激素进行超促排卵，此过程会有较高的雌激素水平，因此对于乳腺癌等性激素依赖性的肿瘤可能会增加其侵袭转移的风险，需谨慎选择。建议年龄≤40 岁、卵巢储备功能尚可、可推迟行抗肿瘤治疗的未婚育龄女性在化疗前可选择卵母细胞冻存。

（4）胚胎冻存和移植：是一种更成熟的生育力保护措施，是已婚女性保存生育力的主要方法。推荐年龄≤40 岁、卵巢储备功能尚可、无体外受精（in vitro fertilization，IVF）禁忌证、可推迟行抗肿瘤治疗的已婚育龄女性，在化疗前可选择进行胚胎冷冻保存。

二、症状最新干预进展

1. 干细胞治疗 目前应用于卵巢功能保护的干细胞主要是间充质干细胞（mesenchymal stem cell，MSC），MSC 可以从骨髓、脂肪、外周血、脐带血、胎盘、羊水和胎膜等组织中分离获得。在环磷酰胺、顺铂等化疗药物诱导的卵巢早衰动物模型中，已有初步证据表明多种组织来源的 MSC 对卵巢功能具有一定的保护作用，其作用机制尚不明确，有可能是通过改善卵巢微环境、减少生殖细胞或间质细胞凋亡及促进卵泡发育等。

2. 其他保护剂 研究表明，一些其他保护剂如口服避孕药（oral contraceptive，OC）、伊马替尼、AS101、AMH、S1P、褪黑素等有望应用于对化疗性卵巢功能损伤的保护，其作用机制可能是通过抑制化疗药物所致的卵泡凋亡、原始卵泡过度激活等发挥作用。

三、健 康 指 导

1. 监测卵巢功能 化疗后对卵巢储备功能的监测十分重要，尤其是对有生育要求的患者，可针对其卵巢储备功能制订合理的生育方案。对于无生育需求的患者，也要注重卵巢储备功能的监测，如果化疗后出现卵巢功能下降，应进行合理的治疗，以改善围绝经期症状并防止一系列相关疾病的发生。

2. 卵巢功能衰退的治疗　患者接受化疗后出现卵巢功能下降甚至衰退时，需积极进行治疗。主要包括生活方式的调整、社会心理支持和激素补充治疗（hormone replacement therapy，HRT）等。有研究提示，健康的生活方式如平衡膳食及热量限制、规律生活、充足睡眠、适度锻炼等有助于卵巢功能的改善，社会心理支持可以缓解患者的焦虑和压力情绪，进而减缓卵巢功能的衰退。

3. 生育问题的指导　对于有生育需求的患者，首先要对其生育力进行评估，评估的重点是卵巢储备功能，评估后根据患者的生育指数对其进行生育方式的指导。接受 GnRH-a 药物卵巢功能保护的患者在停止治疗 3 个月后可先尝试妊娠。卵巢储备功能低下的患者，自然受孕的概率较小，若符合辅助生殖的适应证，建议尽快行体外受精-胚胎移植（in vitro fertilization-embryo transfer，IVF-ET）。对于年轻乳腺癌患者，建议诊疗与生育管理流程如图 18-3 所示。

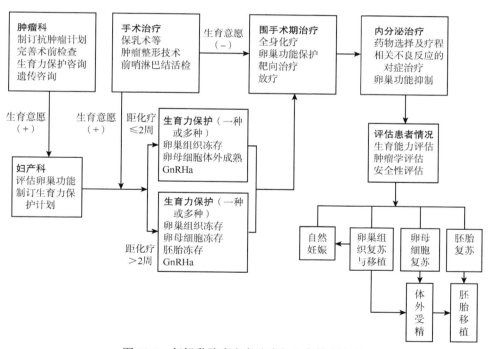

图 18-3　年轻乳腺癌患者诊疗与生育管理流程

GnRHa. 促性腺激素释放激素类似物

第十九章　肿瘤患者性功能障碍管理

第一节　性功能障碍概述

一、定　　义

1. 女性性功能障碍（female sexual dysfunction，FSD）　是指女性不能参与其所期望的性行为，并且在性行为过程中不能得到或难以得到满足，这些感受包括性欲减退、性唤起障碍、性高潮障碍、性交痛和阴道痉挛。

（1）女性性兴趣/唤起障碍：①对性活动的兴趣；②性或色情思想或幻想；③性活动的开始和对伴侣开始的反应；④所有或几乎所有性活动中的兴奋或愉悦；⑤对内部或外部性或色情暗示（如书面、口头、视觉）的兴趣或唤醒；⑥几乎所有或所有性接触中发生性行为时的生殖器或非生殖器感觉；⑦症状持续至少 6 个月，并在临床上引起个体的明显困扰。上述项目中至少三项缺乏或明显减少则诊断为女性性兴趣/唤起障碍。

（2）女性性高潮障碍（female orgasmic disorder，FOD）是指持续存在或反复出现以下一种或多种症状：①性交困难；②性交或尝试插入时明显的外阴阴道或盆腔疼痛；③在插入前、插入过程中或插入产生的对外阴阴道或盆腔疼痛明显的恐惧或焦虑。

（3）生殖器-盆腔疼痛和插入障碍（genito-pelvic pain/penetration disorder，GPPD）：在尝试生殖器插入过程中，骨盆底肌肉明显张力和缩紧，症状至少持续 6 个月并在临床上引起患者明显困扰。

（4）物质或药物引起的性功能障碍：性功能障碍、性功能紊乱，与物质或药物开始使用、剂量增加，或者物质或药物停用有暂时性关系，在个体中引起临床上显著的痛苦。例如，抗胆碱能药、激素药、心血管药和精神类药物可能与 FSD 有关，酒精、大麻和毒品也可能导致 FSD。

（5）其他特定分类及未特定分类的性功能障碍：是指性功能障碍的令人困扰的症状特点，不符合已定义类别其中之一的标准。其他特定的性功能障碍和其他非特定的性功能障碍的主要区别是临床医生是否明确了所描述的症状不符合其他类别之一标准的原因。

1）妊娠相关性功能障碍：妊娠前已存在性功能障碍是产后发生性功能障碍的重要危险因素。剖宫产、器械分娩、会阴切开术和会阴撕裂引起的创伤也增加了产后生殖器-盆腔疼痛和插入障碍，以及与之相关的性兴趣和唤起困难的风险。产妇本身的因素，如母乳喂养引起阴道干涩从而导致生殖器-盆腔疼痛和插入障碍，慢性睡眠中断、角色改变、关系问题、新生儿健康问题、父母对子女的心理适应（女性和伴侣）及产妇身体变化也是发生产后 FSD 的原因。但是与产妇自身因素相比，产科因素似乎是发生产后 FSD 的重要驱动因素。

2）绝经相关性功能障碍：主要是围绝经期泌尿生殖综合征（genitourinary syndrome of menopause，GSM）导致的性困扰，GSM 包括外阴阴道萎缩及绝经期间发生的雌激素和其他类固醇激素水平下降相关的生殖器、性和泌尿系统的整体症状。特征性症状包括阴道干涩、灼热和刺激、阴道润滑度的下降和性交疼痛。约 50% 绝经期女性受 GSM 的影响，GSM 也会出现在绝经前的低雌激素状态（如产后）或使用抗激素药物（如芳香酶抑制剂）。

2. 男性性功能障碍（male sexual dysfunction，MSD） 是指男性性功能和性满足无能，常表现为性欲减退障碍、阳痿、早泄、遗精、延迟射精等。早泄（premature ejaculation，PE）与勃起功能障碍（erectile dysfunction，ED）是男性最为常见的性功能障碍，两者经常共存，并且相互影响。

（1）男性性欲减退障碍（male hypoactive sexual desire disorder，MYSD）：表现为持续或反复缺乏性或性的想法或幻想及对性活动的渴望。MYSD 的判断由临床医生做出，需要考虑影响性功能的因素，如年龄、个人生活状况和社会文化背景。

（2）早泄：是指无法充分控制射精，以使双方都能享受性互动。在严重的情况下，射精可能发生在进入阴道之前或没有勃起。早泄通常不是器质性的，但可能是对器质性损伤（如勃起功能障碍或疼痛）的心理反应。如果勃起需要长时间的刺激，射精也会过早出现，导致从满意的勃起到射精的间隔缩短，在这种情况下的主要问题是延迟勃起。

（3）勃起功能障碍：是指在几乎或所有（75%～100%）的性活动场合必须经历以下症状中的至少一种：①在性活动期间明显难以勃起。②在性活动结束前保持勃起明显困难。③勃起僵硬明显减少。

（4）延迟射精：在伴侣性活动的几乎所有场合（75%～100%），并且没有个人希望延迟射精的情况下，必须经历以下症状中的任何一种：①射精明显延迟；②射精明显不频繁或不射精。

二、发病机制

1. 化疗对女性性功能的影响 女性接受化疗后，由于卵巢功能损伤，雌激素水平低下，可能会表现为闭经或阴道干燥等，同时，女性的性欲也出现明显下降。化疗药物在杀伤癌细胞的同时，也会损害女性的卵巢和子宫，对卵巢内的卵细胞造成伤害，即使女性可以排卵，卵细胞也不容易受精，并且受精卵也不容易在子宫内成活，可能会出现不育的情况。

2. 化疗对男性性功能的影响 化疗可以造成男性体内的雄性激素水平降低，由于睾丸对化疗药物较敏感，环磷酰胺、长春新碱等化疗药物可能会使男性患者出现睾丸萎缩、阳痿。同时，男性的射精能力也会减弱，精子生成减少、活力降低，从而影响男性的生育功能。甚至部分男性在化疗之后，阴茎也可能出现萎缩，这对男性的身心造成一定打击，对男性的性欲和勃起功能也会产生一定影响。

三、疾病特点及影响因素

　　肿瘤患者的性功能障碍是由心理和躯体障碍两方面引起的，它与正常人的性功能障碍有明显的不同：①肿瘤患者的性功能障碍发生突然，是在肿瘤得到确诊后出现的，通常以心理障碍为主。在治疗后出现的（如睾丸肿瘤切除、前列腺癌手术、子宫颈癌手术等）多以躯体障碍为主。这些急性发作的患者在诊断和治疗前性生活是正常的，由于患者没有从医护人员那里得到足够的信息和必要的心理暗示及帮助，一部分患者会产生严重的心理压力。②肿瘤患者性功能障碍具有广泛性。无论是性行为频率、质量及性唤起方面都有改变，而且也会出现多个性反应阶段的障碍。③肿瘤伴随的疾病和治疗上的不良反应（包括手术、化疗、放疗等）会使性功能障碍复杂多样。精神压力、疲劳和体力不支等是引起性欲降低的主要心理因素，生殖器手术和局部疼痛不仅影响性唤起，也会致使性交障碍。④肿瘤患者的性反应周期破坏主要是性欲低下合并性唤起障碍，虽然有些肿瘤患者也有性生活，也经历性生活的 4 个阶段，也可以达到性高潮，但仍有部分患者感到达不到性满足。

第二节　性功能障碍的评估

一、女性性功能障碍

　　1. FSD 的筛查　妇产科医生在常规就诊时可与患者讨论关于性功能障碍的话题，识别可能需进一步探讨的问题，使用简短的性功能自评量表有助于促进临床讨论。在常规的临床问诊中引入关于性功能问题的一种方法是，先使用概括性陈述规范化该问题，随后是一个封闭式问题，然后是开放式问题。如"许多女性经历过性方面的担忧，您是否遇到了一些问题（是/否）？哪些是关于您的？"涉及这个话题的另一种方法是在例行的收集病史过程中提出广泛的、开放性的问题。如果发现性功能问题，建议进行后续评估。

　　2. 体格检查　针对与病史相关的内容进行妇科检查，可评估是否由妇科的原发病诱发或导致性功能障碍。妇科检查时，患者可借助镜子观察自己外阴的发育并参与到检查中。通过图片对生殖器解剖学进行简短的教育，包括识别阴蒂、阴唇、尿道、阴道口和前庭，有助于与患者沟通疼痛或其他症状的位置，使医护人员有效传达检查结果和治疗建议。

　　3. 诊断标准　当症状持续至少 6 个月（除物质/药物引起的性功能障碍）并足以导致明显的个人困扰时，诊断为 DSM-5 女性性功能障碍。此外，诊断要除外以下几种情况：心理健康障碍（性心理健康障碍除外）、与性伴侣关系出现严重困扰、重大的生活事件。

　　对于可能出现 FSD 患者，经筛查后如发现患者具有 FSD 症状，需延长就诊时间，对患者进行初步评估（包括全面的病史和体格检查）以判断可能的妇科病因。在 FSD 的初始评估中，通常不需要实验室检查，除非怀疑有未诊断的医学病因。

二、男性性功能障碍

1. 病史及性生活史采集　现病史及性生活史是诊断早泄与勃起功能障碍共病的重要依据。询问患者是否有勃起困难、勃起不坚或是勃起不持久，同时询问患者是射精前疲软还是射精后疲软，用来鉴别患者是早泄还是勃起困难。此外，还应注意射精的控制力、双方的满意度、性刺激程度、对性活动和生活质量的影响、药物的使用和滥用情况。

2. 体格检查　检查是否伴随包皮过长、包茎、阴茎头包皮炎、阴茎弯曲畸形、阴茎硬结症等生殖器异常。每位患者都必须进行以泌尿生殖系统、内分泌系统、心血管系统和神经系统为重点的体格检查。

3. 实验室检查　研究表明，血清睾酮水平与早泄严重程度存在明显正相关，特别是早泄患者的游离睾酮可能升高。根据患者的主诉、危险因素、迫切需要解决的问题及 PE 与 ED 的严重程度进行针对性的检验及检查，对于重度 ED 合并轻度 PE 的患者应该重点针对 ED 做相关的检验及辅助检查。对于重度 PE 合并轻度 ED 的患者应该重点针对 PE 进行相关的检验或检查。对于轻中度 ED 及轻中度 PE 的患者则两者兼顾进行检验和检查。对于 ED 合并继发性 PE 需要针对导致 PE 的因素进行检验或检查。

4. 血液检测　包括血糖检测、激素（甲状腺激素、清晨的睾酮总量及生物可利用的或游离睾酮、催乳素及其他生殖激素）检测。

5. 特殊检查　评估勃起功能的检查：①鉴别心理性或是器质性 ED 可行夜间阴茎肿胀和硬度测试。②评估阴茎血管功能可行海绵体内注射试验。③诊断血管性 ED 可行阴茎彩色双功能超声。④对考虑行血管重建手术的患者应行动脉造影和动态海绵体造影。⑤因患者的病史需要可行评估射精功能的检查，如阴茎生物感觉阈值测定，阴茎背神经体性感觉诱发电位测定，球海绵体反射潜伏期测定。

第三节　性功能障碍的护理管理

一、性功能障碍的护理

1. 必要的性咨询

（1）对肿瘤患者的性教育，通过提供给患者一定的、真实的关于肿瘤治疗对性生活和生育影响的资料和信息，包括男性、女性器官的结构等，解除患者对性的忧虑和偏见，可采取个别咨询和小组咨询两种方式。

（2）改变患者不良信念，树立患者恢复性生活信心。大多数肿瘤患者在治疗后已恢复了性欲，但是由于担心肿瘤有传染性，可能复发和转移，以及担心配偶的冷遇，都会有意或无意地回避性生活。应告之患者性生活对身体的康复是有益的。例如，放疗后几个月内是受损的阴道处于愈合或发展成瘢痕组织阶段，因此保持定期的性生活或正确使用阴道扩张器可有效减轻阴道纤维化防止阴道闭锁。

（3）提出特定的建议，把因肿瘤治疗带来的性功能障碍降到最低，对因肿瘤行截肢、乳腺切除、阴道切除、阴茎切除、以及直肠癌腹部造口术的患者，可根据其实际情况提出具体的指导，例如，阴道手术患者在性交时应使用润滑剂，以减轻性交不适，改变性交体位，采取女坐位或跪位可使女性性交疼痛减轻。

2. 特殊的医学处理　由于泌尿生殖系肿瘤患者性功能障碍的器质性原因占多数，对这类患者的性康复还需进行特殊的医学处理，也就是手术重建器官（假体）或是药物替代疗法。例如，男性患者阴茎假体植入；前列腺癌或直肠癌盆腔淋巴结清扫可能引起神经和血管损伤，阴茎勃起不坚需要通过局部注射或口服药物以达到勃起效果；双侧睾丸切除后应适宜补充激素，女性卵巢切除后应适宜补充雌激素，女性外阴手术的阴道重建，乳腺手术的乳房重建等，但这些都需要在专科医院和有经验的医师指导完成。

二、性功能障碍的最新干预进展

（1）张晓路等对乳腺癌患者性功能障碍干预措施及其效果进行系统评价，结果表明：①心理干预在干预结束与随访3个月时效果最佳，随着时间延后干预效果逐渐下降，在随访第6个月及第12个月时未体现出显著优势；②精氨酸对乳腺癌患者性问题无效，这可能是由于其药效还无法改善病理状态下的性功能障碍，仅对健康女性有效。透明质酸保湿剂作为唯一有效的非雌激素治疗方法，可通过缓解阴道干燥等阴道症状，对性功能改善产生积极作用。

（2）邱霖等对乳腺癌患者性问题管理进行证据总结，结果显示：①患者的性教育内容应包括信息提供和心理干预；②应根据患者实际情况选择适宜的干预方式，非激素疗法是缓解患者性功能障碍相关症状的一线选择，其中以阴道保湿剂和润滑剂为首选；③在康复锻炼方面，总结的证据显示，盆底肌训练是性交困难患者的有益选择。

（3）Juraskova等对存在性问题的乳腺癌患者以每周3次使用阴道保湿剂、性活动期间使用润滑剂及进行盆底肌松弛训练等联合干预，发现该干预方式能有效改善患者性功能、缓解性交困难和提高生活质量。

（4）张思政等对复方玄驹胶囊治疗男性勃起功能障碍疗效进行评价，结果表明：复方玄驹胶囊治疗 ED 的效果确切，与其他药物联合运用疗效更佳，优势更加明显，可以显著改善勃起功能，提高 TT 含量，并且不会增加不良反应。

三、健 康 指 导

1. 女性患者

（1）性生活：咨询医生是否可以在化疗期间进行性生活。大多数女性可以进行，但建议经咨询后再决定。

（2）计划生育：在化疗期间一定不能妊娠。化疗药会损害胎儿，尤其在妊娠的前3个月。如果患者未闭经，咨询医生如何控制生育，如何避免妊娠。

（3）药物：咨询医生有助于解决性功能问题的药物种类，如缓解阴道干涩的药物、阴道乳膏或栓剂以减少感染机会。

（4）日常注意事项

1）穿棉质内衣。

2）不要穿较紧的裤子或短裤。

3）性交时使用水性阴道润滑剂。

4）如果阴道干涩导致性交时疼痛，咨询医生如何保持阴道湿润。

5）积极锻炼，如慢走、骑自行车或其他练习；缓解压力，可尝试瑜伽、静思或其他方法。

2. 男性患者

（1）性生活：咨询医生在化疗期间进行性生活是否合适。大多数患者可以进行性生活，但建议经咨询后再决定。化疗药可以进入精液，所以性生活时建议使用避孕套。

（2）计划生育：化疗药能够破坏精子导致生殖缺陷。化疗期间避免使配偶妊娠。

第二十章　肿瘤患者脱发管理

第一节　脱发概述

一、定　　义

脱发是指头发脱落的现象，正常成人每天脱落 70～100 根头发，脱落的都是处于退行期及休止期的毛发。进入休止期与新进入生长期的毛发不断处于动态平衡，故能维持正常的头发数量，此为生理性脱发。病理性脱发是指头发异常或过度脱落，常伴有头发油腻或干枯，头皮和头发上有固着难脱的淡黄色鳞屑或容易飞扬的灰白色鳞屑。化疗性脱发是肿瘤患者在接受化疗时的一种并发症，有时体毛、睫毛也会脱落。

脱发是接受化疗、头颈部及中枢神经系统放疗、靶向治疗、免疫抑制剂治疗和内分泌治疗患者常见的症状之一，其中化疗是导致脱发率最高的治疗方式，脱发发生率高达 65%。既往研究中约 77% 的肿瘤患者将脱发视为痛苦的症状，恐惧不安，甚至失去治疗信心。约 8% 需化疗的患者因害怕化疗性脱发而拒绝化疗。因此减少肿瘤患者化疗药物所致脱发（chemotheragy induced alopetia，CIA）的发生率及减轻其脱发程度成为肿瘤规范治疗中亟须解决的问题。

二、发表机制

1. 肿瘤患者 CIA 的直接机制　肿瘤患者 CIA 的发生机制尚未能明确阐述，有研究认为化疗药物对毛囊的直接作用可以导致脱发。毛囊是皮肤内的附属器，毛发的生长经历生长期、休息期和退化期，周而复始，终身循环和再生。通常高达 90% 的头皮毛发处于生长期，CIA 主要发生于生长期毛囊，生长期毛囊的主要特征是上皮室发生增生，鳞茎基质细胞为了形成毛干显示出最大的增殖活性，而化疗药物可能引起鳞茎基质细胞有丝分裂活动突然停止，导致已角化发干的近端部分减弱、变窄，引起脱发，此时脱发迅速且量大（80%～90%），常发生在化疗后的几天到几周内。另外，也有研究假设 CIA 是药物对高度增殖的基质角质形成细胞及滤泡色素系统直接产生毒性的结果，研究认为，生长期的毛基质和真皮乳头有丝分裂率较高，此期的毛基质和真皮乳头对化疗药物非常敏感，一些化疗药物可能导致毛球体积减小，毛囊快速凋亡，从而导致脱发。但如果毛囊处于晚期生长期（以较低的有丝分裂率为特征），化疗可能加速其向正常生长期的过渡，此时对脱发的影响较小。

2. 肿瘤患者 CIA 的间接机制　人类头皮的毛囊内含有大量的雌激素和雄激素受体，随着年龄增长，无论是女性还是男性均可能因为体内激素水平异常改变而出现脱发。临床上较多的此类研究是在乳腺癌患者中进行的，针对男性肿瘤患者化疗后激素改变导致脱发的研究较少。国外学者针对乳腺癌患者的相关研究发现，患者经化疗及内分泌治疗后体内激素水平改变，这可能会影响毛囊区域外根鞘中雄激素受体的表达，从而影响雄激素与雄激素受体结合，使得毛发生长周期改变、生长环境异常，导致脱发。此外，用于乳腺癌治疗的芳香化酶抑制剂（来曲唑、阿那曲唑、依西美坦）可引起雌激素水平的降低从而导致脱发。选择性雌激素受体调节剂（他莫昔芬）可引起雌激素效应减少，使毛囊进入静止期，干扰毛发生长的正常周期，抑制毛囊的增殖，导致毛发生长受到抑制。

三、疾病特点及影响因素

1. 疾病特点　化疗性脱发是肿瘤患者在接受化疗治疗时发生的一种并发症，多发生于化疗开始后 2～4 周，并在停止化疗后 3～6 个月内恢复，少数患者会出现头发颜色和质地的改变或发展成为永久性脱发。

2. 影响因素

（1）化疗药物对脱发的影响：CIA 的发生率及脱发程度取决于药物的类型及作用机制、药物剂量和给药时间、给药方式。

1）药物类型及作用机制对脱发的影响：化疗是恶性肿瘤综合治疗模式中最为常用的手段，其中紫杉类及蒽环类化疗药导致的脱发率高达 80%。CIA 通常发生在第一次化疗后的 1～3 周内，此后随着化疗周期数的增加逐渐加重，甚至可能发展为永久性脱发。不同类型化疗药物的作用机制不一样，作用于细胞周期的时限不一样，导致脱发的发生率也有所不同。抗微管药物属于细胞周期特异性药物，可干扰细胞有丝分裂，此类药物治疗后患者脱发率约 80%；烷基化剂属于细胞周期非特异性药物，对各时期的细胞均有杀伤作用，此类药物治疗后患者脱发率约 60%；拓扑异构酶抑制剂属于细胞周期特异性药物，干扰脱氧核糖核酸（deoxyribonucleic acid，DNA）的合成，此类药物治疗后患者脱发率为 60%～100%；抗代谢药属于可影响细胞周期的特异性药物，作用于核酸合成期，此类药物治疗后患者脱发率为 10%～50%；蒽环类药物属于细胞周期非特异性药物，可抑制 DNA 和 RNA 合成，此类药物治疗后患者脱发率高于紫杉类等其他药物，脱发率 80%～100%。常见的导致脱发严重的化疗药物包括多柔比星、环磷酰胺、依托泊苷、异环磷酰胺、甲氨蝶呤、丝裂霉素、长春新碱和紫杉烷等。

2）药物剂量及给药时间对脱发的影响：接受高剂量药物化疗后，患者可能在 1～2 周内出现脱发，发根变薄或收缩，随后出现弥漫性的脱发。低剂量化疗后，发根可能只有节段性变薄或变窄，头发折断及脱落较少。多药联合化疗比单药化疗 CIA 发生率更高，多西他赛单药治疗实体瘤时脱发率达 54%，紫杉类与蒽环类的双药方案治疗乳腺癌时脱发率可达 80%～100%，而环磷酰胺、甲氨蝶呤、氟尿嘧啶三药联合方案或氟尿嘧啶、表柔比星、环磷酰胺三药联合方案治疗乳腺癌时脱发率高达 90%～100%。随着化疗周期的增加，化疗药物在毛囊中的浓度过高，CIA 发生率逐步增高，多柔比星单药治疗 4 周期时脱发率达 50%，6 周期时脱发率最高可达 100%。

3）给药方式对脱发的影响：给药方式不同，导致患者脱发的概率和程度也有所不同，静脉注射化疗药通常能使更多的药物进入人体组织发挥抗肿瘤作用，增加化疗药物对全身的毒性反应，导致更迅速和更广泛的脱发，而口服治疗通常经过消化道的首过效应，药物的活性及毒性减少，可能会降低脱发发生率。有研究发现，肿瘤患者口服化疗药后脱发发生率为10%～50%，而静脉化疗后患者脱发发生率为60%～100%。

（2）综合治疗模式对脱发的影响

1）化疗药物与放疗联合治疗对脱发的影响：接受放疗的头颈部及中枢神经系统恶性肿瘤患者，采用光子放疗或质子放疗可引起毛囊的急性损伤，导致照射部位脱发，发生率为75%～100%，但范围较局限。针对头颈部或中枢神经系统的局部放疗与化疗联合可能导致更为严重的脱发。由于既往研究观察内容的局限性，化疗与放疗联合导致脱发的研究数据较少。

2）化疗药物与靶向药物联合治疗对脱发的影响：靶向治疗药物（包括表皮生长因子受体抑制剂、鼠类肉瘤滤过性毒菌致癌基因同源体B1抑制剂等），易导致患者继发细菌感染，在继发细菌感染后，患者也可能会出现脱发，发生率为15%～30%。由于作用机制不同，化疗药物与靶向药物联合后通常会加重脱发。有研究显示，人表皮生长因子受体2（human epidermal growth factor receptor 2，HER-2）阳性的乳腺癌患者化疗联合抗HER-2靶向治疗，前期因毛囊细胞受到化疗药物损害而迅速出现脱发，此后与靶向药物毒性反应叠加导致脱发率升高，脱发程度加重，化疗药物与靶向药物联合治疗后脱发发生率最高达100%。

3）化疗药物与免疫联合治疗对脱发的影响：免疫检查点抑制剂（包括抗细胞毒性T淋巴细胞相关蛋白-4、程序性细胞死亡蛋白-1受体）可引起毛囊抗原的炎症反应激活，毛囊环境中免疫耐受的不平衡，最终导致脱发，脱发发生率为2%～27%。免疫检查点抑制剂在肿瘤患者治疗中应用时间不长，目前尚缺少针对化疗药物与免疫检查点抑制剂联合治疗导致脱发的观察性研究数据。

4）化疗药物与内分泌联合治疗对脱发的影响：有学者对紫杉烷序贯辅助化疗，同时给予内分泌治疗的乳腺癌患者进行研究发现，化疗期间药物可攻击生长期毛囊的毛球，导致生长期脱发，此后球蛋白抗原暴露破坏了球蛋白周围的免疫区，产生炎性物质，同时残留的毛囊和潜在的末级纤维束闭塞，导致毛发生长循环受阻，加之辅助使用雌激素受体拮抗剂或芳香化酶抑制剂会进一步加重脱发，化疗药物与内分泌药物联合后，脱发发生率为2%～25%。

第二节　脱发的评估

一、世界卫生组织癌症治疗结果报告手册

世界卫生组织癌症治疗结果报告手册（WHO handbook for reporting results of cancer treatment）脱发分级标准将脱发程度分为0～Ⅳ级5级（表20-1），该分级标准现广泛应用于临床。

表20-1　世界卫生组织癌症治疗结果报告手册脱发分级标准

分级	标准	分级	标准
0级	无脱发症状	Ⅲ级	完全但可逆性脱发
Ⅰ级	少量脱发	Ⅳ级	完全且不可逆性脱发
Ⅱ级	中度的斑片状脱发		

二、迪安脱发评分量表

迪安脱发评分量表（Dean's alopecia scale）见表 20-2。

表 20-2　迪安脱发评分量表

分级	标准	分级	标准
Ⅰ级	脱发程度小于 25%，为极好的状态	Ⅲ级	脱发程度 50%～75%，为一般的状态
Ⅱ级	脱发程度 25%～50%，为良好的状态	Ⅳ级	脱发程度大于 75%，为差的状态

三、美国国家癌症研究所不良事件通用术语评价标准

美国国家癌症研究所不良事件通用术语评价标准（National Cancer Institute.cancer therapy evaluation program.common terminology criteria for adverse events（ctcae）v4.0，NCI-CTCAE4.0）见表 20-3。

表 20-3　美国国家癌症研究所评估不良事件（脱发）的标准

分级	标准
0 级	无脱发症状
Ⅰ级	部分脱发，脱发程度小于 50%，脱发情况须仔细观察才可发现，可能需要通过修剪特殊发型进行遮盖但还不需要佩戴假发
Ⅱ级	明显或完全脱发，脱发程度大于 50%，此程度脱发显而易见，有必要佩戴假发

四、Olsen 化疗脱发量表

Olsen 化疗脱发量表（Olsen chemotherapy-induced alopecia scale）见表 20-4。

表 20-4　Olsen 化疗脱发量表

分级	标准	分级	标准
Ⅰ级	脱发程度 1%～24%	Ⅳ级	脱发程度 75%～99%
Ⅱ级	脱发程度 25%～49%	Ⅴ级	脱发程度为 100%
Ⅲ级	脱发程度 50%～74%		

五、化疗脱发困扰量表

化疗脱发困扰量表（chemotherapy-induced alopecia distress scale，CADS）由韩国 Sungkyunkwan 大学的 Cho 等在文献回顾和质性研究的基础上编制而成，由乳腺癌化疗脱发患者填写，用以反映乳腺癌患者化疗脱发困扰水平，以及评估冰帽等用于防治化疗性脱发的有效性。该量表包含生理、情感、日常活动与关系 4 个维度共 17 个条目。采取 Likert 4 级计分法，1～4 分分别表示"一点也不""稍微""相当""非常"，分数越高表明患者的心理困扰水平越高。此量表为患者自评量表，受医务人员干扰较小，能相对准确地反映患

者内心真实的感受。2020 年被汉化，修订后的中文版 CADS 有 15 个条目，分为日常活动（6 个条目）、情感（6 个条目）和关系（3 个条目）三个维度，总量表的 Cronbach α 系数为 0.900，各维度 Cronbach α 系数为 0.810～0.890。中文版 CADS 具有良好的信效度，可用于测量化疗性脱发给患者带来的痛苦，为临床医务人员及时了解患者的心理状况及提供个性化的支持性照护提供依据。同时，该量表也可用于评估防治化疗性脱发干预措施效果，通过填写此简明量表可以动态监测干预措施的有效性（附表 12）。

第三节　脱发的护理管理

一、症　状　护　理

1. 评估患者因脱发带来的身体和心理状态　通过问诊或量表来评估患者的脱发程度、既往脱发情况、其他不良反应、身体意象状态、心理状态及社会支持状态等。

2. 物理干预

（1）头皮止血带疗法：头皮止血带是一种特殊的止血带，由充气止血带和头皮扎条构成，其中充气止血带由头带和注气球组成，头带由扁平、条形的橡胶带组成，使用时将其紧贴头皮区域，以阻断表面血流，从而减少输送到毛囊的药量。头皮止血带在血浆药物浓度达到峰值时使用，即从输液最后 10 分钟到停药后 10 分钟。有研究显示，长春新碱、环磷酰胺和多柔比星诱导的肿瘤患者通过头皮止血带预防 CIA 有一定疗效，但由于使用时施加高压，会导致患者头痛、恶心等不适，因此临床上很少推荐使用。

（2）头皮冷却治疗：头皮冷却疗法作用机制尚未完全清楚，有研究认为，低温状态下可减少头皮血流灌注，使头皮皮层毛囊中细胞代谢活性下降，可能使化疗药物毒性降低，从而降低 CIA 的发生率。1977 年国外有研究针对乳腺癌化疗患者使用软冰袋等简易方法进行头皮冷却治疗，脱发率小于 50%，无严重不良反应发生。国内也有学者使用普通冰帽冷敷预防乳腺癌新辅助化疗患者脱发，他们认为化疗期间佩戴冰帽持续头部冷敷可以显著降低化疗后脱发率，使用安全，患者治疗依从性好，但是个体头皮低温耐受程度不同，头皮温度测量标准（测量部位、仪器等）缺乏统一，对于头皮冷却的最佳温度也缺乏统一的标准。有学者认为头皮冷却温度低于 22℃有助于减轻脱发，但 Komen 等提出头皮表面温度低于 18℃时，效果更好。何时开展头皮冷却也是近年来学者们不断研究的方向之一，相关学者提出了输液后冷却时间（postinfusion cooling time，PICT），指患者在接受化疗药物输注后，药物浓度在头皮温度升温前下降到毒性水平以下所经历的时间。PICT 是根据药物剂量和半衰期得出的，但由于化疗药物半衰期相差较大，个体的药物生物利用度不同，最佳 PICT 在特定化疗方案中可能有所不同。多项研究表明，PICT 为 90 分钟时能保证头皮冷却疗法效果，但 Vanden Hurk 等应用头皮冷却疗法预防多西他赛引起的化疗性脱发时提出，PICT 由 90 分钟降至 45 分钟头皮冷却疗法效果更好，建议多西他赛化疗性脱发患者采用短期冷却时间，这在 Betticher 等研究中也得到了验证。Komen 等研究发现，即使 PICT 降至 20 分钟也能保证头皮冷却疗法效果。

目前头皮冷却预防 CIA 在临床推广中也存在一些争议，有研究认为头皮冷却治疗有导致头皮转移的风险，可能会影响患者生存。为了进一步了解 CIA 对生存的影响，有研究将头皮冷却治疗用于接受化疗的早期乳腺癌患者，结果认为头皮冷却治疗组与非头皮冷却治疗组的中位总生存时间相似（3 年 vs. 8 年，P＞0.05）。也有研究认为，头皮冷却方法尚未在临床上常规推广使用，临床经验不多，应尽量避免用于血液肿瘤（淋巴瘤、白血病）、冷凝集素病、冷球蛋白血症和创伤后冷损伤患者及肝功能不全的患者。

3. 药物治疗 在药物类型的发展方面研究发现，新型脂质体化疗药物的使用可减少脱发发生率。局部米诺地尔（浓度 2%、5%）外用，虽无法防止脱发，但可加快头发的再生。不推荐使用骨化三醇（1,25-二羟基维生素 D_3）、生育酚（维生素 E）来预防脱发，其应用效果尚未证实。比马前列素是一种前列腺素类似物，能促进斑秃患者睫毛生长，一项随机试验对特发性或化疗导致的睫毛脱落患者进行研究发现，使用比马前列素眼液治疗患者有37.5%未发生睫毛脱落，而对照组患者有 18.2%未发生睫毛脱落，研究认为，外用比马前列素可预防化疗导致的睫毛脱落。

4. 保护头皮和头发

（1）头皮保护：推荐使用帽子、假发、围巾进行防晒和防寒保暖。应使用防晒系数＞20 的防晒品。

（2）头发保护：洗头时水温不宜太高，使用温和的洗发和护发用品，可使头发和头皮免于干燥。避免长时间高温吹干头发，不染发或烫发和使用发胶。使用质软、宽齿的梳子，梳发时应轻柔，避免拉扯和过多次数的梳头。晚上睡觉时可佩戴发网，或使用绸缎枕套，以防头发结团。

5. 心理护理 因脱发造成困扰或焦虑的患者，应提供心理护理，指导患者进行冥想、瑜伽、针灸、按摩及音乐疗法来缓解心理压力。

6. 化妆美容 推荐使用假发进行美容装饰，使用假发时，日常佩戴的假发应每隔 10～14 天清洗 1 次。避免接触高温环境（如开烤箱门）。如果觉得假发烫或痒，可以用头巾（帽子）或围巾代替（选择棉质材质、衬里柔软、衬里接缝朝外的帽子）。

二、症状的最新干预进展

现代头皮冷却装置即电子冷却帽，主要通过液体制冷剂在硅胶帽中循环来保证头皮处于低温状态，通常包括内部与头部紧密相连的硅胶帽，以及外部绝缘和固定硅胶帽的橡胶帽。目前，美国食品药品管理局批准的此类装置包括 dignicap 系统和 paxman 系统，二者可据患者头部大小和形状不同进行调节。此类装置在使用时内层硅胶帽由室温逐渐降低，可实现温度自动调节，从而节省医务人员时间，增加患者舒适感。一项研究评估"dignicap"现代头皮冷却装置预防 CIA 的使用效果时，对早期乳腺癌患者化疗期间使用头皮冷却预防CIA，头皮冷却系统温度设置在 3℃，5%的患者未发生脱发，30%的患者出现 I 级脱发，30%的患者出现 II 级脱发，而未接受头皮冷却干预的患者均发生不同程度脱发。另一项使用现代头皮冷却装置的研究分析了"paxman"冷却装置在乳腺癌化疗患者中的作用，发现在化疗前使用头皮冷却系统的患者中，II～IV级脱发的发生率为 49.5%，未使用头皮冷却系统患者 II～IV级脱发的发生率为 100%。使用头皮冷却系统治疗的患者仅出现轻度头痛、恶心、头皮疼痛等，未发生严重不良反应。

三、健 康 指 导

1. 脱发应对方式 告之患者化疗脱发是可逆的，可以通过宣传新生头发时间、发质，给患者希望。剪短头发，使用软梳子或钝齿木梳减轻对头发的牵拉。外出佩戴假发及头巾等，展示不同假发及头巾，教会患者佩戴方法及技巧。建议患者根据脸型、头围大小及喜好挑选适合的假发。

2. 局部按摩 当头发全部脱落后，建议患者每日进行两次头皮按摩，按摩方法为沿颈部向上到头顶，从两侧鬓角向上到头顶。整个头皮得到按摩后，促进了血液循环，有利于头发生长。

3. 饮食指导 化疗时辅以养血、补气、滋补肝肾的中药及食品对改善脱发有一定作用。建议患者可选择一些富含氨基酸和维生素的食物，如莴苣、卷心菜、瘦肉、菠菜等，促进头发生长。

参 考 文 献

陈海燕，2010. 乳腺癌术后患肢淋巴水肿的康复护理[J]. 护理研究，24（10）：900-901.

陈虹，姜潮，刘启贵，等，2002. 晚期癌症患者焦虑抑郁及相关因素的研究[J]. 中国临床心理学杂志，10（2）：108-110.

陈伟娟，赵海燕，孔冬，等，2020. 成年肿瘤患者癌因性疲乏筛查与评估的证据总结[J]. 护理学报，27（14）：20-25.

储华健. 2020. 加味归脾汤治疗心脾两虚型恶性肿瘤相关性失眠的临床研究[D]. 扬州：扬州大学.

崔岩岩，贾玫，2017. 癌性厌食的治疗[J]. 中国临床医生杂志，45（4）：6-8.

董亚冰，王楠娅，赵恒军，2018. 影响肿瘤患者癌痛治疗相关因素的研究进展[J]. 现代肿瘤医学，26（8）：1311-1314.

范津铭，徐锋，2022. 免疫检查点抑制剂所致胃肠道不良反应的机制及治疗对策[J]. 肿瘤学杂志，28（2）：132-137.

冯英明，闵健，李刚，等，2004. 甲孕酮改善中晚期恶性肿瘤营养状况的临床观察[J]. 现代肿瘤医学，12（6）：544-547.

郭菲菲，李秋芳，赵毛妮，等，2019. 头皮冷却疗法在预防癌症病人化疗性脱发中的应用进展[J]. 护理研究，33（7）：1190-1193.

国际妇科内分泌学会中国妇科内分泌学会及共识专家，2018. 卵巢组织冻存与移植中国专家共识[J]. 中国临床医学杂志，46（4）：496-500.

韩冬梅，2016. 中晚期恶性肿瘤化疗患者便秘影响因素分析及护理措施[J]. 世界最新医学信息文摘，16（38）：251，255.

何瑞仙，2020. 肿瘤化疗患者症状管理[M]. 北京：人民卫生出版社：151-159.

河南省肿瘤医院乳腺癌诊疗共识专家团队，刘真真，焦得闯，等，2019. 河南省肿瘤医院乳腺癌相关继发性淋巴水肿诊疗专家共识[J]. 中华肿瘤防治杂志，26（24）：1855-1858.

黄颖敏，廖剑艺，陈智毅，2021. 超声技术用于乳腺癌相关淋巴水肿研究进展[J]. 中国医学影像技术，37（11）：1748-1751.

黄永健. 2020. 通元针法治疗肿瘤相关性失眠临床疗效观察[D]. 广州：广州中医药大学.

贾立群，贾英杰，陈冬梅，等，2022. 手足综合征中医辨证分型及治法方药专家共识[J]. 中医杂志，63（6）：595-600.

蒋林，赵参军，焦静，等，2022. 清热凉血解毒方灌肠治疗宫颈癌放疗所致放射性肠炎急性期的临床观察[J]. 世界中西医结合杂志，17（2）：311-314，318.

金申申，方雪萍，施芳，2020. 多学科团队干预对乳腺癌术后上肢淋巴水肿患者肩关节活动度及生活质量的影响[J]. 广东医学，41（4）：390-395.

孔为民，张赫，2021. 妇科肿瘤治疗后下肢淋巴水肿专家共识[J]. 中国临床医生杂志，49（2）：149-155.

黎银焕，周燕斌，2009. 肿瘤相关睡眠障碍的研究现状[J]. 国际内科学杂志，36（6）：337-342.

李繁荣，唐如冰，庞春华，等，2022. 肿瘤患者失眠评估与护理干预的最佳证据总结[J]. 护理学杂志，37（2）：96-100.

李明华，2010. 肺癌患者焦虑状况调查及护理对策[J]. 护理实践与研究，7（18）：116-117.

李青栋，万献尧，谷春梅，等，2012. 中文版ICU患者疼痛观察工具在机械通气患者应用的信度与效度[J]. 中华内科杂志，51（8）：642-643.

李艳群，张孟喜，2004. 不同病期癌症病人情绪障碍及应对方式分析[J]. 中国临床心理学杂志，12（4）：403-404.

李增宁，李晓玲，陈伟，等，2020. 肿瘤患者食欲评价和调节的专家共识[J]. 肿瘤代谢与营养电子杂志，7（2）：169-177.

李宗艳，施雁，陈静娟，等，2021. 癌症患者心理焦虑测评工具的研究进展[J]. 淮海医药，39（3）：326-329.

刘宁飞，2014. 淋巴水肿诊断与治疗[M]. 北京：科学出版社：167，172，186-190，252.

刘宇飞，来保勇，安甜，等，2021. 针刺治疗化疗相关周围神经病变的系统评价和Meta分析[J]. 上海针灸杂志，40（4）：511-520.

刘兆喆，2017. 淋巴水肿背景介绍[J]. 创伤与急危重病医学，5（2）：65-67.

刘兆喆，李秋华，李文雅，等，2023. 乳腺癌术后淋巴水肿中西医结合诊治中国专家共识[J]. 创伤与急危重病医学，11（1）：1-8.

刘宗淑，刘淑丽，罗占林，2014. 头皮扎条形止血带预防不同化疗药物所致脱发的效果观察[J]. 护理学报，21（9）：30-31.

芦殿荣，芦殿香，何生奇，等，2012. 穴位刺激防治含顺铂方案化疗患者消化道副反应的临床研究进展[J]. 针灸临床杂志，28（10）：66-70.

马婷婷，吴琼，欧阳静，等，2020. 中国癌症症状管理实践指南：口腔黏膜炎[J]. 护士进修杂志，35（20）：1871-1878.

马雪娇，周慧灵，任似梦，等，2021. 癌症相关失眠评估工具及其评价指标研究进展[J]. 世界中医药，16（13）：1937-1941.

马跃海，胡莹，李秋华，等，2017. 中药内服外治联合淋巴引流技术治疗中老年恶性肿瘤术后下肢淋巴水肿临床疗效研究[J]. 实用药物与临床，20（5）：520-523.

马跃海，李秋华，孙秀业，等，2020. 基于《黄帝内经》相关理论探讨淋巴水肿的临证研究[J]. 实用中医内科杂志，34（12）：47-49.

毛咏旻，王一红，谢腾，等，2017. 中西医防治顺铂引起化疗后恶心呕吐反应的研究进展[J]. 中华全科医学，15（2）：321-324.

梅康康，汪俭，屈丽君，2019. 化疗后口腔黏膜炎治疗的研究进展[J]. 中国医院药学杂志，39（13）：1409-1413.

蒙庆华，夏梅，王华，2016. 护理干预对恶性肿瘤患者化疗期间便秘的影响分析[J]. 中国保健营养，26（3）：

334-335.

牛建昭，魏育林，艾浩，等，2006. 临床化疗对卵巢功能的影响[J]. 中日友好医院学报，20（3）：181-183.

彭文颖，杨润祥，2022. 肿瘤患者腹泻的处理[J]. 中国临床医生杂志，50（1）：10-15.

秦晓萌，贾灵芝，王蒙蒙，等，2018. 中国人群癌症放化疗并发口腔黏膜炎危险因素 Meta 分析[J]. 中华肿瘤防治杂志，25（14）：1035-1041.

邱霖，佟阳，金咏梅，2022. 乳腺癌患者性问题管理的证据总结[J]. 中国癌症防治杂志，14（4）：434-439.

施琪，戴新娟，安红丽，等，2016. 刮痧联合拔罐改善心脾两虚型失眠患者睡眠质量的效果[J]. 护理学杂志，31（23）：38-40.

史艳侠，邢镨元，张俊，等，2019. 肿瘤化疗导致的中性粒细胞减少诊治专家共识（2019 年版）[J]. 中国医学前沿杂志（电子版），11（12）：86-92.

宋开艳，2018. 喉癌相关认知障碍患者护理方案的研究[D]. 太原：山西医科大学.

苏轲，司文涛，侯爱画，2020. 中医治疗化疗所致骨髓抑制的研究进展[J]. 中医肿瘤学杂志，2（5）：87-91，73.

孙恒文，杨艳珍，刘婷，等，2018. 癌症复发恐惧心理现状调查及其影响因素分析[J]. 循证医学，18（5）：298-303.

唐秀治，2009. 癌症症状体征治疗对策及护理[M]. 北京：人民军医出版社：1-16.

童幼妮，2015. 关于癌症患者焦虑情绪影响因素的研究进展[J]. 当代医药论丛，13（11）：200-202.

汪亚男，2019. 肿瘤患者癌因性疲乏评价指标的研究现状[J]. 继续医学教育，33（3）：83-85.

王珺，2014. 孔圣枕中丹治疗恶性肿瘤相关性失眠的临床疗效观察[D]. 北京：北京中医药大学.

王黎，丛明华，何瑞仙，等，2021. 肿瘤患者食欲减退的评估和护理研究进展[J]. 实用临床医药杂志，25（8）：117-123.

王振，苑成梅，黄佳，等，2011. 贝克抑郁量表第 2 版中文版在抑郁症患者中的信效度[J]. 中国心理卫生杂志，25（6）：476-480.

王黎红，何华，2000. 癌症疼痛的评估及护理对策[J]. 中华护理杂志，35（8）：489-490.

王施元，王致红，李春雨，等，2021. 抗肿瘤分子靶向药物相关性腹泻研究进展[J]. 药学学报，56（12）：3377-3384.

王世宜，2019. 卵巢衰老的影响因素、临床评价及管理策略共识[J]. 实用妇产科杂志，35（11）：823-827.

王世宜，2020. 女性恶性肿瘤患者化疗时卵巢损伤的防治策略专家共识[J]. 实用妇产科杂志，36（9）：667-670.

王稳，樊碧发，2021. 癌痛发生机制的研究进展[J]. 中国疼痛医学杂志，27（8）：616-618.

王亚玲，刘倩，王玉芹，等，2019. 癌症病人疼痛症状自我管理干预方案的研究进展[J]. 中国疼痛医学杂志，25（5）：387-390.

王艳艳，贾扬，刘艳红，2016. 系统护理干预对恶性肿瘤患者化疗期间便秘的临床效果[J]. 中国临床研究，29（1）：135-137.

王玉，刘朝晖，2020. 美国妇产科医师学会关于女性性功能障碍临床管理指南的解读[J]. 现代妇产科进展，29（12）：942-946.

卫丽，2019. 癌痛评估工具的研究进展[J]. 中西医结合心血管病电子杂志，7（27）：81-82.

魏歌，2018. 五行音乐疗法改善乳腺癌患者术后抑郁情绪的相关临床研究[D]. 广州：广州中医药大学.

魏晓晨，王慧，朱立勤，等，2017. 氨磷汀预防化疗致周围神经毒性疗效与安全性的系统评价[J]. 中国药房，28（3）：364-368.

吴贤琳，2020. 正念冥想对血液肿瘤化疗患者癌因性疲乏及焦虑抑郁的应用研究[D]. 长沙：湖南师范大学.

肖星婷，王娴，王燕，等，2021. 乳腺癌患者化疗所致脱发预防及护理的证据总结[J]. 中华护理杂志，56

（7）：1072-1078.

谢健，吴爱勤，2003. 焦虑症患者的个性特点和行为类型[J]. 中国心理卫生杂志，17（5）：327-328.

谢晓冬，罗健，2002. 癌症病人的性功能康复[J]. 中国临床康复，6（3）：377.

邢孔燕，王茹，王敏，等，2023. 我国宫颈癌患者性功能障碍患病率的 Meta 分析[J]. 中国性科学，32（5）：91-96.

徐兵河，马飞，王佳玉，2019. 三位权威教授解读《年轻乳腺癌诊疗与生育管理专家共识》[J]. 抗癌之窗，（6）：41-45.

薛静，张丽燕，杨琪，2017. 音乐治疗缓解癌症患者化疗后恶心呕吐改善生活质量的研究[J]. 护理学报，24（1）：70-72.

杨慧，陆颖，黄海欣，2020. 肿瘤患者化疗药物所致脱发的防治研究进展[J]. 肿瘤预防与治疗，33（2）：196-202.

杨欣欣，王佳美，侯丽媛，2019. 诱导睡眠的护理干预对减轻癌症患者大剂量顺铂化疗致呕吐的效果分析[J]. 世界睡眠医学杂志，6（1）：73-75.

叶菁，闫振兴，徐桂银，等，2019. 标准化心理干预对中晚期癌症患者生活质量的影响[J]. 中华现代护理杂志，25（15）：1959-1962.

约阿希姆·恩斯特·楚特，史蒂夫·诺顿，2020. 淋巴水肿管理. 4 版[M]. 张路，宋坪，高铸烨，译，北京：北京科学技术出版社：108.

早泄与勃起功能障碍共病诊疗中国专家共识编写组，张志超，2021. 早泄与勃起功能障碍共病诊疗中国专家共识[J]. 中华男科学杂志，27（5）：461-466.

曾妙，黄洋，甘家丽，等，2020. 基于造血干细胞衰老及造血微环境损伤探讨骨髓抑制机制的研究进展[J]. 现代肿瘤医学，28（22）：3990-3994.

张佳佳，黄喆，2011. 综合社会支持对晚期癌症患者心理影响的研究进展[J]. 上海护理，11（6）：53-57.

张萍，夏黎瑶，刘慧，2015. 中文版疼痛行为量表的信效度研究[J]. 护理研究，29（7）：884-885.

张荣欣，潘志忠，陆世旬，等，2010. 手足综合征的病因及处理对策[J]. 广东医学，31（15）：2037-2039.

张思政，苏亮，罗成龙，等，2023. 复方玄驹胶囊治疗男性勃起功能障碍疗效评价：随机对照试验的 Meta 分析[J]. 中国性科学，32（3）：118-126.

张卫红，周荃芝，赵雪平，等，2008. 癌症患者焦虑状态的相关因素分析及干预对策[J]. 河北医药，30（3）：400-401.

张晓璐，王国蓉，杨婧，等，2021. 乳腺癌患者性功能障碍干预措施及其效果的系统评价[J]. 现代预防医学，48（3）：562-565，570.

张燕妮，谈善军，张知格，等，2021. 厌食症发病机制及防治对策[J]. 肠外与肠内营养，28（3）：178-182.

张颖，邱秀敏，杨婴，等，2010. 癌症患者主要照顾者的负荷及研究进展[J]. 上海护理，10（2）：80-83.

张永慧，2015. 恶性肿瘤患者的癌因性疲乏中医证型临床研究[D]. 广州：广州中医药大学.

张作记，2005. 行为医学量表手册[M]. 北京：中华医学电子音像出版社：213-214.

郑燕梅，罗斌，2015. 乳腺癌化疗相关认知功能障碍研究进展[J]. 中华临床医师杂志（电子版），9（1）：105-110.

中国医师协会生殖医学专业委员会，2017. 高龄女性不孕诊治指南[J]. 中华生殖与避孕杂志，37（2）：87-100.

中华医学会妇产科学分会内分泌学组，田秦杰，2011. 闭经诊断与治疗指南（试行）[J]. 中华妇产科杂志，46（9）：712-716.

中华医学会男科学分会早泄诊断与治疗编写组，张志超，2022. 早泄诊断与治疗指南[J]. 中华男科学杂志，28（7）：656-665.

周琳琳，苏少晨，翟田田，等，2019. 蜂蜜预防放化疗导致的口腔黏膜炎及相关疼痛的系统评价[J]. 中国护理管理，19（5）：693-700.

周玲，2014. 慢性疼痛患者整体疼痛评估量表的汉化及信效度评价[D]. 杭州：浙江大学.

祖力比亚·麦麦吐逊，王君俏，赵文梅，等，2019. 新疆喀什地区维持性血液透析患者焦虑抑郁状况及其相关因素的研究[J]. 护士进修杂志，34（4）：299-302+342.

Ajani JA，D'Amico TA，Bentrem DJ，et al，2022. Gastric cancer，version 2. 2022，NCCN clinical practice guidelines in oncology[J]. J Natl Compr Canc Netw，20（2）：167-192.

American College of Obstetricians and Gynecologists'Committee on Practice Bulletins-Gynecology，2019. Female sexual dysfunction：ACOG practice bulletin clinical management guidelines for obstetrician-gynecologists，Number 213[J]. Obstet Gynecol，134（1）：e1-e18.

Anand P，Elsafa E，Privitera R，et al，2019. Rational treatment of chemotherapy-induced peripheral neuropathy with capsaicin 8% patch：from pain relief towards disease modification[J]. J Pain Res，12：2039-2052.

Anderson RA，Remedios R，Kirkwood AA，et al，2018. Determinants of ovarian function after response-adapted therapy in patients with advanced Hodgkin's lymphoma （RATHL）：a secondary analysis of a randomised phase 3 trial[J]. Lancet Oncol，19（10）：1328-1337.

Andersson By U，Tani E，Andersson U，et al，2004. Tumor necrosis factor，interleukin 11，and leukemia inhibitory factor produced by Langerhans cells in Langerhans cell Histiocytosis[J]. J Pediatr Hematol Oncol，26（11）：706-711.

Bilgiç Ş，Acaroğlu R，2017. Effects of listening to music on the comfort of chemotherapy patients[J]. West J Nurs Res，39（6）：745-762.

Bolton L，2021. Managing oral mucositis in patients with cancer[J]. Wounds，33（5）：136-138.

Charney DS，Deutch A，1996. A functional neuroanatomy of anxiety and fear：implications for the pathophysiology and treatment of anxiety disorders[J]. Crit Rev Neurobio，10（3-4）：419-446.

Cho J，Choi EK，Kim IR，et al，2014. Development and validation of chemotherapy-induced alopecia distress scale （CADS） for breast cancer patients[J]. Ann Oncol，25（2）：346-351.

Cioffi R，Bergamini A，Gadducci A，et al，2018. Reproductive outcomes after gestational trophoblastic neoplasia. a comparison between single-agent and multiagent chemotherapy：retrospective analysis from the MITO-9 group[J]. Int J Gynecol Cancer，28（2）：332-337.

de Jongh FE，van Veen RN，Veltman SJ，et al，2003. Weekly high-dose cisplatin is a feasible treatment option：analysis on prognostic factors for toxicity in 400 patients[J]. Br J Cancer，88（8）：1199-1206.

Derogatis LR，Lipman RS，Rickels K，et al，1974. The Hopkins Symptom Checklist （HSCL）：A measure of primary symptom dimensioals[J]. Mod Probl Pharmacopsychiatry，7：79-110.

Ding L，Yan G，Wang B，et al，2018. Transplantation of UC-MSCs on collagen scaffold activates follicles in dormant ovaries of POF patients with long history of infertility[J]. Sci China Life Sci，61（12）：1554-1565.

Dranitsaris G，Molassiotis A，Clemons M，et al，2017. The development of a prediction tool to identify cancer patients at high risk for chemotherapy-induced nausea and vomiting[J]. Annals of Oncology，28（6）：1260-1267.

Du X，Ding T，Zhang H，et al，2016. Age-specific normal reference range for serum anti-müllerian hormone in healthy Chinese Han women：a nationwide population-based study[J] Reprod Sci，23（8）：1019-1027.

Elias FTS，Weber-Adrian D，Pudwell J，et al，2020. Neonatal outcomes in singleton pregnancies conceived by fresh or frozen embryo transfer compared to spontaneous conceptions：a systematic review and meta-analysis[J]. Arch Gynecol Obstet，302（1）：31-45.

Feng B，Hu X，Lu WW，et al，2022. Are mindfulness treatments effective for pain in cancer patients? A systematic review and meta-analysis[J]. Eur J Pain26（1）：61-76.

Huang Q，Lin J，Han R，et al，2022. Using virtual reality exposure therapy in pain management：A systematic review and meta-analysis of randomized controlled trials[J]. Value Health，25（2）：288-301.

Janelsins MC，Kesler SR，Ahles TA，et al，2014. Prevalence，mechanisms，and management of cancer-related cognitive impairment[J]. Int Rev Psychiatry，26（1）：102-113.

Johns J，Krogh K，Rodriguez GM，et al，2021. Management of neurogenic bowel dysfunction in adults after spinal cord injury: Clinical practice guideline for healthcare providers.[J]. J Spinal Cord Med，44（3）：442-510.

Jordan P，Carmo-Fonseca M，1998. Cisplatin inhibits synthesis of ribosomal RNA in vivo[J]. Nucleic Acids Res，26（12）：2831-2836.

Jung D，Lee KM，Kim WH，et al，2016. Longitudinal association of poor sleep quality with chemotherapy-induced nausea and vomiting in patients with breast cancer[J]. Psychosom Med，78（8）：959-965.

Juraskova I，Bonner C，2013. Decision aids for breast cancer chemoprevention[J]. Breast Cancer Res，15（5）：106.

Kang D，Kim IR，Choi EK，et al，2019. Permanent chemotherapy-induced alopecia in patients with breast cancer：a 3-year prospective cohort study[J]. Oncologist，24（3）：414-420.

Kim YH，Kim GM，Son S，et al，2020. Changes in taste and food preferences in breast cancer patients receiving chemotherapy：a pilot study[J]. Support Care Cancer，28（3）：1265-1275.

Koide S，Lin CY，Chen C，et al，2020. Long-term outcome of lower extremity lymphedema treated with vascularized lymph node flap transfer with or without venous complications[J]. J Surg Oncol，121（1）：129-137.

Kottschade L，Novotny P，Lyss A，et al，2016. Chemotherapy-induced nausea and vomiting：incidence and characteristics of persistent symptoms and future directions NCCTG N08C3（Alliance）[J]. Support Care Cancer，24（6）：2661-2667.

Krishnan AV，Goldstein D，Friedlander M，et al，2005. Oxaliplatin-induced neurotoxicity and the development of neuropathy[J]. Muscle Nerve，32（1）：51-60.

Kritsilis MV，Rizou S，Koutsoudaki PN，et al，2018. Ageing，cellular senescence and neurodegenerative disease[J]. Int J Mol Sci，19（10）：2937.

Ludman T，Melemedjian OK，2019. Bortezomib and metformin opposingly regulate the expression of hypoxia-inducible factor alpha and the consequent development of chemotherapy-induced painful peripheral neuropathy[J]. Mol Pain，15：1744806919850043.

Maj MA，Ma J，Krukowski KN，et al，2017. Inhibition of mitochondrial p53 accumulation by PFT-μ prevents cisplatin-induced peripheral neuropathy[J]. Front Mol Neurosci，10：108.

Matthews E，Carter P，Page M，et al，2018. Sleep-wake disturbance：a systematic review of evidence-based interventions for management in patients with cancer[J]. Clin J Oncol Nurs，22（1）：37-52.

McGee P，Munnoch DA，2018. Treatment of gynaecological cancer related lower limb lymphoedema with liposuction[J]. Gynecol Oncol，151（3）：460-465.

Nangia J，Wang T，Osborne C，et al，2017. Effect of a scalp cooling device on alopecia in women undergoing chemotherapy for breast cancer：the scalp randomized clinical trial[J]. JAMA，317（6）：596.

Pike CT，Birnbaum HG，Muehlenbein CE，et al，2012. Healthcare costs and workloss burden of patients with chemotherapy-associated peripheral neuropathy in breast，ovarian，head and neck，and nonsmall cell lung cancer[J]. Chemother Res Pract，2012：913848.

Pulito C，Cristaudo A，La Porta C，et al，2020. Oral mucositis: the hidden side of cancer therapy[J]. J Exp Clin

Cancer Res，39（1）：210.

Rapoport BL，2017. Delayed chemotherapy-induced nausea and vomiting：pathogenesis，incidence，and current management[J]. Front Pharmacol（8）：19.

Rockson SG，Keeley V，Kilbreath S，et al，2019. Cancer-associated secondary lymphoedema[J]. Nat Rev Dis Primers，5（1）：22.

Roila F，Molassiotis A，Herrstedt J，et al，2016. 2016 MASCC and ESMO guideline update for the prevention of chemotherapy- and radiotherapy-induced nausea and vomiting and of nausea and vomiting in advanced cancer patients[J]. Ann Onco，27（suppl 5）：v119-v133.

Rossi A，Caterina Fortuna M，Caro G，et al，2019. Monitoring chemotherapy-induced alopecia with trichoscopy[J]. J Cosmet Dermatol，18（2）：575-580.

Ruiz-Casado A，Álvarez-Bustos A，de Pedro CG，et al，2021. Cancer-related fatigue in breast cancer survivors：a review[J]. Clinical Breast Cancer，21（1）：10-25.

Sanft T，Denlinger CS，Armenian S，et al，2019. NCCN guidelines insights：survivorship，version 2. 2019[J]. J Natl Compr Canc Netw，17（7）：784-794.

Sheikhansari G，Aghebati-Maleki L，Nouri M，et al，2018. Current approaches for the treatment of premature ovarian failure with stem cell therapy[J]. Biomed Pharmacothe，102：254-262.

Spears N，Lopes F，Stefansdottir A，et al，2019. Ovarian damage from chemotherapy and current approaches to its protection[J]. Hum Reprod Update，25（6）：673-693.

van Dam FS，Schagen SB，Muller MJ，et al，1998. Impairment of cognitive function in women receiving adjuvant treatment for high-risk breast cancer：high-dose versus standard-dose chemotherapy[J]. J Natl Cancer Inst，90（3）：210-218.

Wang S，Yang T，Shen A，et al，2021. The scalp cooling therapy for hair loss in breast cancer patients undergoing chemotherapy：a systematic review and meta-analysis[J]. Support Care Cancer，29（11）：6943-6956.

Wang XM，Lehky TJ，Brell JM，et al，2012. Discovering cytokines as targets for chemotherapy-induced painful peripheral neuropathy[J]. Cytokine，59（1）：3-9.

Wang Y，Probin V，Zhou D，2006. Cancer therapy-induced residual bone marrow injury：mechanisms of induction and implication for therapy[J]. Curr Cancer Ther Rev，2（3）：271-279.

Wefel JS，Lenzi R，Theriault RL，et al，2004. The cognitive sequelae of standard-dose adjuvant chemotherapy in women with breast carcinoma[J]. Cancer，100（11）：2292-2299.

Won HH，Lee J，Park JO，et al，2012. Polymorphic markers associated with severe oxaliplatin-induced，chronic peripheral neuropathy in colon cancer patients[J]. Cancer，118（11）：2828-2836.

Xie J，Chen LH，Ning ZY，et al，2017. Effect of transcutaneous electrical acupoint stimulation combined with palonosetron on chemotherapy-induced nausea and vomiting：a single-blind，randomized，controlled trial[J]. Chin J Cancer，36（1）：6.

Yoshihara M，Shimono R，Tsuru S，et al，2020. Risk factors for late-onset lower limb lymphedema after gynecological cancer treatment：a multi-institutional retrospective study[J]. Eur J Surg Oncol，46（7）：1334-1338.

Zaleska MT，Olszewski WL，2019. The effectiveness of intermittent pneumatic compression in therapy of lymphedema of lower limbs：methods of evaluation and results[J]. Lymphat Res Biol，17（1）：60-69.

下　篇

第二十一章　肿瘤患者症状护理质量管理概述

　　肿瘤是严重威胁人类生存和社会发展的重大疾病，是 21 世纪全球最严重的公共卫生问题之一。肿瘤患者从诊断、治疗到康复阶段，会面临不同症状的困扰，包括疾病和治疗相关症状，如疼痛、疲乏、恶心、呕吐、厌食、呼吸困难、焦虑、抑郁等。肿瘤患者的症状具有个体差异性，并且随着时间的推移呈动态变化，严重影响患者的生活质量和生存期。因此有必要对肿瘤患者进行症状管理，预防或尽早解决其生理、心理和社会问题。护士是与患者关系最为密切的医疗照护者，是对患者进行全程症状管理的主要实施者，在症状筛查、评估、给药、非药物干预及效果评价等环节中，起着举足轻重的作用，而护理质量管理是护理工作的重要保障，护理质量管理的开展有利于更好地满足服务对象的需要、提高护理组织的市场竞争力、促进护理学科的发展、加强护理队伍的建设。因此，关注肿瘤患者症状的护理质量管理至关重要。

第一节　相关概念

一、肿瘤护理

　　肿瘤护理是一门关于肿瘤的预防、护理、康复的专科护理，其主要内容：①积极宣传防癌知识，促进人们建立健康的生活方式，识别肿瘤的早期危险信号，开展防癌普查。②为肿瘤患者提供系统的护理和有效的症状管理，预防和减轻化疗、放疗等治疗所致的毒副作用。③为患者提供治疗后的整体康复，包括身体功能的康复和心理的适应。④在患者治疗和康复过程中提供连续关怀和照护，重视心理、社会、文化精神因素对肿瘤患者的影响，调动可利用的社会资源，激发肿瘤患者的心理潜能以提高的生活质量。⑤为肿瘤患者家属提供有力的支持。

二、专科护士

　　专科护士是在护理学专业化进程中形成和发展起来的高级临床护理工作者，是指在某一特殊或者专门的护理领域具有较高水平和专长的专家型临床护士，通过熟练综合运用专科护理知识和技术为服务对象提供专业化服务。专科护士在拓展护士的角色与功能、提升护理专业地位、发挥医护之间桥梁作用、增进医疗团队合作及提升医疗质量等方面发挥着重要作用。

　　"专科护士"一词源于美国。美国是"专科护士"发展最早、最快的国家。1900 年，DeWitt 在《美国护理学杂志》（*American Journal of Nursing*）创刊号上撰文讨论了关于专科护理的问题，被认为正式提出了专科护理（specialty nursing）的概念。1909 年美国开始了麻醉科护士的培养，之后逐渐扩展到临床的许多专业，包括 ICU、急救、糖尿病、造口、肿瘤、老年、临终关怀、感染控制等护理领域。目前美国护理专科化的规模和制度已比较成熟和完善。"专科护士"的教育培养分为初级专科护士（specialty nurse，SN）和高级专科护士（advanced practice nurse，APN）两个层次。SN 工作在专科护理领域一线，通常并无强制性资格认证的要求，他们在注册护士的基础上积累充足的专科护理领域实践经验，并且接受符合规定的继续教育培训后获得资格认定，也可视为在某个专科工作领域有某一专科上岗证书的护士。APN 必须具有硕士及以上学位，要以 APN 的身份从事相关专科护理实践，还必须接受强制性资格认证才能被授予相应资格并取得执业执照。国外 APN 包括 4 种角色：护理麻醉医师（certified registered nurse anesthetist，CRNA）、护理助产（centified nurse midwife，CNM）、临床专科护士（clinical nurse specialist，CNS）、开业护士（nurse practioner，NP）。

我国所称的"专科护士"主要是指在护理专业化进程中形成和发展起来的高级临床护理工作者。CNS 需要经过专门培训并获得相应的专科护士资格，他们在某一专业的临床领域具有丰富的工作经验和先进的专业知识，为患者提供专业化的护理服务，同时承担同行的咨询者和患者指导者等角色。我国专科护士培训起步较晚，目前仍存在专科护士学历水平较低、专科护士概念的内涵和外延界定不清、培训机构不统一、无统一的权威资格认证机构和认证标准培训普及面较窄、专科护士岗位设置与职责不明确、待遇不足等问题，但近年来专科护士已经在临床工作中发挥了巨大的作用，普遍得到认可，专科护士培训也在逐步完善。

三、肿瘤专科护士

随着社会及科学技术的快速发展，护理进入了快速专业化发展的阶段，护理专业的职能在广度和深度上都有了很大的延伸，护理专科化发展已成为许多国家临床护理实践发展的策略和方向。在肿瘤学领域，随着手术治疗、化学治疗、放射治疗等新药物、新技术的不断应用，肿瘤专科护士（oncology clinical nurse specialist，OCNS）逐渐产生并发展。虽然肿瘤专科护士的概念界定和准入标准尚未明确，但他们仍被认为是为肿瘤患者提供照顾支持的多学科专业团队中的核心成员之一。肿瘤专科护士不同于肿瘤科护士，前者是经过系统培训与认证的肿瘤领域的专家型临床护理人员，具有肿瘤专科领域的工作经历，并且经过系统化的肿瘤理论和实践的职业培训，具有相应资格证书，能熟练运用专科护理知识和技术为服务对象提供专业化服务的注册护士；后者则是在肿瘤专科病房工作的普通注册护士。

国外肿瘤专科护士的发展已相对成熟，加拿大肿瘤护士协会成立于 1984 年，现已明确肿瘤护理是为了帮助肿瘤患者及其家庭在患病过程中，提供照护、协助决策、提供教育和咨询及各类资源信息，满足患者的需求。明确肿瘤护理工作涉及疾病预防、促进疾病适应、治疗疾病、缓解症状、疾病康复及姑息护理等领域，同时该组织提出肿瘤护理工作标准、不同层级肿瘤护士的角色及能力标准，以推动加拿大肿瘤专科护理的发展。澳大利亚肿瘤护士协会于 1999 年建立了肿瘤专科护理标准，该标准被作为肿瘤专科护士培训的教育标准，旨在培养澳大利亚肿瘤专科护士的专业知识、技能及态度，以提高专业能力、改善肿瘤护理实践。英国卫生署于 2000 年明确肿瘤专科护士的 4 个分层及其相应的角色、能力及工作范畴。美国肿瘤护理协会成立于 1974 年,旨在规范肿瘤专科护理实践能力和教育要求,建立肿瘤专科护理的资格论证系统。我国肿瘤专科护士最早在台湾地区出现,其将肿瘤专科护士称为肿瘤专科护理师, 长庚纪念医院于 1984 年首创专科护理师制度, 1990 年台湾卫生部门委托台湾护理学会制订计划, 将专科护理师纳入临床护理教育体系。香港于 1996年在香港理工大学开设 APN 课程培养专科护士,包括肿瘤及临终关怀专科护士。为促进护士的专业化发展, 提高专科领域护士的技术水平, 2007 年卫生部发布了专科护理领域护士培训大纲以指导各地规范开展专科护理领域护士的培训工作。各省、自治区、直辖市根据临床发展需要有重点地提出了专科护理领域护士的培训计划, 逐步建立专科护士人才培养制度和准入制度, 明确岗位职责, 探索与建立相应的技术标准, 落实相应的薪酬待遇。

四、护 理 质 量

护理质量(nursing quality)是指护理人员为患者提供护理技术服务和基础护理的效果及满足患者对护理服务一切合理需要的综合,是在护理过程中形成的客观表现,直接反映了护理工作的职业特色和工作内涵。护理质量包括三层含义,即规定质量、要求质量和魅力质量。

五、护理质量管理

护理质量管理是指按照护理质量形成的过程和规律, 对构成护理质量的各个要素进行计划、组织、协调和控制, 以保证护理服务达到规定的标准和满足服务对象需要的活动过程。护理质量管理首先必须确立护理质量标准, 有了标准, 管理才有依据, 才能协调各项护理工作, 用现代科学管理方法, 以最佳的技术、最低的成本和最少的时间, 为患者提供最优质的护理服务。

第二节　肿瘤科护理人员工作能力

一、肿瘤科护理人员核心能力

核心能力是护理人员职业能力结构中最重要的部分, 在提升医院竞争力, 培养创新、实用型护理人才方面具有重要意义。郭娜菲等指出, 国外肿瘤专科护士的核心能力要求中,对于教育咨询能力有较高要求。我们对肿瘤医院护士核心能力进行调研, 也发现学历和对护理专业的兴趣对其影响最大, 护理管理者可以通过制订与最高学历挂钩的晋升、外出进修学习等政策, 鼓励护士提高学历层次。同时, 针对不同阶段的临床护士给予相应的心理引导, 减少护理人员的工作倦怠感, 不断激发其对护理专业的获益感。

肿瘤专科护士核心能力没有被明确界定, 结合相关的理论和文献, 研究人员总结出肿瘤专科护士的核心能力是获得肿瘤专科护士证书的护理人员为患者提供专业的、高效的护理服务所具备的知识、技能和特性，具体可参考肿瘤专科护士核心能力评价指标体系（附表 13）。现阶段我国肿瘤科护理人员核心能力处于中等水平，研究发现，专业发展、教育/咨询和评判性思维/科研得分最低，而且这种现象在我国护理人员中普遍存在。国内外多项研究显示，评判性思维对护理科研和护理工作有着深远的影响，也是护理人员核心能力的重要组成部分，我国的护理专业对评判性思维的开展比较晚，目前依然没有开设针对性的课程，并且没有像发达国家那样将评判性思维作为专科护士必须具备的基本技能之一，这些可能是导致肿瘤科护理人员评判性思维能力得分较低的原因，不过我国护理学界目前已意识到这方面的欠缺，正在逐步开展相关研究。

二、肿瘤科护理人员专科能力

国外肿瘤专科护士的发展起步较早，对于专科护士的能力有明确的要求，并且也根据其实践场所、服务对象的不同有所差异，如根据实践场所的不同可分为医疗机构的病房内、门诊、社区、私人医院、姑息养老院专科护士；根据服务对象、不同的病种可分为儿科肿瘤专科护士、老年科肿瘤专科护士、乳腺癌肿瘤专科护士等。根据分类的不同，肿瘤专科护士的能力要求也存在差异。现阶段，随着肿瘤专科护理方向的快速发展，以肿瘤专科护士为基础，专科方向细化，延伸出了疼痛专科护士、安宁疗护专科护士、淋巴水肿专科护士、肺康复专科护士、营养专科护士、PICC 专科护士、伤口/造口专科护士等，为症状管理的发展奠定了基础。肿瘤护理协会 2008 年发布的肿瘤临床护理专家的能力要求指南中，对于肿瘤专科护士的能力从患者、护士及组织系统三个方面，每个条目都分别从健康状态的评估、诊断和制订护理计划、干预及评价进行阐述，在该指南中，肿瘤临床护理专家的服务对象是受肿瘤影响的成人及老年患者。澳大利亚 2009 年公布的国家肿瘤护理教育策略中，分别从注册护士（registered nurse）、轮转护士（enrolled nurse）及护理实践者（nurse practitioner）三个层面进行阐述，其中注册护士包括专业护理实践、批判性思维与评估、按照护理程序实施照护、沟通与多学科协作四个维度；轮转护士包括专业及伦理实践、批判性思维与评估、护理管理和教育赋能；护理实践者包括专业的护理、批判性思维与评估、按照护理程序实施照护、支持性护理、协调护理、信息共享和教育。国外肿瘤专科护士对于教育咨询能力有较高要求，肿瘤专科护士可教育咨询进行肿瘤的防治，通过肿瘤专科护士的高级护理实践，最大限度地降低因肿瘤造成的社会负担和给群众带来的影响。

我国肿瘤专科护士发展起步较晚，20 世纪 80 年代末护理专家开始提出培养专科护士及加速我国"护理专科化"发展的观点。中华护理协会自 2009 年起连续开办了 5 届肿瘤专科护士培训班，在广东、北京、上海、江苏、浙江、四川等地区均又开展了相应的培训，在培训模式、资格认证等方面得出了一些经验。但在整个过程中，普遍存在重培养、轻使用的问题，肿瘤专科护士的作用没有得到充分发挥。对于肿瘤专科护士的能力要求目前没有成文的规定，目前国内公立医院肿瘤护理人员能力标准可表现为以下 5 个方面：专业技术知识能力、临床操作能力、评价与沟通能力、管理能力、科研教学能力。专业技术知识能力包括掌握肿瘤护理专业理论知识、相关伦理、法律、英语等专业知识；临床操作能力包括临床应急能力、临床操作技能等；评价与沟通能力包括护患沟通能力、心理韧性能力、共情能力；管理能力包括业务指导能力、病区管理能力；科研教学能力包括科研成果转化能力、临床带教能力等（附表14）。

三、肿瘤科护理人员人文管理能力

人文关怀能力是护士实施护理人文关怀时所需要具备的相关能力，包括关怀体验能力、关怀行为能力。关怀体验能力使护士能够对患者的关怀需求感同身受，更好地理解患者的处境和忧虑，主要包括行为观察能力、同理体验能力、专业感悟能力和情境分析能力四个方面的要素。关怀行为能力是护士具体实践人文关怀的能力，包括情感沟通能力、精神支持能力、人际协调能力和解决问题能力。目前，恶性肿瘤发病率呈逐年上升趋势，由于手术、化疗、放疗后并发症及癌性疼痛等，在诊疗过程中肿瘤患者的心理极其复杂多变，容易出现情绪低落、意志消沉、悲观失望等负性情绪，患者不仅对医疗水平有较高的要求，对精神和心理方面的人文关怀也有更迫切的需求，希望得到医护人员的关爱和尊重。如何满足肿瘤患者的人文护理需求，是肿瘤科护士面临的新课题。护士人文管理能力是护士秉承人性、德行，融体力、智力、知识、观念、情感、态度、意志为一体的内在修养，外化为自觉地、创造性地服务于患者的实际本领与才能，是综合护理能力的核心能力之一。严梅等学者调查肿瘤专科医院临床护士的人文关怀能力，结果显示，其人文关怀能力处于良好水平，但仍有提升的空间。实际临床工作中，肿瘤科护士通常主要侧重于患者救治、病情监测、对症处理等工作，却常忽视患者的心理、情绪变化及人文关怀需求。研究表明，护士对人文关怀的薄弱环节的感知存在不足，并且对于患者认为重要的关怀行为，护士的践行存在"供"不应"求"现象。如何提升肿瘤专科医院临床护士人文关怀能力还值得进一步研究。护士人文管理能力直接关系着护理服务质量，目前，缺乏统一的标准或规定专门针对肿瘤科护理人员的人文管理能力。其主要内容包括同理感、强责感、沟通能力、疼痛管理、伦理和道德决策、多学科协作、人道主义的服务、精湛的护理技术。总之，肿瘤科护理人员人文管理能力的核心在于与患者和家属建立良好的沟通和关系，提供心理支持和照顾并处理伦理和道德问题。这些能力可以通过培训、教育和实践来提高，以帮助护理人员更好地满足患者和家属的需求，为患者和家属提供高质量的肿瘤护理。

第三节　护理人员在肿瘤症状管理中的作用

一、肿瘤科护理人员在症状管理中的作用

随着人口的老龄化和快速增长，全球的肿瘤发病人数也在快速增长。WHO下属的国际癌症研究机构（international agency for research on cancer，IARC）发布的全球癌症负担状况最新估计报告数据显示2018年预计将有1810万例新发病例，肿瘤诊断5年内生存人数预计为4380万，中国肿瘤发病率及病死率均列全球首位。肿瘤患者由于自身疾病的发展和治疗的特点，通常存在很多症状，对患者的生存质量产生重要的影响。肿瘤患者的生存质量比生

存率、病死率更能代表患者的治疗效果和康复情况，这已经成为现代肿瘤学科的基本共识。对于肿瘤幸存者的照护重点也逐渐从治疗阶段相关护理转移到生存期的症状管理、康复等。

症状管理是体现肿瘤护士作为实践者、教育者和协调者角色的关键。首先，护士的评估是动态的。患者治疗前应进行身体状态的评估，而对于症状的筛查和评估是症状管理的前提。对于肿瘤患者常见症状有相应的筛查和评估的成熟量表，护士应了解筛查时机、评估时机和方法，以便及时发现并对症状进行干预；与药剂师协作，沟通确认药物浓度、剂量及输液装置是否安全；观察用药期间是否出现药液外渗及不良反应；及时报告用药后的副作用，如恶心、呕吐、疲乏、腹泻等，这不仅可使医生有时间去照顾病情复杂的患者，也维护了患者的安全，提升了患者的积极体验。另外，护士负责向患者提供其所需要的信息并用专业知识和技能管理身体、心理症状，同时赋能患者共同参与治疗决策。最后，基于患者的诊断和整体评估制订护理计划。患者出现任何不良反应、肿瘤复发等现象，有了治疗总结和护理计划，患者的负面情绪也会最小化。在社区中，肿瘤患者相关的保健咨询和护理多由专科护士协调。护理干预从生理和心理方面对提高肿瘤患者的生活质量均取得了显著的效果。肿瘤专科护士提供的专科护理已经成为肿瘤患者症状管理、提高生活质量、提高患者和家属满意度的专业性服务。

二、肿瘤专科护士在症状管理中的作用

肿瘤专科护士是促进肿瘤照护标准和改革的关键。当护士有资格实施规定范围内的最高实践时，就有机会对患者安全及治疗效果施加积极的影响。我国肿瘤护士已具备照护患者的知识、技术和能力。目前在美国，高级实践护士（临床护理专家和开业护士）被赋予相应的实践许可，其中包括可以与其合作伙伴开办肿瘤症状管理诊所。在症状控制的所有活动中，告知患者及家属相关症状的起因及应对方案是处理好肿瘤及其治疗导致的症状的第一步，为患者提供有关症状的教育是有效管理症状的重要内容。在循证护理实践的框架下，我国护士除以本国的循证为基础外，还可以参考美国国家综合癌症网络指南，为患者制订症状管理计划，包括特定症状的药物治疗。指南中提及的证据旨在改善患者结局。

我国肿瘤专科护士的发展仍处于尝试和探索阶段。一方面，目前国内还没有肿瘤专科护士的统一定义，其角色及工作内容尚存较多争议。虽然各省市相继开始疼痛专科护士、PICC 专科护士及伤口造口护理等人才的培养，但培养对象的准入存在一定差异，有的以培养肿瘤专业适任护士为目的，有的以培养肿瘤护理骨干为目的，有的则以护理专家的标准进行培训，对定义的不同理解导致各地所培养人才水平的参差不齐（PICC 专科护士培训理论知识体系具体内容详见附表 15）。另一方面，从人力资源角度而言，如何做到人尽其才是目前管理者关注的重点，虽然卫生部门十分鼓励学习发达国家或地区的护士分层管理，但国内通常由于科室人员配备不足、工作量大等原因，分层效果并不明显，很多拥有丰富经验的护士与其他护士的职责并无本质差异。肿瘤专科护士没有相对固定的岗位，其准入资质和工作内容等均没有统一的限定和标准。接受培训的相关人员回到原岗位后仍然从事原来的工作，工作内容及工作形式没有任何改变，这在某种程度上造成了人才的浪费，同时也挫伤了护士进一步深造的积极性。因此，积极推进肿瘤专科护士的发展，让其在症状管理的过程中发挥自身优势至关重要。

第二十二章 癌痛护理质量管理

第一节 癌痛管理相关制度

一、癌痛护理管理制度

1. 目的 规范疼痛管理，减少并发症，提高患者就医的满意度。

2. 范围 肿瘤内科疼痛的患者。

3. 权责

（1）疼痛管理小组成员负责制度的制订、修订、监督、落实、培训。

（2）各级责任护士认真学习、执行制度。

（3）科主任、护士长负责疼痛管理制度落实情况的质量控制。

4. 内容 参考成人癌性疼痛护理团体标准（附表16）和癌痛患者护理指引专家共识（2017年版）确定疼痛患者管理内容，具体如下所示。

（1）对护理人员疼痛知识进行培训，进修生、新护士、轮转护士到病区的第2周完成疼痛知识的培训，科室其他护士每季度培训1次。

（2）患者疼痛知识健康教育的目的及方法

1）患者疼痛健康教育的目的：①指导患者准确描述疼痛的性质、部位、持续的时间、规律，指导其选择适合自身的疼痛评估工具，正确评估疼痛的程度，告知患者出现疼痛及镇痛药物不良反应时，应及时向护士汇报，以便及时处理。②教会患者掌握非药物镇痛方法的具体措施，如音乐疗法、放松疗法、冷疗法、温热疗法等。指导患者正确服用镇痛药物，了解药物镇痛的作用及不良反应。③有针对性强化疼痛相关知识的教育，使不愿意报告疼痛、担心药物成瘾的患者解除疑惑和担忧，使患者和家属配合疼痛评估及治疗，将疼痛教育工作贯穿患者住院的始终。

2）患者疼痛知识健康教育的内容及要求。①新入及转入患者：责任护士介绍开展疼痛关爱的目的，了解患者对疼痛的认识、疼痛经历及需求，向患者讲解镇痛的新观念及疼痛评估的方法，并且患者入院8小时内，完成"入院患者护理评估单"，进行首次疼痛评估。②入院3天内：责任护士教会患者非药物疗法干预方法，讲解疼痛评估的方法及疼痛相关知识，让患者知晓出现疼痛要及时通知医护人员。③疼痛治疗当日：责任护士再次讲解疼痛评估的方法及疼痛相关知识，考核患者对疼痛评估方法及疼痛相关知识的掌握情况，护士长及责护组长抽查患者疼痛知识掌握情况，不合格者当班责任护士重新对患者进行培训，直至患者掌握。治疗后评估用药效果并及时通知医生。

（3）疼痛的评估及管理

1）疼痛评分主要使用疼痛评估尺进行；对于交流困难的患者，如儿童（3～5岁）、老年人、意识不清或不能用言语准确表达的患者，运用 Wong-Banker 面部表情量表进行评估。

2）疼痛评分≤3 分：采用非药物疗法干预，无须再进行评估，除非患者临时报告疼痛。

3）疼痛评分 4 分：告知医生并采用非药物疗法干预方法，必要时给予镇痛药物治疗，并予以记录。

4）疼痛评分≥5 分的患者，通知医生，给予镇痛药物治疗并予以记录。

5）给予镇痛药物治疗的评估要求：静脉给药 15 分钟后评价镇痛效果，肌内注射给药 30 分钟后评价镇痛效果，口服给药 1 小时后评价镇痛效果。

6）筛查疼痛患者并列入早晨医护交班的内容，对暴发痛患者全科讨论。

7）疼痛评估不仅应了解患者静息状态时的疼痛程度，还应综合评估深呼吸、咳嗽、下地行走时，以及康复锻炼时的疼痛程度等。

5. 注意事项

（1）相信患者的主诉，按照患者自述疼痛程度如实记录。

（2）注意观察阿片类药物的严重不良反应，一旦发生，应按照阿片类药物严重不良反应急救流程处理。

二、癌痛病房护理质控工作制度

（1）科主任、护士长和科室指定医生、护士各一名组成一级质控组，负责本科室的组织管理和业务管理，制订流程、人员动态调配，实行质量监管及考核。定期召开"癌痛规范化治疗示范病房"创建活动工作会议，以不断提高工作效率和水平。

（2）按照国家卫生健康委员会制订的示范病房质量评价标准，各病区科主任、护士长每月至少检查一次创建活动开展情况，每季度对示范病房进行一次全面检查。对科室收治的癌痛患者治疗病历进行检查和考评，针对病区医护人员对住院患者的癌痛规范化治疗等措施落实情况进行督查，并将工作和服务质量与医护人员绩效考核挂钩。

（3）护理部定期组织召开创建工作例会，完善创建工作资料，不定期督促检查创建工作开展情况，协调创建工作中的跨科问题。现场随机抽查护士，就癌痛规范化治疗相关问题进行提问并提出创建工作中改进的意见建议。

（4）护理部与医务处相关人员组成二级质控组，不定期督促检查各部门创建工作开展情况，提出改进工作的合理化建议。

（5）门诊部护士长负责督管门诊患者的就医、疼痛评估及用药，及时发现问题，提出改进意见，给予解决。

（6）各级质控职责

1）一级质控职责

A. 负责本科室的组织管理和业务管理，制订流程、人员动态调配，实行质量监管及考核。

B. 督促落实医护人员及癌痛患者、家属的培训教育及考核工作。

C. 督促检查各种培训、教育效果，提出改进意见。

D. 监督、指导癌痛规范化治疗流程的执行。

2）二级质控职责

A. 定期召开"癌痛规范化治疗示范病房"创建活动工作会议，协调创建工作中跨科问题，不断提高工作效率和水平。

B. 定期督促检查各部门创建工作开展情况，提出改进工作合理化建议。

C. 对科室收治的癌痛患者治疗病历进行检查和考评，督查病区医护人员对住院患者的癌痛规范化治疗等措施落实情况。

三、癌痛患者宣教制度

（1）癌痛宣教评估：患者入院后，医护人员应及时与患者沟通，了解患者的文化程度、心理状况、健康理念等，根据患者实际情况，确定癌痛宣教内容、方法。对有恐惧、焦虑甚至放弃治疗患者，耐心解答问题，介绍疼痛相关知识，消除其不良心理状态，帮助其树立战胜癌痛的信心。

（2）癌痛宣教应采取集中宣教、个体化交谈等多种方式，综合应用口头讲解、实物演示、书面学习、相互交流等方法进行。

1）科室设立癌痛宣传栏，编印、发放癌痛宣教手册和癌痛健康教育处方，宣传栏应每季度更新。

2）入院时了解患者心理状态，讲解癌痛有关知识，教学疼痛评估方法等；查房、服药时进行床边宣教，进一步让患者了解镇痛知识，明确疼痛可以控制，使其保持积极、乐观的心态，讲解药物的不良反应及预防措施等；出院时指导患者出院后用药及用药注意事项，学习自我观察药物不良反应，督促按时复诊。

（3）定期开展癌痛科普讲座，包括专家讲座和视频讲座，一般每季度进行一次。

（4）网络宣教，通过医院网站、医护人员个人网页（博客）等宣传癌痛及镇痛知识，解答患者及家属的疑问。

（5）有条件时成立无痛俱乐部，加强人文关怀，促进患者之间的交流。

第二节　癌痛护理管理流程

一、癌痛患者护理管理流程（图 22-1）

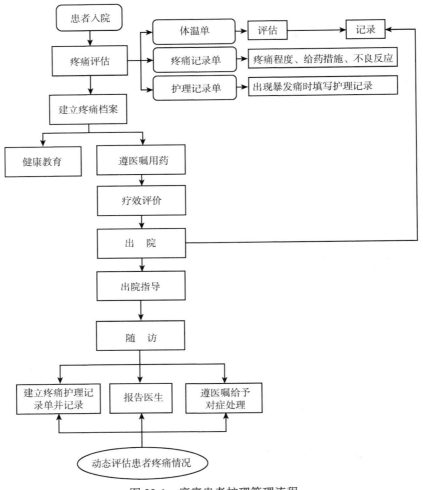

图 22-1　癌痛患者护理管理流程

二、癌痛患者评估流程（图22-2）

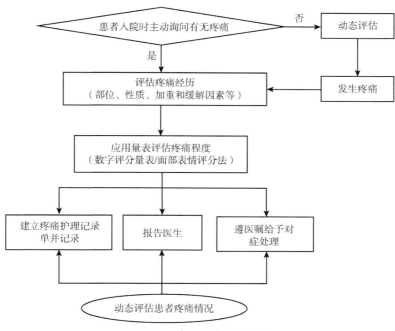

图 22-2　癌痛患者评估流程

三、癌痛患者健康宣教流程（图22-3）

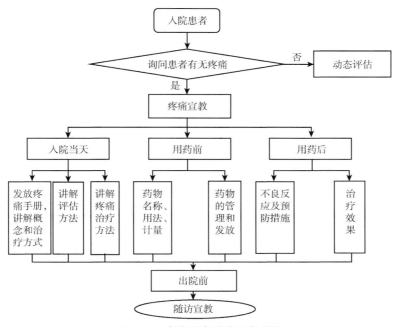

图 22-3　癌痛患者健康宣教流程

四、口服镇痛药物发放流程（图 22-4）

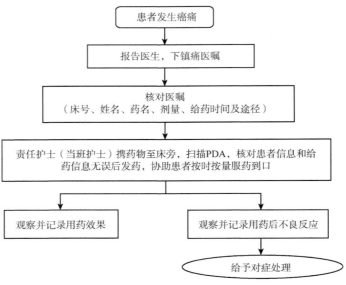

图 22-4　口服镇痛药物发放流程

五、芬太尼透皮贴使用流程（图 22-5）

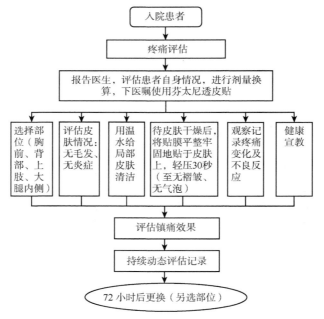

图 22-5　芬太尼透皮贴使用流程

六、阿片类药物过量及中毒急救流程（图 22-6）

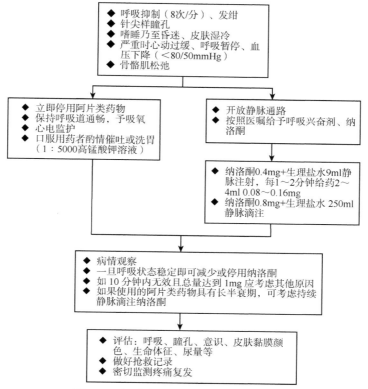

图 22-6 阿片类药物过量及中毒急救流程

七、癌痛患者出院随访流程（图 22-7）

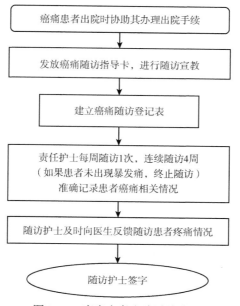

图 22-7 癌痛患者出院随访流程

第三节　癌痛治疗护士职责

一、癌痛护理组长职责

（1）负责本科室的组织管理和业务管理，制订流程、人员动态调配，实行质量监管及考核。

（2）督促落实医护人员及癌痛患者、家属的培训教育及考核工作。

（3）督促检查各种培训、教育效果，提出改进意见。

（4）监督、指导癌痛规范化治疗流程的执行。

二、癌痛护士职责

（1）指导患者正确使用疼痛评估量表，准确表达自己的疼痛。

（2）及时进行疼痛评估，做好疼痛评估的记录，建立疼痛治疗档案。

（3）按照医嘱指导患者正确服用药物。做好用药期间的健康指导，如饮食、休息、服药等注意事项。

（4）及时了解镇痛效果，向医生反馈患者疼痛的相关信息。

（5）做好疼痛患者的心理舒缓工作。

（6）及时进行出院患者教育，告知患者随访时间、目的、方式，麻醉药品获取方法，以及出院带药的用法、注意事项、不良反应等。

第四节　癌痛护理质量考核标准

考核科室：　　　　　　　　考核级别：□ 一级　　　□ 二级　　　□ 三级　　　考核时间：

项目	考核标准	分值	考核评价（或赋值）				合格率	扣分及原因
			完全符合	部分符合	不符合	不适用		
1. 基本要求	1.1 有疼痛护理工作制度与流程、岗位职责，相关人员知晓	5						
	1.2 建立疼痛评估、再评估制度与程序及疗效评估的规范与程序	5						
	1.3 有防范疼痛治疗并发症及药物不良反应的预防措施、处置流程	5						
	1.4 建立疼痛患者宣教和随访制度，对疼痛患者进行疼痛知识教育	5						
	1.5 每季度至少开展一次宣教讲座或科普培训。病区宣教专栏每季度更换一次	5						
	1.6 科室设置专门的疼痛治疗护士、质量与安全管理小组，定期评价疼痛护理质量，有持续改进措施	5						

续表

项目	考核标准	分值	考核评价（或赋值）				合格率	扣分及原因
			完全符合	部分符合	不符合	不适用		
2. 疼痛评估指导	2.1 疼痛护士熟练掌握疼痛评分方法和护理操作流程，协助医生对患者进行疼痛评估和治疗工作，做好患者的教育指导工作	5						
	2.2 患者入院8小时内完成疼痛评估并记录，给药后及时再评估	5						
	2.3 疼痛患者床旁放置疼痛评分表	5						
	2.4 患者至少学会用一种疼痛评估的方法，进行自我评估	5						
3. 护理文件书写	3.1 体温表单中疼痛曲线绘制及时、准确	5						
	3.2 各种护理记录单按要求填写，无缺项、漏项	5						
	3.3 动态评估，详细、准确记录用药时间、药名、剂量、疼痛评分、病情变化及护理措施等	5						
	3.4 出现暴发痛时每小时评估、记录	5						
	3.5 疼痛患者实行书面交班	5						
4. 用药管理	4.1 正确执行镇痛治疗医嘱并给予用药指导	5						
	4.2 及时评估、记录用药后效果或不良反应	5						
	4.3 护士知晓发生阿片类药物过量时的症状表现及处理方法	5						
	4.4 患者知晓目前所用治疗药物的名称、服用方法、注意事项、可能出现的常见不良反应及应对措施	5						
	4.5 患者知晓阿片类药物常见的不良反应及预防措施	5						
	4.6 患者了解辅助用药的作用及服药方法、注意事项等	5						
	4.7 病房特设的麻醉药品，专人专柜上锁管理。每班交接、药账相符，使用登记规范	5						
5. 效果评价	5.1 患者能叙述疼痛部位、性质特点，了解预防减轻疼痛的方法	5						
	5.2 患者知晓三阶梯镇痛治疗原则	5						
	5.3 患者知晓出院带镇痛药物的名称、剂量、服药方法和对不良反应的观察	5						
	5.4 患者了解出院后注意事项（休息、饮食、活动、锻炼等）	5						
	5.5 患者知晓复诊的目的、注意事项（告知专家、专科门诊的时间、地点、携带资料等）	5						
	5.6 患者出院随访记录信息及时、准确	5						
	5.7 出院患者一周内电话、微信等随访率≥90%	5						
	5.8 癌痛评估符合率100%	5						
	5.9 癌痛筛查准确率≥95%	5						

续表

总分：155 分	总扣分：	总检查例（项）数：	总合格例（项）数：	总合格率：

说明：1. 每个条目至少抽查 5 人次/5 份病历；考核评价依据实际考核情况在"完全符合""部分符合""不符合""不适用"栏内打"√"或画"正"字

　　　2. 考核方法：实地查看、翻阅病历（医疗、护理记录）、询问护士

　　　3. 赋值原则：完全符合为"5 分"，部分符合为"2~4 分"，不符合为"0~1 分"

　　　4. 持续改进：可根据考核情况对模块或条目实施

合格率=完全符合÷（完全符合+部分符合+不符合）×100%

考核人签名：

第二十三章　化疗所致恶心呕吐护理质量管理

第一节　化疗所致恶心呕吐规范化治疗（无呕）病房管理制度

（1）化疗所致恶心呕吐（CINV）规范化治疗（无呕）病房管理由科主任及护士长全面负责。

（2）病房应有 CINV 护理常规、CINV 治疗工作流程、CINV 治疗护士岗位职责、CINV 规范化治疗管理质量考核标准等。

（3）病房设 CINV 治疗医生 1 名及 CINV 治疗护士 2 名，负责患者无呕吐规范化的诊疗管理。

（4）定期组织对医护人员进行 CINV 规范化诊疗的培训与考核、对患者进行相关知识宣教指导。对出院患者进行随访及个体化指导。

（5）入院患者统一穿着病员服、佩戴腕带。经筛查确定为 CINV 的高危患者，床头应设有高危标识。

（6）重症及特殊患者外出检查由医护人员全程陪护，患者转科做好交接记录。

（7）保持病房环境整洁、舒适、安全，低噪声，通风良好。

（8）每季度对患者进行健康知识讲座，征求意见和建议，不断改进 CINV 规范化诊疗工作。

第二节　化疗所致恶心呕吐护理管理流程

CINV 护理管理流程见图 23-1。

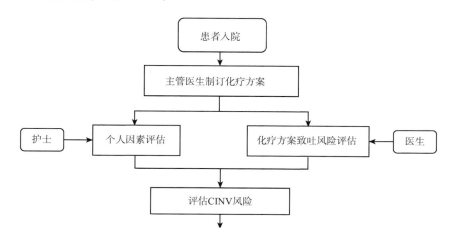

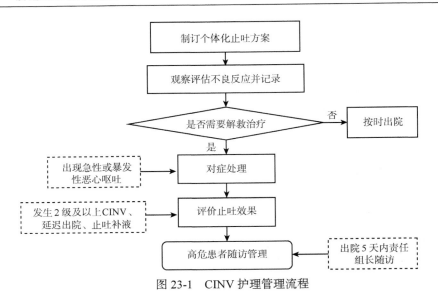

图 23-1　CINV 护理管理流程

第三节　化疗所致恶心呕吐治疗护士职责

（1）协助护士长做好病房内 CINV 患者的管理工作。

（2）负责对本科室护士进行 CINV 相关知识的培训与考核。定期组织护士对化疗患者进行 CINV 相关知识的宣教工作。

（3）执行 CINV 治疗工作流程，及时向医生反馈患者恶心呕吐的具体情况，必要时遵医嘱用药，实时记录。

（4）对预期性恶心呕吐患者进行心理舒缓。

（5）指导化疗患者正确服药。

（6）对 CINV 高风险且使用高致吐化疗方案的患者，启用 CINV 随访单。

（7）对出院患者进行随访、记录，了解患者恶心呕吐、食欲、大小便、体重、遵医嘱服药等情况。检查 CINV 患者随访单的记录质量，确保及时、准确。

（8）负责 CINV 患者随访数据的统计、分析及总结工作。

（9）负责病房 CINV 治疗规范化管理资料整理、归档。

第四节　化疗所致恶心呕吐护理管理质量考核标准

考核科室：　　　　　　　考核级别：□ 一级　　　□ 二级　　　□ 三级　　　考核时间：

项目	考核标准	分值	考核评价（或赋值）				合格率	扣分及原因
			完全符合	部分符合	不符合	不适用		
1. 组织架构	1.1 科室设置 CINV 护理管理护士 2 名	5						
	1.2 CINV 护理管理护士层级应为 N2 及以上	5						

续表

项目	考核标准	分值	考核评价（或赋值）				合格率	扣分及原因
			完全符合	部分符合	不符合	不适用		
2. 制度与流程	2.1 建立 CINV 护理常规	5						
	2.2 制订随访制度、CINV 规范化护理工作流程	5						
	2.3 制订 CINV 风险评估表、护士对 CINV 认知评估表	5						
3. 人员培训	3.1 制作《医护人员培训手册》	5						
	3.2 护士培训与考核、CINV 患者教育至少每季度 1 次	5						
	3.3 培训、教育资料完整	5						
	3.4 护士知晓：CINV 规范化护理工作流程、恶心呕吐的分级标准、熟练使用个人风险因素评估表、化疗不良反应应对措施及随访主要内容	5						
4. 护理措施	4.1 及时完成化疗患者风险评估	5						
	4.2 高致吐风险化疗方案者有高度致吐性化疗	5						
	4.3 中致吐风险治疗方案合并个人致吐高危因素者有中度致吐性化疗标识	5						
	4.4 化疗后动态评估患者恶心呕吐的发生情况	5						
	4.5 患者发生 CINV 时及时记录 CINV 的类型、程度、处理措施及效果	5						
5. 健康指导与随访	5.1 对评估为 CINV 高风险的患者，化疗前给予预防 CINV 措施指导	5						
	5.2 对化疗患者给予用药指导及不良反应应对策略指导	5						
	5.3 对上次化疗后发生暴发性恶心呕吐或二级以上 CINV 患者给予个体化出院指导	5						
	5.4 对 CINV 高危患者出院后一周内落实出院随访	5						
6. 结果	6.1 CINV 风险评估率≥95%	5						
	6.2 高危患者出院随访率≥90%	5						
总分	100　　总扣分：　　总检查例（项）数：　　总合格例（项）数：　　总合格率：							

考核人签名：

第二十四章 中性粒细胞减少护理质量管理

第一节 骨髓抑制规范化管理病房管理制度

（1）骨髓抑制规范化管理病房由科主任及护士长全面负责管理。

（2）病房应有骨髓抑制护理常规、放化疗相关中性粒细胞减少症（FN）治疗工作流程、FN 治疗护士岗位职责、FN 规范化管理质量考核标准等。

（3）病房设 FN 治疗医生 1 名及 FN 治疗护士 2 名，负责 FN 患者规范化的诊疗管理。

（4）定期组织对医护人员进行 FN 规范化诊疗的培训与考核、对患者进行相关知识宣教指导。对出院患者进行随访及个体化指导。

（5）入院患者统一穿着病员服、佩戴腕带。经评估确定为 FN 的高危患者，床头应设有高危标识。

（6）加强基础护理，协助 FN 患者保持饮食卫生和个人卫生，如口腔、皮肤、肛周清洁。

（7）避免到公共场所或人员聚集的地方，防止受凉感冒。

（8）重症及特殊患者外出检查由医护人员全程陪护，患者转科有交接记录。

（9）保持病房环境整洁、舒适、安全，通风良好，减少探视人员。

（10）每季度对患者进行健康知识讲座，征求意见和建议，不断改进 FN 规范化诊疗工作。

第二节 中性粒细胞减少治疗护士职责

（1）协助护士长做好病房内 FN 患者的管理工作。

（2）负责对本科室护士进行 FN 相关知识的培训与考核。定期组织对放化疗患者进行 FN 相关知识的宣教工作。

（3）执行 FN 治疗工作流程，及时向医生反馈患者治疗后的血常规、肝肾功能、电解质等检验结果。必要时遵医嘱用药，实时记录。

（4）指导或协助 FN 患者保持个人卫生，做好皮肤、肛周清洁等。

（5）指导 FN 患者适度活动、加强营养。

（6）对 FN 高风险患者，启用 FN 随访单。指导患者监测、记录体温。

（7）对出院患者进行随访、记录，了解患者体温、血常规、肝肾功能、大小便，以及遵医嘱服药等情况。

（8）检查 FN 患者随访单的记录质量，确保及时、准确。

（9）负责 FN 患者随访数据的统计、分析及总结工作。

（10）负责病房骨髓抑制规范化管理资料整理、归档。

第三节　中性粒细胞减少患者护理管理流程

FN 患者护理管理流程见图 24-1。

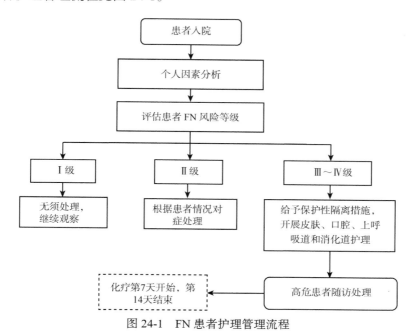

图 24-1　FN 患者护理管理流程

第四节　中性粒细胞减少护理管理质量考核标准

考核科室：　　　　　　　　考核级别：□ 一级　　　□ 二级　　　□ 三级　　　考核时间：

项目	考核标准	分值	考核评价（或赋值）				合格率	扣分及原因
			完全符合	部分符合	不符合	不适用		
1. 组织架构	1.1 科室设置 FN 管理护士 2 名	5						
	1.2 FN 管理护士层级 N2 及以上	5						
2. 制度与流程	2.1 建立 FN 护理常规	5						
	2.2 制订随访制度、FN 规范化护理工作流程	5						
	2.3 制订护士对 FN 认知评估表	5						
3. 人员培训	3.1 制作《医护人员培训手册》	5						
	3.2 护士培训与考核、FN 患者教育至少每季度进行 1 次	5						
	3.3 培训、教育资料完整	5						

项目	考核标准	分值	考核评价（或赋值）				合格率	扣分及原因
			完全符合	部分符合	不符合	不适用		
3. 人员培训	3.4 护士知晓：FN 规范化护理工作流程、骨髓抑制的分级标准，FN 个人风险因素，FN 的预防护理措施及随访要求	5						
4. 护理措施	4.1 及时了解患者 FN 风险评估等级，根据等级指导预防感染措施	5						
	4.2 对评估为 FN 高风险者悬挂高风险提示标识	5						
	4.3 对评估为 FN 中风险者悬挂中风险提示标识	5						
	4.4 观察、记录住院 FN 患者有无感染征象，给予处理措施的效果	5						
5. 健康指导与随访	5.1 责任护士指导患者：出院后每日测量体温、按时复查血常规，记录自我管理手册，有异常情况及时联系主管医生处理	5						
	5.2 患者了解出院后注意事项（休息、饮食、导管维护、锻炼等）	5						
	5.3 应用高中风险化疗方案后 7～10 天随访血常规复查结果及症状	5						
6. 结果	6.1 FN 风险评估率≥95%	5						
	6.2 FN 高风险者出院随访率≥90%	5						
总分	90	总扣分：	总检查例（项）数：			总合格例（项）数：		总合格率：

考核人签名：

随着肿瘤发病率的上升，全球更加关注肿瘤预防及诊疗护理质量的管理。美国每年均会更新多种肿瘤疾病的诊疗指南，以统一规范肿瘤诊疗标准。2014 年 NCCN 发布的 10 项支持性护理指南涉及影响患者生命质量的主要问题及解决策略，包括癌痛、止吐、肿瘤相关的静脉血栓栓塞疾病、癌性疲乏、姑息治疗、肿瘤相关感染的预防和治疗等指标的评价，主要关注患者的症状控制及患者的体验，体现了"以患者为中心"的宗旨。ASCO 颁布的指南中涉及护理的 14 项指标，包括肿瘤患者中心静脉导管护理、肿瘤姑息治疗标准护理、止吐、化疗相关性贫血、化疗和放疗保护剂的使用、癌性疲乏、焦虑和抑郁、保留肿瘤患者生育能力等。指南强调肿瘤患者身体和心理上的照护需求，关注患者的生存质量。ONS 颁布了焦虑、照顾者压力和负担、抑郁、疼痛、放射性皮炎、癌性疲乏等 20 项护理实践指南，主要关注患者的症状筛查与评估，通过监测指标来评价护理质量和患者的生存质量。美国护士质量中心（ANC）及美国国家质量论坛（NQF）发展的护理质量评价指标包括重症监护、肿瘤护理等专科指标。2009 年美国国家化学治疗管理局第一次公布了化疗安全标准并于 2013 年予以扩大，包括安全管理和口服化疗的管理。2015 年 ASCO/ONS 基于循证，对该标准进行了文献检索和专家论证，于 2016 年更新了化疗安全管理标准（包括肿瘤护理实践标准），新标准中突出了儿童肿瘤的护理标准和双人核查。与国外相比，我国肿瘤护理发展相对较晚，肿瘤专科护理质量评价指标的研究尚少。目前肿瘤护理质量评价研究主题逐渐细化，已有学者开展了肿瘤多个单病种的护理质量研究，指标多涉及癌痛、造口、静脉治疗、化疗、护理不良事件、患者满意度等，突出了肿瘤护理特色，促进了肿瘤护理服务内涵的提升。但针对症状的护理质量研究尚处于起步阶段，因此应进一步广泛开展肿瘤患者症状管理质量评价指标的深入研究，建立基于患者结局的规范、统一的症状管理质量评价指标体系，积极开展质量敏感性指标的筛选及应用研究，促进症状管理质量的持续改善，最终提高肿瘤护理质量管理。

参 考 文 献

郭娜菲，2015. 基于核心能力的肿瘤专科护士培养方案的构建[D]. 上海：第二军医大学.

洪金花，刘桂凤，徐宝兰，等，2017. 肿瘤医院护理质量评价指标体系的构建[J]. 中国实用护理杂志，33（15）：1174-1179.

简伟研，周宇奇，吴志军，等，2016. 护理敏感质量指标的发展和应用[J]. 中国护理管理，16（7）：865-869.

李高莲，范植蓉，2014. 专科与非专科护士对 PICC 护理并发症发生率的影响[J]. 长江大学学报（自科版），11（3）：72-73，89.

李静，2017. 护理人文管理的效果探讨[J]. 中国卫生产业，14（18）：19-21.

刘晓琴，王雅琴，廖佳，等，2019. 以专业护士为主体的癌痛质控体系的效果评价[J]. 肿瘤预防与治疗，32（6）：537-541.

强万敏，武佩佩，王盈，等，2014. 肿瘤专科医院护理质量评价指标体系的初步构建[J]. 护理学杂志，29（21）：54-57.

王倩，张伟玲，黄天雯，2016. 护理质量敏感指标体系在骨肿瘤外科病房的构建与运用[J]. 大家健康（学术版），10（10）：251.

王永华，罗萍，龙莹，等，2014. 质量保证模式指导的结直肠肿瘤外科护理质量评价标准体系的研制[J]. 解放军护理杂志，31（19）：10-13.

邢双双，顾则娟，尹祥广，等，2017. 专科护理质量评价指标体系的构建现状及对其局限性的思考[J]. 中国护理管理，17（6）：827-831.

许晨莹，周易，郭娜菲，等，2017. 我国护理质量评价研究的文献计量学分析[J]. 中国卫生质量管理，24（2）：68-70.

严梅，关琼瑶，王垣晓，等，2023. 肿瘤专科医院临床护士人文关怀能力现状及影响因素研究[J]. 循证护理，9（6）：1068-1071.

姚晖，朱建英，2013. PICC 专科护士理论知识体系的构建[J] 中国护理管理，13（3）：16-20.

袁和芹，2016. 基于三维质量结构模式的肿瘤专科护理质量评价指标体系的构建[D]. 南京：南京中医药大学.

张贝贝，段志光，王香玉，等，2021. 护士在肿瘤病人护理过程中的角色分析[J]. 护理研究，35（23）：4254-4259.

张红，杨红，陆宇晗，等，2017. 肿瘤专科医院静脉治疗质量促进项目实施及效果评价[J]. 护理管理杂志，17（1）：41-43.

Armes J，Wagland R，Finnegan-John J，et al，2014. Development and testing of the patient-reported chemotherapy indicators of symptoms and experience：patient-reported outcome and process indicators sensitive to the quality of nursing care in ambulatory chemotherapy settings[J]. Cancer Nurs，37（3）：E52-E60.

Gallagher RM，Rowell PA，2003. Claiming the future of nursing through nursing-sensitive quality indicators[J]. Nurs Adm Q，27（4）：273-284.

Griffiths P，Richardson A，Blackwell R，2012. Outcomes sensitive to nursing service quality in ambulatory cancer chemotherapy：systematic scoping review[J]. Eur J Oncol Nurs，16（3）：238-246.

Griffiths P，Simon M，Richardson A，et al，2013. Is a larger specialist nurse workforce in cancer care associated with better patient experience? Cross-sectional study[J]. J Health Serv Res Policy，18（1_suppl）：39-46.

Kuang L，Wen XX，Tang Y，et al，2016. Study on the evaluation of nursing quality sensitivity index in China and the United States[J]. Pract J Clin Med，13（2）：183-185.

Montalvo I，2007. The national database of nursing quality indicators® （NDNQI®）[J]. Online J Issues Nurs，12（3）：7.

Neuss MN，Gilmore TR，Belderson KM，et al，2017. 2016 updated American society of clinical oncology/oncology nursing society chemotherapy administration safety standards，including standards for pediatric oncology[J]. Oncol Nurs Forum，44（1）：31-43.

Peng X，Wen Q，Li XM，et al，2015. The implications of nursing related contents in the national comprehensive cancer network，clinical oncology society and the Cancer Care Association guidelines for China[J]. Chin J Prac Nurs，31（14）：1076-1079.

Uphoff EP，Wennekes L，Punt CJ，et al，2012. Development of generic quality indicators for patient-centered cancer care by using a RAND modified Delphi method[J]. Cancer Nurs，35（1）：29-37.

附　　录

附表 1　安德森症状评估量表

尊敬的患者:

您好! 通过了解您经历的症状相关感觉, 我们可以为您提供更优质的护理服务, 这不会对您的诊疗和护理产生任何影响。

我们想知道您在过去的 24 小时内下列症状的严重程度。"0"代表没有该症状, "10"代表该症状到了最严重的程度, 分数越高代表症状越严重。

这里的答案并无"对"与"不对"之分, 请阅读以下信息内容, 在最适合您的该项信息内容里相应的数字上打"√"。

编号:　　　　登记号:　　　　联系方式:　　　　填表日期:

项目	症状严重程度										
1. 您疼痛最严重的程度	0	1	2	3	4	5	6	7	8	9	10
2. 您疲劳(乏力)最严重的程度	0	1	2	3	4	5	6	7	8	9	10
3. 您恶心最严重的程度	0	1	2	3	4	5	6	7	8	9	10
4. 您睡眠不安最严重的程度	0	1	2	3	4	5	6	7	8	9	10
5. 您最苦恼的程度	0	1	2	3	4	5	6	7	8	9	10
6. 您气短最严重的程度	0	1	2	3	4	5	6	7	8	9	10
7. 您健忘最严重的程度	0	1	2	3	4	5	6	7	8	9	10
8. 您食欲下降的程度	0	1	2	3	4	5	6	7	8	9	10
9. 您嗜睡(昏昏欲睡)最严重的程度	0	1	2	3	4	5	6	7	8	9	10
10. 您口干最严重的程度	0	1	2	3	4	5	6	7	8	9	10
11. 您悲伤感最严重的程度	0	1	2	3	4	5	6	7	8	9	10
12. 您呕吐最严重的程度	0	1	2	3	4	5	6	7	8	9	10
13. 您麻木感最严重的程度	0	1	2	3	4	5	6	7	8	9	10

在过去的 24 小时内, 上述症状妨碍您生活的程度?

症状常会干扰我们的感受和功能, 我们想知道在过去的 24 小时内您经历的症状干扰您下列各项活动的严重程度。

14. 一般活动	0	1	2	3	4	5	6	7	8	9	10
15. 情绪	0	1	2	3	4	5	6	7	8	9	10
16. 工作(包括家务劳动)	0	1	2	3	4	5	6	7	8	9	10

续表

17. 与他人的关系	0	1	2	3	4	5	6	7	8	9	10
18. 走路	0	1	2	3	4	5	6	7	8	9	10
19. 生活乐趣	0	1	2	3	4	5	6	7	8	9	10

附表 2　埃德蒙顿症状评估系统

Appendix Ⅰ

请圈出最能描述您在最近 24 小时中自己健康状态的数字

无疼痛	1	2	3	4	5	6	7	8	9	10	极度疼痛
不疲倦	1	2	3	4	5	6	7	8	9	10	极度疲惫
不恶心	1	2	3	4	5	6	7	8	9	10	极度恶心
不抑郁	1	2	3	4	5	6	7	8	9	10	极度抑郁
不焦虑	1	2	3	4	5	6	7	8	9	10	极度焦虑
不瞌睡	1	2	3	4	5	6	7	8	9	10	极度瞌睡
食欲极好	1	2	3	4	5	6	7	8	9	10	食欲极差
感觉生活质量极佳	1	2	3	4	5	6	7	8	9	10	感觉生活质量极差
无呼吸困难	1	2	3	4	5	6	7	8	9	10	呼吸困难
其他问题	1	2	3	4	5	6	7	8	9	10	

附表 3　中文版记忆症状评估量表

第一部分

说明：以下列出了 24 项症状，请仔细阅读每一项。如果在过去一周内您曾经出现过该症状，请圈出适当的数字告知我们它多久出现一次、出现时的严重程度及对你造成多少烦恼或困扰。如果您未曾出现过该症状，请在"没有"这一栏填上"√"。

在过去一周内您是否出现以下症状	没有	如有 它通常多久出现一次				如有 它通常有多严重				如有 它对你造成多大的烦恼				
		极少	有时	频繁	持续	轻度	中度	严重	很严重	没有	少许	有一些	较多	很多
1. 难以集中注意力		1	2	3	4	1	2	3	4	0	1	2	3	4
2. 疼痛（如腹痛、腰痛）		1	2	3	4	1	2	3	4	0	1	2	3	4
3. 缺乏活力/乏力		1	2	3	4	1	2	3	4	0	1	2	3	4
4. 咳嗽		1	2	3	4	1	2	3	4	0	1	2	3	4
5. 精神紧张		1	2	3	4	1	2	3	4	0	1	2	3	4
6. 口干		1	2	3	4	1	2	3	4	0	1	2	3	4
7. 恶心		1	2	3	4	1	2	3	4	0	1	2	3	4
8. 昏昏欲睡		1	2	3	4	1	2	3	4	0	1	2	3	4
9. 手足感到麻木或刺痛		1	2	3	4	1	2	3	4	0	1	2	3	4

续表

在过去一周内您是否出现以下症状	没有	如有 它通常多久出现一次				如有 它通常有多严重				如有 它对你造成多大的烦恼				
		极少	有时	频繁	持续	轻度	中度	严重	很严重	没有	少许	有一些	较多	很多
10. 睡眠不好		1	2	3	4	1	2	3	4	0	1	2	3	4
11. 感觉身体肿胀/腹胀		1	2	3	4	1	2	3	4	0	1	2	3	4
12. 排尿有困难		1	2	3	4	1	2	3	4	0	1	2	3	4
13. 呕吐		1	2	3	4	1	2	3	4	0	1	2	3	4
14. 呼吸困难		1	2	3	4	1	2	3	4	0	1	2	3	4
15. 腹泻		1	2	3	4	1	2	3	4	0	1	2	3	4
16. 感到悲伤		1	2	3	4	1	2	3	4	0	1	2	3	4
17. 出汗		1	2	3	4	1	2	3	4	0	1	2	3	4
18. 焦虑不安		1	2	3	4	1	2	3	4	0	1	2	3	4
19. 对性生活失去兴趣/性生活痛苦		1	2	3	4	1	2	3	4	0	1	2	3	4
20. 皮肤瘙痒		1	2	3	4	1	2	3	4	0	1	2	3	4
21. 没有食欲		1	2	3	4	1	2	3	4	0	1	2	3	4
22. 眩晕		1	2	3	4	1	2	3	4	0	1	2	3	4
23. 吞咽困难		1	2	3	4	1	2	3	4	0	1	2	3	4
24. 急躁易怒		1	2	3	4	1	2	3	4	0	1	2	3	4

第二部分

　　说明：以下列出了8项症状，请仔细阅读每一项。如果在过去一周内您曾经出现该症状，请圈出适当的数字告知我们它出现时的严重程度及对你造成多大的烦恼或困扰。如果您未曾出现过该症状，请在"没有"这一栏填上"√"。

在过去一周内您是否出现以下症状	没有	如有 它通常有多严重				如有 它对你造成多少烦恼或困扰				
		轻度	中度	严重	很严重	完全没有	少许	有一些	较多	很多
25. 口腔溃疡		1	2	3	4	0	1	2	3	4
26. 进食口味改变		1	2	3	4	0	1	2	3	4
27. 体重下降		1	2	3	4	0	1	2	3	4
28. 脱发		1	2	3	4	0	1	2	3	4
29. 便秘		1	2	3	4	0	1	2	3	4
30. 手臂或腿部肿胀		1	2	3	4	0	1	2	3	4
31. 感到"我看起来不像自己"		1	2	3	4	0	1	2	3	4
32. 皮肤改变（如色素沉积）		1	2	3	4	0	1	2	3	4

第三部分：

　　说明：如果您在过去一周内曾经出现了其他症状，请在下面的空格填写症状名称，并且用"√"标出合适的数字来表示这种症状对您所造成的困扰程度有多大。

其他症状		0	1	2	3	4
其他症状						
其他症状						

附表4 症状困扰量表

请您回顾过去一周自身的感觉，在相应的空格中打"√"。

序号	症状	完全没有困扰	有一点困扰	有一些困扰	非常困扰	极度困扰
1	外表的改变					
2	对前景的担忧					
3	疼痛频率					
4	疲劳					
5	疼痛严重性					
6	咳嗽					
7	失眠					
8	食欲缺乏					
9	排便情况					
10	恶心频率					
11	精神集中					
12	呼吸困难					
13	恶心严重性					

附表5 欧洲癌症研究与治疗组织——生活质量测定量表

我们想了解有关您和您的健康的一些情况，请您回答下面所有问题，这里的答案并无"对"与"不对"之分，只要求在最能反映您情况的那个数字上画圈。您所提供的资料我们将会严格保密。"1"表示"没有"，"2"表示"有点"，"3"表示"相当"，"4"表示"非常"。

1. 您从事一些费力的活动有困难吗，如提很重的购物袋或手提箱？　　1　2　3　4
2. 长距离行走对您来说有困难吗？　　1　2　3　4
3. 户外短距离行走对您来说有困难吗？　　1　2　3　4
4. 您白天需要待在床上或椅子上吗？　　1　2　3　4
5. 您在吃饭、穿衣、洗澡或如厕时需要他人帮忙吗？　　1　2　3　4

在过去的一周内：

6. 您在工作和日常活动中是否受到限制？　　1　2　3　4
7. 您在从事您的爱好或休闲活动时是否受到限制？　　1　2　3　4
8. 您有气促吗？　　1　2　3　4
9. 您有疼痛吗？　　1　2　3　4

10. 您需要休息吗？　　　　　　　　　　　　　　　　　　1　2　3　4

11. 您睡眠有困难吗？　　　　　　　　　　　　　　　　　1　2　3　4

12. 您觉得虚弱吗？　　　　　　　　　　　　　　　　　　1　2　3　4

13. 您食欲缺乏（没有胃口）吗？　　　　　　　　　　　　1　2　3　4

14. 您觉得恶心吗？　　　　　　　　　　　　　　　　　　1　2　3　4

15. 您有呕吐吗？　　　　　　　　　　　　　　　　　　　1　2　3　4

16. 您有便秘吗？　　　　　　　　　　　　　　　　　　　1　2　3　4

在过去的一周内：

17. 您有腹泻吗？　　　　　　　　　　　　　　　　　　　1　2　3　4

18. 您觉得累吗？　　　　　　　　　　　　　　　　　　　1　2　3　4

19. 疼痛影响您的日常活动吗？　　　　　　　　　　　　　1　2　3　4

20. 您集中精力做事有困难吗，如读报纸或看电视？　　　　1　2　3　4

21. 您觉得紧张吗？　　　　　　　　　　　　　　　　　　1　2　3　4

22. 您觉得忧虑吗？　　　　　　　　　　　　　　　　　　1　2　3　4

23. 您觉得脾气急躁吗？　　　　　　　　　　　　　　　　1　2　3　4

24. 您觉得压抑（情绪低落）吗？　　　　　　　　　　　　1　2　3　4

25. 您感到记忆困难吗？　　　　　　　　　　　　　　　　1　2　3　4

26. 您的身体状况或治疗影响您的家庭生活吗？　　　　　　1　2　3　4

27. 您的身体状况或治疗影响您的社交活动吗？　　　　　　1　2　3　4

28. 您的身体状况或治疗使您陷入经济困难吗？　　　　　　1　2　3　4

对下列问题，请在1～7之间选出一个最适合您的数字并画圈：

29. 您如何评价在过去一周内您总的健康情况？　　1　2　3　4　5　6　7

30. 您如何评价在过去一周内您总的生命质量？　　1　2　3　4　5　6　7

附表6　健康调查简表

1. 总体来讲，您的健康状况：①非常好　②很好　③好　④一般　⑤差

2. 与一年之前相比您觉得自己的健康状况：

①比一年前好多了　　　②比一年前好一些　　　③跟一年前差不多

④比一年前差一些　　　⑤比一年前差多了

3. 以下这些问题都与日常活动有关，请您想一想，您的健康状况是否限制了这些活动？如果有限制，程度如何？（请在合适的框内划"√"）

项目	限制很大	有些限制	毫无限制
（1）重体力运动，如跑步、举重或其他剧烈运动等			
（2）适度的活动，如移动一张桌子、扫地、打太极拳、做简单体操等			
（3）手提日用品，如买菜、购物等			

项目	限制很大	有些限制	毫无限制
（4）上几层楼梯			
（5）上一层楼梯			
（6）弯腰、屈膝、下蹲			
（7）步行 1500 米以上的路程			
（8）步行 1000 米的路程			
（9）步行 100 米的路程			
（10）自己洗澡、穿衣			

4. 在过去 4 周内，您的工作和日常活动有无因为身体健康的原因而出现以下问题？

项目	是	否
（1）减少了工作或其他活动时间		
（2）本来想要做的事情只能完成一部分		
（3）想要干的工作或活动种类受到限制		
（4）完成工作或其他活动困难增多（如需要额外的努力）		

5. 在过去 4 周内，您的工作和日常活动有无因为情绪的原因（如压抑或忧虑）而出现以下问题？

项目	是	否
（1）减少了工作或其他活动时间		
（2）本来想要做的事情只能完成一部分		
（3）做事情不如平时仔细		

6. 在过去 4 周内，您的健康或情绪不好在多大程度上影响了您与家人、朋友或集体的正常社会交往？
①完全没有影响　②有一点影响　③中等影响　④影响很大　⑤影响非常大

7. 在过去 4 周内，您有身体疼痛吗？
①完全没有疼痛　②有一点疼痛　③中等疼痛　④严重疼痛　⑤很严重疼痛

8. 在过去 4 周内，您的身体疼痛影响了您的工作和家务吗？
①完全没有影响　②有一点影响　③中等影响　④影响很大　⑤影响非常大

9. 以下这些问题是关乎过去一个月里您自己的感觉，对每一个问题，您的情况是怎样的？

项目	所有的时间	大部分时间	比较多时间	一部分时间	小部分时间	没有这种感觉
（1）您觉得生活充实						
（2）您是一个敏感的人						
（3）您的情绪非常不好，什么事都不能使您高兴起来						
（4）您的心里很平静						
（5）您的精力充沛						

项目	所有的时间	大部分时间	比较多时间	一部分时间	小部分时间	没有这种感觉
（6）您的情绪低落						
（7）您觉得精疲力竭						
（8）您是个快乐的人						
（9）您感觉厌烦						

10. 不健康对您的社会活动（如走亲访友）的影响：
①所有的时间　　　②大部分时间　　　③比较多时间
④一部分时间　　　⑤小部分时间　　　⑥没有这种感觉

11. 对于下列问题，哪一种答案最符合您的情况？

项目	所有的时间	大部分时间	比较多时间	一部分时间	小部分时间
（1）我好像比别人容易生病					
（2）我与周围人一样健康					
（3）我认为我的健康状况在变坏					
（4）我的健康状况非常好					

附表7　癌症治疗功能总体评价量表

以下是您最近7天生活质量情况，请您根据自身的情况在合适的框内圈出来。

	一点也不	有一点	有一些	相当	非常
生理状况					
我精神不好					
我感到恶心					
因为身体不好，我满足家庭的需要有困难					
我感到疼痛					
治疗的副作用使我感到烦恼					
我觉得病了					
我因病被迫卧床休息					
社会/家庭状况					
我和朋友们很亲近					
我在感情上得到家人的支持					
我得到朋友的支持					
我的家人已能正视我患病这一事实					
我满意家人间对我疾病的沟通方式					
我与自己的配偶（或者给我主要支持的人）很亲近					
我对自己的性生活感到满意					

续表

	一点也不	有一点	有一些	相当	非常
情感状况					
我感到悲伤					
我满意自己处理疾病的方式					
在与疾病的抗争中我越来越感到失望					
我感到紧张					
我担心可能会死亡					
我担心自己的病情会恶化					
功能状况					
我能够工作（包括在家里工作）					
我的工作（包括在家里工作）令我有成就感					
我能够享受生活					
我已经能面对自己的疾病					
我睡得很好					
我享受我常做的娱乐活动					
我对现在的生活质量感到满意					

附表 8　鹿特丹症状自评量表

	根本没有	有一点	有一些	有很多
食欲缺乏				
易怒				
疲劳				
担忧				
肌肉酸痛				
情绪低落				
精力不足				
后背痛				
紧张				
恶心				
对未来感到绝望				
睡眠困难				
头痛				
呕吐				
头晕				
性欲减退				
瘙痒				

续表

	根本没有	有一点	有一些	有很多
感到孤独				
紧张感				
易哭				
腹痛				
焦虑				
便秘				
腹泻				
烧心/打嗝				
发抖				
手足刺痛				
注意力难以集中				
口腔疼痛/吞咽疼痛				
脱发				
眼睛灼热（疼痛）				
失聪				
呼吸急促				
口干				

附表9　简明疼痛评估量表

以下是对您的疼痛程度的评估，请按照真实情况填写。

表中0～10表示疼痛的不适程度，"0"表示"无痛"，"10"表示"无法忍受的疼痛"。

1. 请选出您疼痛最剧烈的部位

（若选项中没有您的疼痛部位请在其他选项下填写）

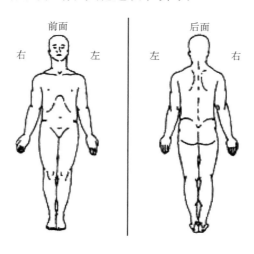

头部	颈部	肩部	前胸	后背	腹部	腰部	前肩	其他
臀部	大腿	会阴	膝部	小腿	足踝	上臂	双手	

2. 请选择下面的一个数字表示过去 24 小时内您疼痛最剧烈的程度

0	1	2	3	4	5	6	7	8	9	10

3. 请选择下面的一个数字表示过去 24 小时内您疼痛最轻微的程度

0	1	2	3	4	5	6	7	8	9	10

4. 请选择下面的一个数字表示过去 24 小时内您疼痛的平均程度

0	1	2	3	4	5	6	7	8	9	10

5. 请选择下面的一个数字表示您目前的疼痛程度

0	1	2	3	4	5	6	7	8	9	10

6. 请选择下面的一个数字表示过去 24 小时内疼痛对您的影响程度

"0" 表示 "无影响"，"10" 表示 "完全影响"

（1）对日常生活的影响

0	1	2	3	4	5	6	7	8	9	10

（2）对情绪的影响

0	1	2	3	4	5	6	7	8	9	10

（3）对行走能力的影响

0	1	2	3	4	5	6	7	8	9	10

（4）对日常工作的影响（包括外出工作和家务劳动）

0	1	2	3	4	5	6	7	8	9	10

（5）对与他人关系的影响

0	1	2	3	4	5	6	7	8	9	10

（6）对睡眠的影响

0	1	2	3	4	5	6	7	8	9	10

（7）对生活兴趣的影响

0	1	2	3	4	5	6	7	8	9	10

附表10　整体疼痛评估量表

请根据您最近一周的疼痛情况，在相应数字上打"√"。

	"0"代表"无痛"，"10"代表"最痛"											
疼痛	1. 我目前疼痛	0	1	2	3	4	5	6	7	8	9	10
	2. 过去一周，我最轻程度的疼痛	0	1	2	3	4	5	6	7	8	9	10
	3. 过去一周，我最严重程度的疼痛	0	1	2	3	4	5	6	7	8	9	10
	4. 过去一周，我感觉的平均疼痛	0	1	2	3	4	5	6	7	8	9	10
	5. 过去3个月，我感到疼痛	0	1	2	3	4	5	6	7	8	9	10
	"0"代表"非常不同意"，"10"代表"非常同意"											
情绪感受	6. 过去一周，我因疼痛感到害怕	0	1	2	3	4	5	6	7	8	9	10
	7. 过去一周，我因疼痛感到沮丧	0	1	2	3	4	5	6	7	8	9	10
	8. 过去一周，我因疼痛而精疲力竭	0	1	2	3	4	5	6	7	8	9	10
	9. 过去一周，我因疼痛感到焦虑	0	1	2	3	4	5	6	7	8	9	10
	10. 过去一周，我因疼痛感到紧张	0	1	2	3	4	5	6	7	8	9	10
临床表现	11. 过去一周，疼痛影响我睡眠	0	1	2	3	4	5	6	7	8	9	10
	12. 过去一周，疼痛使我感觉不舒服	0	1	2	3	4	5	6	7	8	9	10
	13. 过去一周，疼痛使我不能独立完成某些事情	0	1	2	3	4	5	6	7	8	9	10
	14. 过去一周，疼痛使我无法工作	0	1	2	3	4	5	6	7	8	9	10
	15. 过去一周，疼痛使我需要服用更多的药物	0	1	2	3	4	5	6	7	8	9	10
日常行为	16. 过去一周，疼痛使我不能去商场购物	0	1	2	3	4	5	6	7	8	9	10
	17. 过去一周，疼痛使我无法做家务劳动	0	1	2	3	4	5	6	7	8	9	10
	18. 过去一周，疼痛使我无法和家人、朋友愉快相处	0	1	2	3	4	5	6	7	8	9	10
	19. 过去一周，疼痛使我无法锻炼包括散步	0	1	2	3	4	5	6	7	8	9	10
	20. 过去一周，疼痛使我无法参加最喜欢的业余爱好	0	1	2	3	4	5	6	7	8	9	10

附表 11　行为疼痛量表

观察指标	描述	评分
面部表情	表情放松	1分
	部分紧绷（如皱眉）	2分
	完全紧绷（如眼睛紧闭）	3分
	面部扭曲	4分
上肢活动	没有活动	1分
	部分弯曲	2分
	完全弯曲且手指弯曲	3分
	持续回缩	4分
呼吸机的顺应性	耐受呼吸机	1分
	咳嗽但耐受	2分
	人机对抗	3分
	无法控制通气	4分

附表 12　中文版化疗脱发困扰量表

指导语：我们想了解化疗导致的脱发给您带来了哪些困扰，以及困扰的程度，请您根据过去 7 天化疗性脱发给您带来的困难或烦恼回答以下问题并选出最恰当的答案。

维度	条目	一点也不	稍微	相当	非常
情感	由于脱发，我对未来失去信心	1	2	3	4
	由于脱发，我容易感到烦躁和紧张	1	2	3	4
	由于脱发，我感到沮丧	1	2	3	4
	由于脱发，我感到孤独	1	2	3	4
	由于脱发，我在洗澡、化妆等自理方面感到困难	1	2	3	4
	脱发会让我感觉病情加重	1	2	3	4
日常活动	由于脱发，我觉得自己与其他人不一样	1	2	3	4
	由于脱发，我对自己的外表不满意	1	2	3	4
	由于脱发，我的休闲活动受到限制	1	2	3	4
	我不想因为脱发而让别人知道我得了肿瘤	1	2	3	4
	由于脱发，我不愿外出购物和吃饭	1	2	3	4
	我总是戴假发或围巾来掩饰脱发	1	2	3	4
关系	由于脱发，我担心家人和朋友会嫌弃	1	2	3	4
	由于脱发，我担心与配偶或伴侣的关系	1	2	3	4
	由于脱发，我担心与配偶或伴侣的性关系	1	2	3	4

附表 13　肿瘤专科护士核心能力评价指标体系

一级指标 （5 个）	二级指标 （14 个）	三级指标（56 个）
临床实践 能力	专业理论 知识	1. 了解肿瘤分类与分期，以及肿瘤预防与控制相关知识
		2. 了解肿瘤常用的临床治疗原则及治疗方案相关知识
		3. 掌握常见肿瘤的临床表现及辅助检查相关知识
		4. 掌握肿瘤化疗药物及辅助药物的给药方法、分类、作用机制及不良反应的处理相关知识
		5. 熟练掌握肿瘤患者化疗静脉通路管理相关护理知识（如各期静脉通路的评估、选择及护理等）
		6. 掌握肿瘤外科手术治疗及护理相关知识
		7. 熟练掌握肿瘤化疗、放疗、生物治疗及护理相关知识
		8. 掌握肿瘤患者的营养治疗与护理相关知识
		9. 掌握肿瘤患者的姑息护理相关知识
		10. 掌握肿瘤患者的临终关怀技巧相关知识
		11. 掌握肿瘤患者的心理护理与社会支持相关知识
		12. 掌握肿瘤患者康复护理和健康指导相关知识
		13. 掌握感染管理及预防相关知识
		14. 掌握肿瘤治疗中的职业安全防护相关知识（如化疗药物使用、肿瘤介入治疗、锐器损伤的防范、核素及放射性药物诊疗等相关的职业防护等）
	专业实践 技能	15. 熟练掌握肿瘤化疗动静脉给药的维护并熟悉置管流程（PICC、CVC 等）
		16. 熟练掌握输液泵、微量泵、化疗泵的常规使用
		17. 掌握造口护理技术
		18. 熟练掌握肿瘤患者伤口及皮肤护理技术
		19. 熟练掌握胃肠减压技术及胸腹腔闭式引流术的护理
		20. 熟练掌握化疗药物外渗处理技术
		21. 熟练掌握肿瘤危重患者的抢救技术
	专业相关 知识	22. 具有相关的伦理及法律知识，能指导肿瘤护理实践工作
		23. 具有一定的英语知识和水平，能读懂所在科室进口医疗仪器及药品的英语信息
管理能力	业务指导 能力	24. 能监督和指导低年资护士按照规定实施各项护理干预措施
		25. 能利用肿瘤领域的知识和技术为患者及家属提供相应的健康指导、健康咨询
		26. 能向其他护理人员及其他医务人员提供肿瘤专科领域的信息和建议
	病区管理 能力	27. 能妥善管理病区环境，为肿瘤患者提供安全舒适的就医环境
		28. 能妥善管理病区物品，使其保持良好备用状态
		29. 能对患者、患者家属进行有效管理，维持正常工作秩序
评判性思 维能力	评估能力	30. 能评估及预见肿瘤患者存在的护理风险
		31. 能正确进行癌痛护理评估，遵医嘱指导正确用药，缓解治疗疼痛
		32. 能准确评估出肿瘤患者的需求，迅速、有效地确定首选护理问题

一级指标 （5个）	二级指标 （14个）	三级指标（56个）
评判性思维能力	决策能力	33. 能综合分析各种肿瘤患者的临床资料，迅速实施有效的干预措施并能有序安排肿瘤护理工作
		34. 能够对化疗毒副作用及化疗药物外渗等应急情况做好应对计划
	评价能力	35. 能识别肿瘤临床护理实践的不足并及时纠正不规范的护理操作行为
		36. 能及时评价患者和家属的反应并依据病情修改护理计划
		37. 能够对肿瘤护理质量和满意度持续评价
沟通协调能力	沟通能力	38. 能采取护患沟通相关理论与技巧，了解肿瘤患者的情感活动及需求，满足肿瘤患者的需要
		39. 能与临终患者和死亡患者的家属进行有效、恰当的沟通，使他们感受到被关心，给予情感支持
		40. 能够取得肿瘤患者及家属的有效配合，顺利地实施治疗及护理
		41. 能与其他医护人员进行有效的沟通交流，共同为患者提供优质的医疗护理服务
	协作能力	42. 能对不规范、有疑义的医嘱及决定进行质疑和核实
		43. 能够与其他相关医护人员协调和合作，帮助肿瘤患者解决问题
	自我调适能力	44. 能在现行的医疗环境下，正确认识和评价自己，保持积极、乐观的心态
		45. 能够运用减压方法自我调控，必要时寻求他人的帮助
专业发展能力	科研能力	46. 能够探索、分析、总结肿瘤临床护理问题，收集相关肿瘤护理信息
		47. 具有熟练应用计算机的能力，能利用文献检索数据库获取相关文献
		48. 能够按照规范的要求，设计、研究课题，撰写论文
		49. 能够将科研成果应用于肿瘤专业领域的实践
	教学能力	50. 具有授课能力，能够讲解肿瘤理论知识
		51. 具有临床带教能力，能够传授肿瘤实践知识
		52. 具有教学查房能力，能够分析和总结肿瘤疑难病例
		53. 能够组织肿瘤护理知识讲座、护理病历讨论活动
	自主学习能力	54. 能够通过各种途径不断学习肿瘤专科领域的新业务、新技术及新动态
		55. 能够利用各种资源与信息，寻找多种方法来解决肿瘤患者的护理问题
		56. 能够通过各种途径学习肿瘤专业知识，提高个人专业能力

附表 14　肿瘤科护理人员能力标准

一级指标	二级指标	能力标准
专业技术知识能力	肿瘤护理专业理论知识	能熟练运用肿瘤专科护理知识和技术及临床实践经验处理患者疑难、复杂的问题
	相关专业知识	具备与临床护理相关联的，可以提高专科护士专业实践能力的知识，包括英语水平、伦理知识和法律知识
临床操作能力	临床应急能力	当患者出现严重不良反应时能及时配合组织抢救并能熟练掌握常见急救医疗仪器的使用
	临床操作技能	肿瘤专业临床护士能熟练掌握设施设备相关的操作技术、用药制度

续表

一级指标	二级指标	能力标准
评价与沟通能力	护患沟通能力	采取护患沟通相关理论与技巧，了解肿瘤患者的情感活动与需求，适当满足肿瘤患者的需要。能够与多学科护理团队、患者及其家属有效沟通
	心理韧性能力	在现行的医疗环境下，正确认识和评价自己，保持乐观、积极的心态，运用减压方法自我调控，必要时寻求他人帮助
	共情能力	与临终患者和死亡患者的家属进行有效、恰当的沟通，使他们感受到被关心，给予情感支持
管理能力	业务指导能力	监督和指导低年资护士按照规定实施各项护理操作及干预措施
		利用肿瘤领域的知识和技术为患者及家属提供相应的健康指导和健康咨询
	病区管理能力	妥善管理病区环境，为肿瘤患者提供安全舒适的就医环境
科研教学能力	科研成果转化能力	探索、分析、总结肿瘤临床护理问题，收集相关肿瘤护理信息，将科研成果应用于肿瘤专业领域中
	临床带教能力	具备临床带教能力，传授肿瘤实践知识；具备教学查房能力，分析和总结肿瘤疑难病例

附表 15　PICC 专科护士培训理论知识体系

主题	知识要点
解剖学、生理学知识	1. 皮肤的解剖、生理知识，包括皮肤的结构、皮肤功能、皮肤损伤与愈合
	2. 与静脉治疗关系密切的外周神经（迷走神经、臂丛神经、正中神经、尺神经、腓总神经）的解剖结构、神经系统感受器
	3. 胸腔的骨性结构
	4. 血管的分类、特点，血管壁的结构
	5. 人体主要动脉（主动脉、颈内动脉、锁骨下动脉、上肢动脉、下肢动脉）的特点与走向
	6. 输液治疗相关的静脉（上腔静脉、下腔静脉、颈外静脉、颈内静脉、锁骨下静脉、上肢静脉、下肢静脉）特点与走向及不同穿刺部位的优缺点
	7. PICC 主要穿刺血管（贵要静脉、肘正中静脉、头静脉）的特点
	8. 机体的防御机制，包括炎症反应的原因、病理变化、局部表现、炎症的结局及人体的免疫系统
	9. 实验室检查指标的意义及结果分析
	10. 血液的组成、血液量及其分布、血液的物理特性、血流量、血管直径、血流速度与血流量的关系
	11. 血液的凝固与血栓的形成
	12. 体液分布与组成、水转移、渗透压
	13. 水平衡与失调情况的液体纠正疗法
	14. 电解质、酸碱平衡与平衡失调
药理学知识	15. 化疗药物的分类、pH、渗透压及对血管的刺激性与不良反应
	16. 高渗性药物的种类、pH、渗透压及对血管的刺激性与不良反应
	17. 扩（缩）血管药物的种类、pH、渗透压及对血管的刺激性与不良反应
	18. 各类药物之间的配伍禁忌

续表

主题	知识要点
PICC 穿刺工具的基本知识、置管与维护知识	19. 静脉输液治疗的发展史、美国静脉输液协会的介绍
	20. 各种静脉穿刺技术
	21. 血管通路器材的种类与正确选择
	22. 静脉输液系统与静脉输液辅助用具（消毒用品、敷料、止血带、肝素帽、正压接头、多通路接头等）
	23. PICC 导管的种类与特点
	24. PICC 置管标准流程，包括置管前评估、与患者的沟通与宣教、用物、环境准备、置管体位、穿刺点选择、置管长度的测量、皮肤消毒、穿刺过程中各种应急情况（血管穿刺困难、导管推进困难、导丝拔除困难）的处理措施、导管长度修剪、冲管、固定及护理文书的记录
	25. 塞丁格穿刺、B 超引导下塞丁格穿刺等不同置管方法
	26. 穿刺工具的类型、特性
	27. 各厂家生产的 PICC 导管使用知识
	28. PICC 维护操作程序
	29. 贴膜的种类与选择
	30. 穿刺部位感染、导管堵塞、血栓形成、皮肤过敏、导管断裂、导管移位、导管脱出、纤维蛋白鞘形成、导管拔除困难等情况的预防与处理
PICC 置管适应证、禁忌证、并发症知识	31. PICC 置管的适应证与禁忌证
	32. 静脉炎、药物外渗、导管相关性感染、渗血或出血等并发症的判断标准、发生机制、临床表现与预防、处理方法
影像学知识	33. X 线知识与影像下各组织结构辨别
	34. 超声知识与影像下各组织结构辨别
伦理学知识	35. 伦理学基本原则
	36. 静脉输液中伦理学问题
感染控制知识	37. 输液实践标准
	38. 无菌技术的内容、PICC 并发症预防方案
	39. 持续跟踪、监控 PICC 置管效果方法

附表 16　成人癌性疼痛护理团体标准

（一）范围

本标准规定了成人癌性疼痛的基本要求、评估和护理。本标准适用于各级各类医疗机构的护理人员。

（二）术语和定义

下列术语和定义适用于本文件。

1. 疼痛（pain）　一种与实际的或潜在的组织损伤有关的令人不愉快的感觉和情感体验，包括感觉、情感、认知和社会维度的痛苦体验。

2. 癌性疼痛（cancer pain）　由恶性肿瘤疾病或治疗引起的疼痛。

3. 基础疼痛（background pain）　在过去一周中疼痛持续时间每天≥12 小时或不应用镇痛药就会出现的疼痛。

4. 暴发痛（breakthrough pain）　在基础疼痛控制相对稳定和充分的前提下，自发或有触发因素引起的短暂剧烈疼痛。

5. 剂量滴定（dose titration）　调整阿片类药物剂量以达到充分缓解疼痛且药物不良反应可接受的过程。

6. 疼痛控制稳定（well-controlled pain）　疼痛得到有效缓解，连续 3 天基础疼痛强度≤3 分。

（三）缩略语

下列缩略语适用于本文件。

1. NRS　数字评分量表（numerical rating scale）。

2. VRS　口头评分量表（verbal rating scale）。

3. FPS-R　改良面部表情量表（faces pain scale-revised）。

4. BPI　简明疼痛评估量表（brief pain inventory）。

5. PCA　患者自控镇痛（patient controlled analgesia）。

（四）基本要求

（1）每次接诊肿瘤患者时均应对其进行疼痛筛查。

（2）疼痛评估应以患者主诉为依据，遵循常规、量化、全面、动态的原则。

（3）遵医嘱用药应及时、准确、规范，监测镇痛效果并预防不良反应。

（4）应对患者和其主要照顾者进行疼痛相关知识教育。

（五）评估

1. 评估工具　包括疼痛程度评估工具和全面评估工具。

（1）疼痛程度评估工具

1）自评工具：①NRS 可用于理解数字并能表达疼痛的患者。将疼痛程度用 0～10 共 11 个数字表示，0 表示"无痛"，10 表示"剧痛"，数字越大，表明疼痛程度越重。由患者根据其疼痛程度选择相应的数字。②VRS 可用于对理解文字并能表达疼痛的患者的评估。根据患者对疼痛程度的表达，疼痛程度可分为 4 级。无痛；轻度疼痛：有疼痛但可忍受，不影响睡眠；中度疼痛：疼痛明显，不能忍受，要求使用镇痛药物，影响睡眠；重度疼痛：疼痛剧烈，不能忍受，须用镇痛药物，严重影响睡眠。③FPS-R：可用于不能理解数字和文字的患者。由患者选择最能表达其疼痛程度的面部表情（图 1）。

2）他评工具：宜选用成人疼痛行为评估量表（表 1），用于不能使用自评工具评估疼痛程度的成人患者。每项按 0～2 分评分，总分 0～10 分，数值越大说明疼痛程度越重。

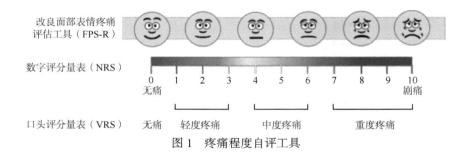

图 1　疼痛程度自评工具

表 1　成人疼痛行为评估量表

项目	数值		
	0	1	2
面部表情	放松	有时皱眉、紧张或淡漠	经常或一直皱眉，扭曲，紧咬
休息状态	安静	有时休息不好，变换体位	长时间休息不好，频繁变换体位
肌张力	放松	增加	僵硬，手指或足趾屈曲
安抚效果	不须安抚	分散注意力能安抚	分散注意力很难安抚
发声（非气管插管患者）	无异常发声	有时呻吟、哭泣	频繁或持续呻吟、哭泣
通气依从性（气管插管患者）	完全耐受	呛咳，但能耐受	对抗呼吸机

注：每项按 0~2 分评分，总分 0~10 分，数值越大说明患者疼痛程度越重。

（2）全面评估工具：宜选用 BPI。

2. 评估时机

（1）入院 8 小时内应对患者疼痛情况进行常规评估，24 小时内进行全面评估。

（2）疼痛控制稳定者，应每日至少进行 1 次常规评估，每 2 周进行 1 次全面评估。

（3）疼痛控制不稳定者，如出现暴发痛、疼痛加重或剂量滴定过程中应及时评估；如出现新发疼痛、疼痛性质或镇痛方案改变时应进行全面评估。

（4）应用镇痛药后，应依据给药途径及药物达峰时间评估疼痛程度。

（六）护理

（1）依据疼痛评估情况，宜对患者实施多学科管理的个体化干预。

（2）应遵医嘱给药，指导患者用药（表 2，表 3）并监测药物不良反应（表 4，表 5）。

表 2　常用镇痛类药物使用方法及注意事项（非甾体抗炎药）

使用方法	注意事项
口服给药	a. 宜餐后服用，指导患者不宜空腹用药
	b. 不宜同时应用两种或两种以上非甾体抗炎药
静脉给药	静脉注射给药时应缓慢
经皮肤给药	a. 应根据疼痛部位大小涂抹药物并轻柔摩擦，不宜长期大面积使用
	b. 药物应涂抹于完整皮肤，避开破损处或伤口

续表

使用方法	注意事项
经直肠给药	a. 宜睡前给药
	b. 用药前应指导患者排便，取侧卧位，膝部弯曲，放松肛门
	c. 栓剂应缓慢推进，栓剂尾端距肛门口 2～5cm 为宜
	d. 栓剂塞入肛门后应嘱患者保持侧卧位 15 分钟，用药后 1～2 小时内不宜排便

表3　常用镇痛类药物使用方法及注意事项（阿片类药物）

使用方法	注意事项
口服给药	a. 缓释阿片类药物应整片（粒）服用，禁掰开、碾碎或咀嚼
	b. 即释吗啡，口服给药 60 分钟后评价镇痛效果
皮下注射	a. 注射时应避开瘢痕、硬结、水肿部位，计划性更换注射部位
	b. 消瘦患者注射时可捏起皮肤，减小进针角度
	c. 皮下注射用药 30 分钟后应评价镇痛效果
静脉给药	a. 应依据药物镇痛效果及不良反应，遵医嘱控制给药速度
	b. 应观察患者意识状态、呼吸及瞳孔变化，有无思睡、嗜睡、呼吸浅慢、瞳孔缩小等过度镇静表现
	c. 静脉给药 15 分钟后应评价镇痛效果
经皮肤给药	a. 宜选择在完整、平坦的皮肤表面贴用，避开放射治疗部位
	b. 应在用药前去除毛发，用清水清洗皮肤，禁用肥皂、油剂或其他刺激性用品
	c. 贴剂与皮肤应贴合紧密，更换贴剂时应改变部位
	d. 贴剂不应剪切使用，粘贴部位不应接触热源或用力挤压
	e. 芬太尼透皮贴剂应每 72 小时更换一次，发热患者不宜使用或遵医嘱缩短贴剂更换时间
PCA 泵给药	a. 应保持 PCA 泵装置处于正常使用状态，管路妥善固定，保持连接紧密且通畅
	b. 应每日评估穿刺点有无红、肿、热、痛、渗液、硬结等表现
	c. 应指导患者 PCA 泵的使用方法及按压间隔时间
	d. 应观察 PCA 泵的按压次数、镇痛效果及药物不良反应

表4　常用镇痛类药物常见不良反应的预防及护理（非甾体抗炎药）

症状	预防及处理
胃肠道毒性	a. 监测高危人群：年龄>60 岁、既往有消化道出血、溃疡病史、酗酒史、长期使用大剂量非甾体抗炎药、每日口服保护心脏剂量阿司匹林者，应告知医生谨慎用药
	b. 指导患者不宜空腹服用
	c. 用药期间应观察有无消化道出血及胃肠道不适症状，如便血、恶心、胀气、疼痛
肝肾毒性	a. 监测高危人群：年龄>60 岁、高血压、糖尿病、体液失衡、应用加重肝肾毒性的化疗方案者，应告知医生谨慎用药
	b. 用药期间注意监测肝肾功能
心脏毒性	a. 监测高危人群：年龄>60 岁、高血压、心血管疾病史者，应通知医生谨慎用药
	b. 用药期间应观察有无血压升高、心悸等症状
	c. 应用环氧化酶-2 抑制剂者，应遵医嘱定期监测血压、心电图、左心室射血分数等，如出现心悸、胸闷等，应告知医生
血液学毒性	a. 监测高危人群：长期应用抗凝药物、出凝血障碍者，应告知医生谨慎用药
	b. 用药期间注意监测血小板计数、出凝血功能等
神经系统毒性	a. 指导患者用药后如出现头痛、头晕、眩晕等症状，应及时报告医护人员
	b. 出现神经系统症状者，应卧床休息，预防跌倒、坠床等

表 5 常用镇痛类药物常见不良反应的预防及护理（阿片类药物）

症状	预防及处理
便秘	a. 应每日评估排便情况，及早发现便秘征象
	b. 应遵医嘱预防性给予缓泻药物
	c. 宜指导患者摄入充足的水分及膳食纤维并适当运动，规律排便，可建议患者在晨起或餐后 2 小时内尝试排便
	d. 宜选择腹部顺时针环状按摩、循经按摩配合耳穴贴压、中药穴位贴敷、经皮电刺激等预防便秘
	e. 持续便秘者，应排除肠梗阻、肠嵌塞、高钙血症及其他药物的影响
	f. 应依据便秘严重程度，遵医嘱对症处理
恶心呕吐	a. 应指导患者规律排便，初次用药数天内或既往有阿片类药物诱发恶心呕吐者，宜遵医嘱预防性使用止吐药物
	b. 应评估恶心呕吐的严重程度，遵医嘱对症处理
	c. 应观察有无恶心呕吐引起的水和电解质紊乱，遵医嘱及时纠正并维持内环境稳定
	d. 应做好口腔清洁，呕吐后可根据患者的喜好应用清水、茶水、柠檬水等维持口腔的舒适感
	e. 症状持续 1 周以上，应再次评估，排除放化疗、脑转移、肠梗阻等其他因素导致的恶心呕吐，遵医嘱减少阿片类药物剂量、更换药物或改变用药途径
镇静	a. 应监测高危人群：初次用药、药物剂量大幅度增加、联合应用镇静剂、老年或合并重要器官功能障碍者
	b. 应评估患者的镇静程度、意识状态、呼吸及瞳孔变化，患者出现镇静加重或思睡、嗜睡等意识改变时，应及时通知医生
	c. 出现呼吸抑制症状时，如对躯体刺激无反应，呼吸频率小于 8 次/分钟并出现针尖样瞳孔时，应立即遵医嘱停用阿片类及镇静药物并给予纳洛酮予解救处理
尿潴留	a. 应监测高危人群：蛛网膜下腔麻醉术后、前列腺增生症、联合应用镇静剂或老年患者等
	b. 应指导患者及时排尿，避免膀胱过度充盈，可采取诱导排尿、热敷会阴部或按摩膀胱区等措施
	c. 出现尿潴留者，应遵医嘱导尿，留置导尿管患者应执行留置导尿管护理常规
谵妄	a. 监测患者意识状态、认知及精神行为的改变，应及早发现患者谵妄征象
	b. 应排除感染、高钙血症、中枢神经系统疾病或使用精神药物等原因引起的谵妄
	c. 出现谵妄者应遵医嘱减量或停药，同时采取积极措施保证患者的安全
	d. 应保持环境安静，避免强光及噪声刺激
	e. 应向主要照顾者提供谵妄预防相关知识，及时报告患者谵妄症状
瘙痒	a. 宜保持皮肤清洁，可用清水或无刺激性洗剂清洁皮肤
	b. 宜指导患者穿着质地柔软、纯棉内衣，皮肤干燥患者可涂抹无刺激性润肤剂
	c. 宜将患者指甲剪短，睡眠时可戴上手套，避免不自主抓伤皮肤
	d. 宜评估患者有无皮肤改变，排除过敏或其他药物引发的瘙痒
	e. 应依据瘙痒情况遵医嘱用药处理

（3）可联合应用按摩、正念减压疗法、放松训练、音乐疗法、转移注意力等辅助措施。

（4）应及时评价镇痛效果。

（5）应指导患者主动报告疼痛、预防不良反应的方法、阿片类药物取药和储存的方法，不应自行调整药量。